A PREMONIÇÃO

A
PREMONIÇÃO
UMA HISTÓRIA DA PANDEMIA

MICHAEL LEWIS

Tradução de Livia de Almeida
e Maria de Fátima Oliva Do Coutto

intrínseca

Copyright © 2021 by Michael Lewis
Venda proibida em Portugal, Angola e Moçambique

TÍTULO ORIGINAL
The Premonition: A Pandemic Story

PREPARAÇÃO
Diogo Henriques

REVISÃO
Eduardo Carneiro
João Sette Camara

DESIGN DE CAPA
Steve Attardo

ADAPTAÇÃO DE CAPA
Equatorium Design | Julio Moreira

DIAGRAMAÇÃO
Ilustrarte Design

CIP-BRASIL. CATALOGAÇÃO NA PUBLICAÇÃO
SINDICATO NACIONAL DOS EDITORES DE LIVROS, RJ

L653p

   Lewis, Michael, 1960-
     A premonição : uma história da pandemia / Michael Lewis ; tradução Livia de Almeida, Maria de Fátima Oliva do Coutto. - 1. ed. - Rio de Janeiro : Intrínseca, 2021.
   352 p. ; 23 cm.

     Tradução de: The premonition
     ISBN 978-65-5560-232-6

     1. Covid-19 (Doença) - Previsão. 2. Covid-19 (Doença) - Pesquisa. 3. Infecções por coronavírus - China - Wuhan. 4. Estados Unidos - Política e governo - Séc. XXI. I. Almeida, Livia de. II. Coutto, Maria de Fátima Oliva do. III. Título.

21-70819
                                      CDD: 614.592414
                                      CDU: 616.98:578.834

Camila Donis Hartmann - Bibliotecária - CRB-7/6472

[2021]
Todos os direitos desta edição reservados à
Editora Intrínseca Ltda.
Rua Marquês de São Vicente, 99, 3º andar
22451-041 — Gávea
Rio de Janeiro — RJ
Tel./Fax: (21) 3206-7400
www.intrinseca.com.br

A meus pais, Diana Monroe Lewis e J. Thomas Lewis.
Obrigado por sobreviverem.

Todo cirurgião carrega consigo um pequeno cemitério, para onde ele se recolhe de tempos em tempos para rezar — um lugar de amargura e arrependimento, onde ele deve procurar uma explicação para seus fracassos.

René Leriche, *La philosophie de la chirurgie*, 1951

SUMÁRIO

Introdução	OS DESAPARECIDOS	11
PARTE I		
Prólogo	O ESPELHO DOS GLASS	17
Um	DRAGÃO	25
Dois	A FORMAÇÃO DE UM AGENTE DE SAÚDE PÚBLICA	39
Três	O PENSADOR DA PANDEMIA	69
Quatro	COMO DETER O QUE NÃO PODE SER DETIDO	101
Cinco	CLARIVIDÊNCIA	139
PARTE II		
Seis	O TELEFONE VERMELHO	163
Sete	O EPIDEMIOLOGISTA CAIPIRA	191
Oito	EM MANN GULCH	219
Nove	O N6	243

PARTE III

Dez	O *BUG* NO SISTEMA	277
Onze	FLORES DE PLÁSTICO	309
Epílogo	O PECADO DA OMISSÃO	339
Agradecimentos		345

Introdução
OS DESAPARECIDOS

Este livro começou como um misto profano de obrigação e oportunismo. Durante a primeira metade da administração Trump escrevi *O quinto risco*, um livro no qual enquadrei o governo federal como gestor de uma carteira de riscos existenciais: desastres naturais, armas nucleares, pânicos financeiros, estrangeiros hostis, segurança energética, segurança alimentar e assim por diante. O governo federal não era apenas aquela massa cinzenta de dois milhões de funcionários sem rosto. Nem era um *deep state* bem coordenado que buscava subverter a vontade do povo. Era uma série de especialistas, alguns deles verdadeiros heróis, de quem abusávamos e negligenciávamos por nossa conta e risco. No entanto, praticávamos tais abusos e negligências por mais de uma geração. Aquele comportamento chegou ao auge na administração Trump. Meu livro fazia a seguinte pergunta: o que acontece quando os responsáveis pelo gerenciamento desses riscos, atuando lado a lado com os especialistas que os compreendem, não têm qualquer interesse neles?

Eu não fazia a mínima ideia do que viria a seguir. Presumi que algo estava prestes a acontecer. Mas não aconteceu. Durante três anos, a administração Trump teve sorte. A sorte acabou no fim de 2019, quando um vírus que acabara de sofrer mutação na China conseguiu chegar aos Estados Unidos. Era exatamente o tipo de teste de gestão que eu imaginara ao escrever *O quinto risco*. Como eu poderia não escrever sobre isso? Mas quando me familiarizei com o assunto, e descobri os maravilhosos personagens que contam a história, ficou claro que a abordagem de Trump à gestão governamental era apenas uma parte do todo — talvez nem fosse a mais importante. Como diz um dos meus personagens, "Trump era uma comorbidade".

Ainda em outubro de 2019 — quase três anos depois do início do governo Trump e antes de qualquer um dos envolvidos ter conhecimento do novo coronavírus —, um grupo de pessoas muito inteligentes havia se reunido para classificar todos os países do mundo e avaliar seu grau de prontidão para enfrentar uma pandemia. Um grupo chamado de Nuclear Threat Initiative [Iniciativa de Ameaça Nuclear] fez uma parceria com a Johns Hopkins e a The Economist Intelligence Unit [Unidade de Análise do grupo The Economist] para criar um ranking com 195 países, algo parecido com os rankings de futebol americano universitário em começo de temporada. Foi chamado de Índice Global de Segurança em Saúde. Era um empreendimento colossal envolvendo milhões de dólares e centenas de pesquisadores. O grupo criou estatísticas e consultou especialistas. Por fim, classificou os Estados Unidos em primeiro lugar. Número 1. (O Reino Unido era o segundo.)

Choveram críticas. As queixas não eram tão diferentes das que se ouviram pouco antes do começo de qualquer temporada de futebol universitário. Por muitos anos o Texas Longhorns, time da Universidade do Texas, com seus vastos recursos e muitos votos, sempre parecia estar em uma posição mais elevada no início da temporada do que no final. Os Estados Unidos eram o Longhorns da prontidão para pandemias. Um país rico. Com acesso privilegiado ao talento. Desfrutando relacionamentos especiais com os especialistas cujos votos determinavam os rankings.

E aí o jogo começou. As classificações anteriores não tinham mais importância. Na verdade, nem as desculpas, as culpabilizações e as racionalizações. Como disse uma vez o lendário treinador de futebol Bill Parcells: "Você é aquilo que seu histórico diz a seu respeito." Na última contagem, os Estados Unidos, com pouco mais de 4% da população mundial, tinham respondido por mais de 20% de todas as mortes por covid-19. Em fevereiro de 2021, o *Lancet* publicou uma extensa avaliação crítica de seu desempenho durante a pandemia. Àquela altura, 450 mil norte-americanos haviam morrido. O *Lancet* apontou que se a taxa de mortalidade nos Estados Unidos tivesse simplesmente acompanhado a média das outras seis nações do G7, 180 mil cidadãos ainda estariam vivos. "Norte-americanos desaparecidos", foram chamados. Mas por que parar por aí? Antes da pandemia, um painel de especialistas em saúde pública julgara que os Estados Unidos estavam mais preparados para uma pandemia do que os demais do G7. Em uma guerra contra um vírus, não se esperava que nós fôssemos tão bem quanto outros países ricos. Esperava-se que nós vencêssemos.

Gosto de pensar que meu trabalho é, principalmente, o de encontrar a história no assunto. Sempre espero que a escolhida acabe sendo mais do que eu pensava ser e que o leitor, contribuindo com suas próprias percepções, encontre significados que foram ignorados pelo autor. Mas isso não quer dizer que eu não formo algumas opiniões sobre o assunto. Acho que essa história em particular é sobre os talentos curiosos de uma sociedade e sobre o modo como eles podem ser desperdiçados se não forem bem conduzidos. Trata também da forma como podem surgir lacunas entre a reputação e o desempenho de uma sociedade. Depois de uma temporada catastrófica, a comissão técnica de um time sempre se reúne para entender o que precisa ser alterado. Se a história que apresentarei aqui tem a ver de algum modo com uma comissão técnica, espero que seja para dizer que, na verdade, existem alguns motivos para sentir orgulho. Nossos jogadores não são o problema. Mas somos o que nosso histórico diz a nosso respeito.

PARTE I

Prólogo
O ESPELHO DOS GLASS

Laura Glass tinha treze anos e começava a oitava série da Jefferson Middle School em Albuquerque, Novo México, quando deu uma olhada por cima do ombro do pai para ver no que ele estava trabalhando. Bob Glass era cientista do Sandia National Laboratories, criado em meados dos anos 1940 para descobrir tudo o que precisava ser descoberto sobre armas nucleares, menos a criação do plutônio e do urânio que elas carregavam. Foram os engenheiros do Sandia que calcularam como lançar uma bomba de hidrogênio de um avião sem matar o piloto, por exemplo. Em meados dos anos 1980, quando Bob Glass chegou, o Sandia tinha fama de ser o lugar para onde encaminhavam problemas ultrassecretos depois que todo o submundo da segurança nacional fracassara em encontrar uma solução. Atraía pessoas que corriam atrás das próprias ideias, passando por cima de quase todo o resto. Gente como Bob Glass. Quando dava uma olhada no que o pai fazia, Laura Glass nem sempre entendia aquilo que tinha diante de si, mas nunca parecia ser algo chato.

O que ela viu naquele dia de 2003 foi uma tela repleta de pontos verdes que se movimentavam de modo aparentemente aleatório. Então notou que alguns dos pontos não eram verdes, mas vermelhos, e quando um ponto vermelho esbarrava num verde, o verde ficava vermelho também. Era o que se chamava de um "modelo baseado no agente", como explicou seu pai. *Imagine que cada um desses pontos é uma pessoa. Existe um monte de pessoas no planeta. Uma delas é você. Existem tipos diferentes de pessoas, com cronogramas diferentes, e existem regras sobre o modo como essas pessoas interagem. Organizei uma espécie de horário para cada uma e depois soltei todas juntas para ver o que acontece...*

Uma das coisas que Bob Glass gostava naquele tipo de estudo era a facilidade de explicá-lo. Os modelos eram abstrações, mas o tema abstraído era familiar: uma entidade única, que poderia ser descrita como uma pessoa, uma informação ou uma série de outras coisas. À medida que os pontinhos verdes ficavam vermelhos era possível acompanhar uma fofoca se espalhando, um engarrafamento, o início de uma arruaça ou a extinção de uma espécie. "Quando começamos a apresentar a questão desse jeito, todo mundo consegue entender de imediato", disse ele.

Seu modelo era um retrato grosseiro do mundo real, mas permitia enxergar coisas do mundo real que poderiam ser obscurecidas em um retrato mais detalhado. Também permitia que ele respondesse a perguntas complicadas que agora faziam parte da sua rotina, a maioria relacionada à prevenção de algum desastre nacional. O Federal Reserve Bank of New York [Banco da Reserva Federal de Nova York] tinha acabado de usá-lo para compreender como um fracasso que se dava em um extremo do sistema financeiro norte-americano poderia reverberar no outro. O Departamento de Energia queria que ele determinasse se uma pequena falha na rede elétrica poderia desencadear uma onda de apagões por todo o país. Assim que parava de falar de pessoas e começava a falar, por exemplo, de fluxos de dinheiro, correlacionar os pontinhos na tela e o mundo real ficava mais difícil para quase todo mundo entender, mas não para ele. "Eis o ponto crucial da ciência", diria Bob com entusiasmo. "Toda ciência é baseada em constrição de modelos. Em todas as áreas da ciência, fazemos abstrações da natureza. A pergunta é: trata-se de uma abstração útil?" Para Bob Glass, útil significava: trata-se de uma abstração capaz de ajudar a resolver um problema?

Naquele momento, Laura Glass tinha o próprio problema: a feira de ciências daquele ano. Não dava para fugir. A ciência sempre exercera um papel importante em seu relacionamento com o pai. Era uma regra tácita da família Glass que ela e as duas irmãs competiriam na feira todos os anos. E, na verdade, Laura adorava. "O tipo de ciência que eu podia fazer com meu pai era muito diferente do tipo de ciência que eu fazia na escola", confessou ela. "Com a ciência da escola eu sempre tive dificuldade." Com o pai, a ciência era aquela ferramenta para encontrar novas perguntas interessantes para fazer e para responder. Que perguntas eram essas não importava: o pai não tinha o menor respeito pelas fronteiras entre os assuntos e pensava em todas as ciências como uma coisa só. Os dois criaram um projeto sobre a probabilidade com o jogo de cara ou coroa e outro sobre as diferenças na fotossíntese de espécies de plantas. A cada ano o processo ficava mais competitivo. "Quando o ensino médio começa a se aproximar a gente vê que a competição fica mais acirrada", relembrou Laura.

Enquanto observava a tela do computador do pai, Laura pensou: *É quase como se os pontos vermelhos estivessem infectando os verdes.* Na aula de história, ela fizera leituras sobre a peste bubônica. "Eu, que não fazia ideia daquilo, fiquei fascinada. Um terço da Europa foi dizimado." Ela perguntou ao pai: *Seria possível usar esse modelo para estudar a propagação de uma doença?* Robert não tinha considerado essa possibilidade. "Pensei, Deus do céu, como vou ajudá-la a fazer isso?", disse ele. Mas essa colaboração era uma coisa inquestionável para pai e para filha. Enquanto a maioria dos pais era do tipo "pais da liga infantil de esportes", Bob Glass era um "pai dos estudos científicos". Talvez ele não se realizasse por meio dos projetos de ciência da filha da mesma forma que os outros pais se realizavam com os jogos de beisebol dos filhos. Mesmo assim...

Em pouco tempo pai e filha estavam imersos em um novo projeto para a feira de ciências. Naquele primeiro ano o modelo era grosseiro. A doença era a peste bubônica, o que, em Albuquerque, Novo México, em 2004, parecia um tanto bobo. A aldeia de Laura tinha dez mil habitantes, uma fração da população de seu distrito escolar. No que chamou de "Mundo Infectado", as pessoas se contaminavam com a praga simplesmente ao passar perto das outras, o que não era realista. Como seria ela quem se colocaria diante de seus painéis de isopor com gráficos e tabelas para responder às perguntas dos juízes, também era ela quem tinha uma consciência mais profunda sobre as limitações de seu projeto. "Os juízes sempre perguntavam: Essa situação é realista? Como você pode aplicá-la e utilizá-la?", relembra. Mesmo assim, Laura foi a única aluna na feira a apresentar um projeto de epidemiologia. Seu projeto a qualificou para o campeonato estadual. Ela procurou o pai e disse: *Vamos fazer uma coisa real.*

Para tanto, ela precisava de um patógeno mais plausível. "Falei para o meu pai: 'Não vai ser a peste bubônica. Vai ser alguma coisa do mundo moderno, alguma coisa tipo a gripe.'" Fosse qual fosse o patógeno, Laura precisaria aprender mais sobre ele e sobre a sociedade na qual ele interagiria. "Ela veio até mim e disse: 'Pai, não é muito bom que as pessoas fiquem doentes só de passarem umas pelas outras... Ah, e mais uma coisa, as pessoas não andam por aí desse jeito. Elas têm redes sociais. Preciso ter redes sociais por aqui'", conta Bob. Durante o ano de 2004, Bob observou a filha, agora com catorze anos, preparar um levantamento e realizá-lo com centenas de pessoas em seu distrito escolar: funcionários de empresas, professores, pais, avós, alunos do ensino médio, do ensino fundamental, da pré-escola. "A princípio, eu devia procurar meus colegas e fazer perguntas", disse Laura. "Com que frequência se abraçavam e se beijavam? Faziam isso com quantas pessoas? Sentavam-se ao lado de quantas pessoas diferentes todos os dias? Quantos minutos passavam sentados ao lado delas? Depois, deixei os colegas e me concentrei nos pais." Laura mapeou suas redes sociais e seus movimentos, depois as interações entre diferentes redes sociais. Contou o número de pessoas com quem cada indivíduo interagia com proximidade suficiente para ser infectado com um patógeno transmitido por via aérea.

Ela ficou apaixonada pelo projeto de ciências e o pai adorou. Quanto mais Laura se aprofundava, mais ele se aprofundava também. "Eu a tratava como se fosse uma aluna da pós-graduação. Eu dizia: 'Me mostre o que você fez e faço minhas perguntas.'" Para ajudar a filha, o modelo computacional de Glass precisava ser aprimorado de formas que estavam fora do alcance até mesmo do conhecimento dele. O programador mais talentoso que Bob Glass conhecia era um sujeito no Sandia National Labs, Walt Beyeler. "Sandia é mesmo um lugar bem esquisito. Los Alamos está cheio de gente com pedigree. Já Sandia contrata os cientistas mais brilhantes que consegue encontrar, mas não dá muita importância para o pedigree", explica Glass. O próprio Glass correspondia à ideia que a maioria das pessoas faz de uma mente brilhante, mas era Walt quem correspondia à ideia *de Bob*. Pedir a ele que ajudasse com o projeto da filha para a feira de ciências era um pouco como chamar LeBron James para jogar uma pelada de basquete. Walt topou.

O modelo precisava incluir interações sociais realistas. Precisava levar em conta períodos de incubação, que é quando as pessoas estão infectadas, mas ainda não infectam. Precisava de pessoas assintomáticas, porém capazes de propagar a doença. Precisava que indivíduos imunizados ou mortos fossem removidos da rede. Precisava fazer pressupostos sobre o comportamento social dos doentes e sobre a possibilidade de uma pessoa infectar outra quando entrassem em contato. Pai e filha concordaram que, dada a natureza de suas próprias interações, as crianças tinham o dobro de possibilidade de se infectarem em qualquer interação social em relação aos adultos. Em prol da simplicidade, concordaram em deixar algumas coisas de fora. "Não tínhamos universitários no modelo", disse Bob Glass. "Deixamos de lado casos de uma noite e coisa e tal."

Bob Glass ficou seriamente interessado. Para ele, parecia menos com um projeto de ciências e mais com um projeto de engenharia. Ao compreender como uma doença avançava dentro de uma comunidade, seria possível encontrar formas de diminuir seu ritmo e até detê-la. Mas como? Bob começou a ler tudo o que podia sobre doenças e a história das epidemias. Chegou até *A grande gripe*, livro do historiador John M. Barry sobre a pandemia de gripe de 1918. "Eu olhei aquilo e pensei: 'Meu Deus, cinquenta milhões de pessoas morreram!' Eu não fazia ideia. Então comecei a pensar quão importante era esse problema."

Pai e filha ficaram alertas para o verdadeiro mundo das doenças. No outono de 2004, ficaram assustados ao lerem a notícia sobre a contaminação de uma fábrica de vacinas em Liverpool, na Inglaterra, que levou os Estados Unidos a perderem metade de seus suprimentos da vacina contra a gripe. Não havia vacina suficiente para todos. A pergunta era: quem deveria tomá-la, então? A política do governo norte-americano na época era administrar doses para os indivíduos com o maior risco de morte: os idosos. Laura achou que isso não era correto. "Ela disse: 'Os jovens têm muito mais interações sociais, são eles que transmitem a doença'", recordou-se o pai. "E se as vacinas fossem aplicadas neles?", questionou Laura. Assim, pai e filha retornaram ao modelo e ajustaram a aplicação de vacina em jovens, eliminando sua capacidade de transmissão. De fato, os idosos não contraíam a doença. Bob Glass vasculhou a literatura atrás do infectologista ou epidemiologista que já tivesse chegado a essa conclusão. "Só consegui encontrar um artigo que sugerisse isso", disse ele.

No fim, Laura Glass, então caloura do ensino médio na Albuquerque High School, ganharia o grande prêmio da feira de ciências estadual do Novo México. Estava a caminho da competição internacional em Phoenix, contra dois mil estudantes de todas as partes do mundo. Seus grandes painéis de isopor se concentravam estritamente em uma pergunta: "As cepas de gripe sofrem mutações o tempo inteiro. O que aconteceria se não tivéssemos a vacina apropriada a tempo?" Bob, por sua vez, já havia lido ou, pelo menos, passado os olhos em tudo o que havia sido escrito sobre epidemias e como controlá-las. A doença de 1918, que matara cinquenta milhões de pessoas, surgiu a partir de uma série de mutações no vírus dentro de alguma ave. Em 2005, a gripe sazonal já apresentava algumas dessas mutações. "Uma questão de vida ou morte com proporções globais se aproximava", escreveria ele mais tarde. No entanto, todos os especialistas presumiam basicamente que, nos primeiros meses após o surgimento de alguma mutação assassina, pouco poderia ser feito para salvar vidas além de isolar os doentes e rezar por uma vacina. O modelo que Bob desenvolvera com a filha demonstrava não existir diferença entre aplicar uma vacina e remover o indivíduo de suas redes sociais: nos dois casos, a pessoa perdia a capacidade de infectar os outros. Os especialistas, porém, só falavam em acelerar a produção e a distribuição das vacinas. Ninguém parecia estar explorando formas mais eficientes e menos disruptivas de retirar as pessoas de seus círculos sociais. "E então eu tive esse medo súbito", disse Bob. "De que ninguém perceberia o que poderia ser feito."

Um
DRAGÃO

Quando Charity ouviu falar na jovem, era tarde demais para ajudar. Ela já estava na unidade de tratamento intensivo de um hospital do condado de Santa Barbara. Os médicos tinham acabado de encontrar tuberculose no cérebro da paciente. Antes que pudessem fazer alguma coisa, a paciente morreu. E foi apenas o começo do problema.

A dra. Charity Dean tinha sido recentemente designada como agente de saúde titular do condado de Santa Barbara. Uma autoridade sanitária é a pessoa responsável por movimentos de contenção, e a coisa mais importante que Charity tinha intenção de conter era, de seu ponto de vista, a disseminação de doenças. A *Mycobacterium tuberculosis* se espalha por gotículas na respiração do infectado e se mantém suspensa no ar por períodos impressionantemente longos. "Quase todo o risco se concentra na primeira hora, mas a bactéria pode ficar suspensa por duas, três, quatro horas", explicou Charity. "Ninguém sabe ao certo." Havia outras coisas sobre tuberculose que ninguém sabia ao certo. Alguns pacientes não contaminavam ninguém enquanto outros contaminavam um número imenso e ninguém sabia dizer o motivo. O que fazia de algumas pessoas supertransmissoras? Seu comportamento? Sua fisiologia? A biologia de seu caso específico de tuberculose? Mesmo tendo existido praticamente desde sempre — na virada do século XX, a tuberculose era a principal causa de mortalidade dos seres humanos —, em muitos aspectos ela permanece um mistério. "É a mais intrigante das doenças infecciosas", disse Charity. "Minha favorita. A bactéria pode fazer qualquer coisa e se localizar em qualquer ponto do corpo. Já encontramos tuberculose no interior do útero. Dos olhos. Nos *dedos*." Certa vez, em Níger, Charity tratou um paciente com um caso de tuberculose que começou pelos pulmões e, passando pela parede torácica, culminou em pus descendo por toda a lateral de seu peito.

No entanto, para ser transmissível de pessoa para pessoa, a tuberculose precisava invadir os pulmões. A mulher no hospital de Santa Barbara tinha sido diagnosticada com tuberculose no cérebro e, se a bactéria tivesse ficado confinada a esse órgão, ela não teria representado ameaça para ninguém. Se tivesse atingido os pulmões, no entanto, ela teria o poder de matar. E 30% das pessoas com tuberculose no cérebro também a apresentam nos pulmões.

O condado de Santa Barbara havia se tornado quase famoso, pelo menos entre o pessoal de controle de doenças, tanto pelo número quanto pelo absoluto horror de seus casos de tuberculose. Quando as pessoas ouviam esses relatos, não conseguiam acreditar. À primeira vista, Santa Barbara parecia um Éden tranquilo de rochedos cor de areia, grama dourada e carvalhos. Oprah morava ali, De Generes também. As grandes mansões nos sopés das colinas com vista para o mar mesclavam-se em uma trama única da afluência norte-americana. Até o oceano parecia ser privativo.

Mas o condado de Santa Barbara era ao mesmo tempo maior e mais complicado do que parecia. Era detentor da taxa de pobreza infantil mais elevada do estado. Abrigava talvez cinquenta mil imigrantes ilegais em situação de miséria abjeta. E, além disso, os portões dos infernos podiam se abrir a qualquer momento: incêndios florestais, deslizamentos de terra, derramamentos de óleo e tiroteios em massa. Bastava um arranhão na superfície do paraíso para ser lançado ao Livro de Jó.

A agente de saúde titular do condado de Santa Barbara nunca sabia exatamente onde, quando ou como poderia acontecer o próximo surto de tuberculose. A jovem que acabara de morrer no hospital municipal ilustrava esse ponto: ninguém fazia ideia de que ela sofria de tuberculose até que estivesse em seu leito de morte. Tinha marido e filhos. Morava em um bairro populoso. Trabalhava em um grande escritório de planta aberta ao lado de trezentas pessoas. Se a tuberculose tivesse chegado a seus pulmões, qualquer um que tivesse se aproximado dela estaria correndo risco de morte. E era esse o problema de Charity Dean naquele momento: descobrir quem poderia estar infectado. Seria necessário testar uma amostra de tecido do pulmão da paciente. Se o resultado fosse positivo, ela precisaria telefonar para a empresa em que a jovem trabalhara e fechá-la por tempo suficiente para testar todos os trezentos funcionários, bem como qualquer um que pudesse ter se contaminado, assim como qualquer um que esses outros pudessem ter contaminado e assim por diante.

Em suma, talvez fosse preciso alertar e alarmar uma boa fatia do condado de Santa Barbara. Mas quem era *ela*? Ela era ninguém. Quase ninguém em Santa Barbara sabia quem era Charity ou o que fazia o dia inteiro. Ela era invisível.

Três anos antes, em 2011, Charity, então com 32 anos, residente de medicina, estava grávida pela terceira vez em cinco anos quando o diretor médico do condado de Santa Barbara havia perguntado se ela estaria interessada em uma vaga que ele tinha para agente de saúde substituto. O município exigia que seus agentes tivessem diploma de medicina e mestrado em saúde pública, e Charity tinha os dois. Ele também mencionou — de passagem, mas de um modo que Charity pôde ouvir com toda a nitidez — que por ser casada com um cirurgião rico ela poderia se dar ao luxo de aceitar o trabalho.

O cargo não tinha nenhum apelo óbvio, pelo menos não para um jovem médico normal. Pagava um terço do que ela poderia ganhar se começasse a atender em consultórios particulares, convites que ela já havia recebido. Os médicos de Santa Barbara já se referiam a si mesmos como "os pobres trabalhadores". Ser médico em Santa Barbara sem receber um salário de médico — pois bem, era uma loucura. "*Todo mundo* tentou me convencer a não aceitar. Ninguém conseguia acreditar. As pessoas diziam: 'Você não está pensando em aceitar esse trabalho, está?' Achavam que isso queria dizer que eu seria médica em algum porão fedido da clínica pública." A clínica pública era onde pessoas pobres, sem plano de saúde, buscavam atendimento. Situava-se no interior de uma instalação decrépita na periferia de Santa Barbara que funcionara, um século antes, como um sanatório para pacientes de tuberculose.

Charity, porém, se sentiu atraída pelo emprego. "Não conseguia entender por que aquilo tinha mexido comigo", disse ela. O diretor médico dera a ela um fichário grosso cujas páginas descreviam a função do cargo em detalhes. "Agentes de Saúde Pública na Califórnia." Leu com atenção. Na Califórnia, bem como no restante dos Estados Unidos e de todo o mundo livre, os agentes de saúde tinham uma longa lista de responsabilidades. Registrar nascimentos e mortes. Inspecionar restaurantes. Contabilizar bactérias na água do mar e das piscinas. Acompanhar doenças crônicas. Nada disso realmente interessava Charity. Até que encontrou a seguinte frase: "Controle de doenças transmissíveis". Era uma função oficial do Estado, desempenhada por agentes de saúde pública. Sua mente se acendeu. "Na verdade, não ligo muito para obesidade ou diabetes", disse ela. "Não estou nem aí para doenças crônicas. Eu gosto é de uma crise."

O que ela mais gostava era do tipo de crise que podia ser criada por uma doença transmissível. Charity sabia quanto isso soava esquisito, mas vinha sendo consumida por esse interesse desde que era pequena. A história havia sido moldada pelas doenças. As doenças haviam mutilado sociedades, mas não eram esses os motivos que a tornaram obcecada pelo tema aos sete anos. "Era a impotência humana diante de mortes pavorosas. Eu me interessava por doenças horrendas que dizimavam faixas enormes da população, doenças que ninguém tinha condições de conter e que levavam as vítimas a sucumbir de formas terríveis." Nos primeiros anos da adolescência, ela havia criado modelos de vírus em isopor e os pendurara no teto do quarto "só para ficar observando e pensando neles". Aprendeu francês sozinha para conseguir se comunicar, quando chegasse a hora de se mudar para a África Ocidental em busca de doenças, como presumia que aconteceria, um dia. Na faculdade, na graduação de microbiologia, ficava até tarde lendo sobre febre amarela, tuberculose e gripe espanhola. "Na faculdade, meus micróbios favoritos eram os patógenos humanos que causavam as piores doenças", recordava. "Ninguém liga para os vírus de plantas, para ser sincera." Na escola de medicina, na Universidade Tulane, Charity, ignorando o escárnio dos colegas, cursou ao mesmo tempo um mestrado em saúde pública, mas apenas porque a universidade oferecia um diploma com foco em doenças tropicais, o que não era comum. Depois disso, ela foi para o Gabão e o Níger trabalhar como médica, em parte porque parecia haver sérios riscos de que viesse da África a doença que replicaria a destruição de antigas pragas.

Charity sabia que sua obsessão por doenças pandêmicas era incomum, até mesmo desconcertante. "Aprendi a não falar no assunto", disse ela, "porque, quando falava, as pessoas achavam que eu era maluca". Mas continuava a ser verdade que, desde muito jovem, quando se sentia deprimida, ela recuperava o ânimo lendo livros sobre a peste bubônica. Seus favoritos eram os que continham ilustrações macabras.

Ela leu mais das letras miúdas no fichário com a descrição do papel de um agente local de saúde pública. Uma frase lhe pareceu mais importante do que todas as outras juntas:

> Todo agente de saúde que, segundo as regras do departamento, souber de ou tiver motivos para crer em algum caso de doenças de comunicação obrigatória, ou de que alguma doença contagiosa, infecciosa ou transmissível existe ou existiu recentemente no território de sua jurisdição, deverá tomar as medidas necessárias para impedir a disseminação ou a ocorrência de novos casos.

Para minimizar mortes horrendas e suprimir doenças, o estado da Califórnia havia conferido poderes legais extraordinários aos agentes de saúde pública.

Charity aceitou o emprego. Imprimiu aquela frase da lei e pregou-a na parede do novo escritório, uma sala que no passado fora usada para quarentena de pacientes com tuberculose. Ainda contava com as grades originais que permitiam a passagem do ar marinho fresco nos pulmões dos pacientes. Sentada à sua mesa no Edifício 4, ela ouvia os gritos dos pacientes psiquiátricos do outro lado do pátio, no Edifício 3. Pelos corredores, armários com a idade do prédio guardavam instrumentos médicos que deviam estar em um museu. As escadas conduziam a um túnel cheio de umidade que ia até o antigo necrotério. Era o tipo de lugar que ela gostava.

Em teoria, Charity tinha incríveis poderes legais para atuar na prevenção de doenças. Em pouco tempo, percebeu na prática que pouquíssimas pessoas conheciam a lei. A maioria dos cidadãos de

Santa Barbara, inclusive quase todas as autoridades públicas a quem tinha o prazer de servir, nem sequer chegava a compreender exatamente qual era a função de um agente de saúde pública. De alguma forma, esse profissional tornara-se um personagem inexpressivo. As autoridades e a sociedade esperavam que ela ficasse quieta e se fingisse de morta, um arbusto em uma peça de teatro infantil, ou agisse como a esposa de um cirurgião rico, que em geral só aparecia brevemente em alguma cerimônia. As palavras da lei pareciam fortes, mas tal força estava diminuída. Em seu segundo ano na função, Charity se pegava citando a lei com tanta frequência que pediu à assistente que plastificasse uma cópia do trecho para que ela pudesse levar consigo na maleta. "Estive em reuniões em que precisei explicar para as pessoas que eu realmente tinha autoridade para fazer algo que preciso fazer. Eu me esforçava muito para não ficar recorrendo àquilo o tempo todo, mas uma vez por semana eu dava essa cartada."

Quando recebeu a chamada sobre a jovem com tuberculose no cérebro, ela já havia lido aquela frase em voz alta mais vezes do que qualquer outra coisa na vida. As palavras não tinham a mesma desenvoltura do Salmo 23, por exemplo — que Charity também adorava —, mas ainda assim ela conseguia enchê-las de vida.

Todo agente de saúde que, segundo as regras do departamento, souber de...

"O que isso significa?!?!", exclamava ela, apontando o dedo para o ar. "Significa *suspeita*! Só é preciso suspeitar!"

... ou tiver motivos para crer em algum caso de doenças de comunicação obrigatória, ou de que alguma doença contagiosa, infecciosa ou transmissível existe ou existiu recentemente no território de sua jurisdição...

"*Qualquer* doença!", repetia em alto e bom som, e depois partia para a análise dos adjetivos. "'Contagiosa' não é realmente um termo médico, ignore essa palavra, mas... mas é preciso *realmente* entender a distinção entre 'infecciosa' e 'transmissível'." Todas as doenças transmissíveis são infecciosas, mas nem todas as doenças infecciosas são transmissíveis. *Transmissível* quer dizer que uma pessoa pode transmitir a doença, passá-la adiante. É possível pegar a doença de Lyme, por exemplo, mas não é possível passá-la para alguém. As *doenças transmissíveis* são aquelas que criam as crises. Em uma simples palavra ela encontrara um recipiente para o seu propósito na vida.

... deverá tomar as medidas necessárias para impedir a disseminação ou a ocorrência de novos casos.

"Deverá!", exclamava ela. "Não *poderá*, mas *deverá*. Não é para pensar no assunto. Não é para ponderar. Não é para fazer alguma coisa um belo dia, se der na telha da pessoa. É uma *obrigação*. Quando se suspeita de doença, a gente faz o que tiver que ser feito."

Naquele momento, Charity estava às voltas com um cadáver com tuberculose em um hospital a uma hora de viagem ao norte. Ela solicitou que fosse removido para a sala do médico-legista e então telefonou para ele e pediu que enviasse uma amostra de tecido pulmonar. Foi aí que os problemas realmente começaram: a princípio o sujeito nem sequer atendeu às ligações. Quando conseguiu vencê-lo pelo cansaço, o legista se recusou a fazer o que ela pedia. Mas a lei era clara: o legista tinha o dever de fazer qualquer coisa que ela mandasse. Em vez disso, ele explicou seus motivos.

Para incredulidade de Charity, o homem de setenta e poucos anos, contratado pelo condado para trabalhar meio período e aparentemente apenas com uma vaga ideia do que estava falando, começou a fazer uma preleção sobre a tuberculose. Disse que era ao mesmo tempo perigoso e desnecessário extrair tecido do pulmão da jovem. Citou um estudo o qual alegava que a tuberculose em um cadáver que passa por uma cirurgia poderia ficar suspensa no ar e infectar o cirurgião.

Charity Dean era, a essa altura, a agente de saúde *titular* do condado de Santa Barbara. Tinha sido promovida no início daquele ano. Era a mais jovem no cargo na história da Califórnia. Também tinha passado três anos cuidando da clínica de tuberculose da cidade. Era legalmente responsável por todos os casos da doença no condado. Médicos importantes que supervisionaram seu período de residência agora a procuravam para pedir conselhos. Ela estava prestes a ser nomeada presidente da Associação de Controle da Tuberculose em todo o estado da Califórnia. Charity tentou ser educada com o velho legista, mas foi difícil. "Eu conhecia o estudo ao qual ele se referia", disse Charity. "Era um estudo de merda. Mas o babaca seguia dizendo que não faria nada... Dizendo que sequer permitiria que outra pessoa fizesse aquilo na sala dele."

Charity desligou e telefonou para o xerife. Explicou a situação com toda a gentileza e pediu que ele fosse até lá e obrigasse o legista a abrir a mulher e extrair o pulmão. O xerife também não conhecia a lei, pelo que parecia, porque respondeu que não ia interferir na autoridade do legista. E nesse momento Charity perdeu a paciência. "Eu não conseguia acreditar que ele não estava me obedecendo", disse ela. Charity então escreveu um mandado e entregou-o ao xerife em pessoa. "Depois esperei que os telefones começassem a tocar."

O xerife não podia ignorar um mandado judicial. Ele logo telefonou para o conselheiro-chefe da comissão de supervisores para confirmar sua crença de que um mandado emitido por uma agente de saúde pública não tinha qualquer autoridade. O conselheiro-chefe de Santa Barbara foi examinar o assunto e, para sua surpresa, descobriu que o xerife estava enganado. A mulher tinha razão: a única pessoa que podia contestar a autoridade do agente de saúde, em casos que envolviam doenças, era o governador da Califórnia. E mesmo assim, apenas se o governador tiver declarado estado de emergência.

Com isso, Charity considerou que a questão estava resolvida. Mas uma ligação da sala do legista no dia seguinte veio para dizer que não estava. "Eles me disseram: 'Tudo bem, vamos fazer, mas não dentro da sala porque o prédio é velho e não tem ventilação adequada.' Eu disse: 'Ok. Poderiam fazer do lado de fora?' A resposta: 'Tudo bem, mas só se você estiver por aqui.'" Não foi a primeira vez que Charity se perguntou o que aconteceria em Santa Barbara se houvesse um surto sério de uma doença transmissível. "Eles não queriam fazer nem uma autópsia por medo dos aerossóis da tuberculose", disse ela. "Imagina o que vão fazer se estivermos diante de aerossóis de Ebola?"

Não ajudava que tudo isso estivesse acontecendo no Natal. Charity acabara de completar 37 anos, estava recém-divorciada do cirurgião rico e era mãe solteira de três meninos pequenos. Ao dirigir para o necrotério municipal um dia depois do Natal, ela não tinha certeza do que a aguardava. Sentia que o legista, o xerife e talvez outras pessoas estavam irritados com ela. O tamanho dessa irritação ficou claro enquanto ela entrava no pequeno estacionamento. Sete pessoas a aguardavam à porta do necrotério, todos homens. O legista, o xerife e vários assistentes. Com toda a certeza estavam ali para assistir ao espetáculo. Charity tinha entrado no carro logo depois de arrumar a bagunça sob a árvore de Natal e por isso não estava usando sua habitual armadura de terninhos Talbot, saia lápis e sapatos de salto grosso. Vestia apenas um suéter brega de Natal e calça jeans. Todos os homens usavam trajes completos de proteção contra perigos biológicos. "Parecia que estavam prestes a andar na Lua, a equipe inteira", disse Charity. "Dava para achar que era *mesmo* o Ebola."

O necrotério era ainda mais desolador do que o escritório da saúde pública. Despontando entre arbustos de carvalho e campos de terra batida, parecia mais um banheiro de parada de beira de estrada do que uma repartição pública. Não era a primeira vez que ela se perguntava onde colocariam os cadáveres se houvesse um monte de mortes terríveis de uma vez só.

A alguma distância, sobre uma mesa de piquenique, jazia um saco com o corpo da mulher. O legista estava irritado. Explicou mais uma vez que a operação inteira era perigosa e que ele não ia se arriscar a abrir o corpo entre quatro paredes. Mais uma vez, recorreu ao estudo vagabundo, dessa vez para explicar que não havia trazido a serra para cortar ossos porque o único caso conhecido de cirurgião infectado por tuberculose em cirurgia de cadáver envolvera justamente uma serra. Em vez disso, ele trouxera uma tesoura de jardinagem. Uma que ele ofereceu para Charity. Uma tesoura de jardinagem. Novíssima, reluzente e com a palavra "ACE" gravada nas alças vermelhas, o nome da loja de ferramentas. Se a nova agente de saúde titular desejava abrir a mulher e retirar um pedaço de seu pulmão, ela teria de fazer aquilo sozinha, com uma tesoura de jardinagem. "Achei que eu havia sido chamada para assistir", disse Charity. "Mas ele transformou aquilo numa queda de braço."

A medicina sempre parecera a Charity um mundo masculino. Em especial em lugares como aquele, relacionado ao governo. Foi nesse momento que Charity Dean percebeu: o verdadeiro problema é que esse homem está assustado. *O babaca está apavorado.* Charity havia passado a maior parte de sua vida adulta próxima de doenças assustadoras e tinha feito um pacto consigo mesma de não ter medo delas. "Se você é motorista de caminhão, sabe que vai se envolver em algum acidente mais cedo ou mais tarde; por isso aprende o que fazer na hora que ele acontece", disse ela. "É assim que se supera o medo. Você simplesmente aceita que um dia vai contrair alguma doença." Os homens não são tão conformados, ela já havia notado, em especial os grandões, supostamente corajosos. Como estudante de medicina, ela havia visto o medo nos olhos de policiais de Nova Orleans na sala de emergência. "Eles traziam um cara que havia levado um tiro, mas quando descobriam que o sujeito tinha hepatite C ou HIV saíam gritando e iam correndo tomar um banho de desinfetante da cabeça aos pés." Muitas e muitas vezes havia visto homens musculosos, com corte de cabelo militar, que entrariam felizes em um prédio em chamas para resgatar um cachorro, totalmente inseguros e nervosos na presença de alguma doença. Aquelas com transmissão por via aérea em particular pareciam apavorá-los. "Era o motivo número um para não prender pacientes com tuberculose", disse ela. "Os policiais se transformavam em garotinhas, cheios de melindres. Ficavam dentro da viatura e esperavam o enfermeiro trazer a pessoa."

Charity tinha seus medos também, tanto reais quanto imaginados. As paredes de sua sala de trabalho e do quarto de dormir estavam cobertas por Post-its com mensagens rabiscadas, mantras pelos quais ela esperava viver, a maioria tendo a ver com coragem.

Não há atalhos para a coragem.

A coragem é um músculo que precisa ser exercitado.

O carvalho mais alto da floresta já foi uma pequena noz que se manteve firme no solo.

Como quase todo mundo, ela precisava se lembrar disso todos os dias. Diferentemente de quase todo mundo, ela *se lembrava*. Constantemente. A percepção de que os homens à porta da sala do médico-legista sentiam medo de uma forma desconhecida para ela trouxe outro pensamento: *Eles acham que não vou em frente.*

Acham que eu não vou fazer porque não pareço alguém que faria. Mesmo quando usava salto alto, Charity não passava de 1,67 metro e era esguia. Tinha sentimentos ambíguos em relação à própria aparência, mas os homens não pareciam pensar assim, uma vez que ouvia elogios com frequência. Mas havia criado uma regra: ao entrar numa reunião com determinado tipo de homem, conceder uma pausa de trinta segundos antes de tentar transmitir informações que pudessem exigir reação deste. Os homens a julgavam pela aparência — e se decepcionavam amargamente. "O interior não combina com o exterior", dizia ela às vezes, referindo-se a si mesma.

Ela abriu o zíper do saco e olhou para o cadáver. Uma serra teria permitido que ela fizesse um corte exatamente no meio do esterno da mulher; com uma tesoura de jardinagem ela teria de quebrar as pontas das costelas. Charity tateou até encontrar a primeira costela. *Clac!* Foi um som agudo, fraco, como esmagar a carapaça de um caranguejo. *Clac!* Enquanto trabalhava, Charity sentia os olhares contidos no interior dos macacões de proteção biológica se desviarem. Os responsáveis ali presentes haviam deixado o rosto da mulher à mostra e essa era a parte mais desconcertante. Normalmente, um cirurgião vê apenas a minúscula área de carne onde opera. A visão do rosto da jovem fez a operação parecer pessoal. Perturbadora. Charity ficou tonta e nauseada. "Eu não parava de repetir na minha cabeça. 'Não desmaie. Não desmaie'", disse ela. "E fiquei com muita raiva. Era um desrespeito enorme por aquela jovem e sua família. Mas era como se dissessem: 'Se você quer ver, você mesma vai ter que fazer.'"

Clac! A carapaça do caranguejo finalmente rachou. Ela jogou a tesoura ao lado do corpo e afastou as costelas da mulher. "Naquele momento, eu tinha um sentimento dentro de mim", disse Charity, "uma dor imensa pelo marido dela". No entanto, Charity não demonstrou nada aos seus espectadores. Não queria dar essa satisfação para aquele legista babaca. Precisava de um pedaço do tecido pulmonar da mulher para ser testado por Manny em seu laboratório. Mas, de repente, enquanto ela se debruçava sobre a mulher com a tesoura de jardinagem, o legista também se debruçou. Ele queria... ajudar. "Devemos olhar no abdome?", perguntou ele com delicadeza. *Certo*, pensou ela. *Se estivesse no abdome, estaria no sangue e se estivesse no sangue provavelmente estaria no pulmão.* Tateou em busca de sinais de tuberculose. Os órgãos internos estavam perfeitos. Ótimo. "Se os pulmões estivessem manchados e cheios de calombos, eu saberia, e eles não estavam." Suas mãos sentiram o que o laboratório descobriria depois: a tuberculose não havia saído do cérebro. No final, o legista mostrou a ela como soltar os pulmões, poupando Charity do trabalho de cortar um pedaço usando a tesoura de jardinagem. Fizeram tudo juntos. Foi como se a coragem dela tivesse alterado a perspectiva dele sobre a situação.

Ela segurou os pulmões da mulher nas mãos. Aquela gelatina. Fora do corpo humano, o tecido pulmonar não mantém sua forma. E naquele momento ela percebeu quanto o legista estivera convencido de que nada daquilo aconteceria: não tinham onde armazenar o órgão. A única vasilha por perto era um balde plástico cor de laranja comprado no Home Depot. Charity colocou o pulmão ali dentro, jogou o balde no carro e foi embora.

Para todos os homens naquela noite, toda aquela cena permaneceria uma lembrança vívida. Para Charity, era nada mais do que mais um dia em sua vida como agente de saúde. Eles não tinham ideia das coisas que ela havia feito ou do que era capaz de fazer. O legista, obviamente, não tinha sequer considerado a possibilidade de que ela fosse uma cirurgiã treinada. "Homens iguais a eles sempre me subestimam", disse ela. "Pensam que meu espírito animal é um coelhinho quando, na verdade, é uma porra de um dragão."

Dois
A FORMAÇÃO DE UM AGENTE DE SAÚDE PÚBLICA

Paige Batson trabalhava como enfermeira no Departamento de Saúde Pública do Condado de Santa Barbara havia mais de uma década quando a dra. Charity Dean foi designada como a nova agente de saúde substituta. Paige se surpreendeu. Em Santa Barbara, quando concluíam as residências e a passagem obrigatória pela clínica do condado, os jovens médicos costumavam fugir dos pobres o mais rápido que podiam. Os agentes de saúde costumavam ser médicos mais velhos, em fim de carreira, interessados em uma vida de tranquilidade e anonimato. "Antes da chegada da dra. Dean", disse Paige, "se você perguntasse a cem pessoas em Santa Barbara, até mesmo se perguntasse a cem profissionais de saúde, acho que ninguém seria capaz de dizer o que um agente de saúde pública faz. Ou quem seria ele".

Desde o início, a dra. Dean fez coisas que nenhum outro agente havia feito antes. Ela passava um tempo imenso com os enfermeiros da saúde pública, por exemplo, e os tratava como professores e não como subordinados. Insistia em ver os pacientes pessoalmente, o que era muito esquisito. A maioria dos agentes passava os dias escrevendo memorandos ou visitando o conselho de supervisores do condado ou em reuniões, de terno e gravata. A dra. Dean — Paige nunca a chamava por nenhum outro nome além de "dra. Dean" — via os pacientes constantemente e não apenas nas clínicas públicas do condado. Toda semana ela aparecia no abrigo para sem-teto no centro de Santa Barbara e, durante meio período, se instalava numa salinha minúscula e tratava qualquer um que passasse pela porta. Havia dias em que ela tirava vermes das feridas de um sem-teto e depois ia direto falar aos repórteres diante do conselho de supervisores. Quando as enfermeiras perguntavam por que fazia aquilo, ela respondia: "Quando um médico para de tratar pacientes, ele vai começando a se esquecer das coisas. Estar com os pacientes é o jeito de desenvolver um sexto sentido." Em outras palavras, Charity não estava simplesmente fazendo o bem. Ela estava reunindo informações.

Mas o que havia de mais curioso era o número de acontecimentos estranhos que ocorriam sempre que Charity estava por perto. "As coisas explodiam no minuto em que ela aparecia", disse Paige. Depois que a dra. Dean foi promovida a titular, no início de 2014, o padrão se tornou ainda mais evidente. Em determinado momento, Paige voltou-se para a chefe e balbuciou: "Sabe, desde que a senhora chegou aqui, tivemos os casos mais esquisitos. É um atrás do outro."

No começo, Paige pensou ser mera coincidência. Depois percebeu que os casos mais esquisitos não aconteciam simplesmente na presença da dra. Dean. Eles aconteciam *por causa* dela. O caso da hepatite C, por exemplo, que um agente de saúde mais ordinário talvez tivesse deixado passar — uma mulher aparecera no hospital para doar sangue e testou positivo para hepatite C. O hospital comunicara o departamento de saúde pública, como era exigido. A primeira enfermeira não sabia o que fazer. Em 2016, a hepatite C estava matando mais norte-americanos do que todas as outras doenças infecciosas juntas, de acordo com os Centers for Disease Control and Prevention (CDC) [Centros de Controle e Prevenção de Doenças], mas nunca havia chegado à lista de doenças que exigiam uma resposta rápida do agente de saúde local. Era transmitida pelo sangue, o que dificultava contraí-la e facilitava ignorá-la. Não era uma doença que gritasse "Emergência!". Em praticamente todos os casos de hepatite C vistos na saúde pública, os pacientes haviam contraído muito tempo antes e estavam longe da fase aguda — quando os olhos amarelam, a urina escurece e eles sentem dor abdominal. "Em geral, o que se vê é a hepatite C crônica e não há como saber como a pessoa foi infectada", disse Paige. "Ela apenas convive com isso até desenvolver câncer de fígado."

Mas aquele caso de hepatite C em questão era raro. A mulher costumava fazer doações de sangue regulares e tinha feito uma poucos meses antes, o que queria dizer que poucos meses antes ela não estava doente. A dra. Dean pediu a Paige que telefonasse para a mulher e perguntasse o que ela havia feito nos últimos meses. Descobriram que, naquele curto período de tempo, a paciente se submetera a uma quantidade surreal de procedimentos possivelmente infectantes. Aplicações de botox. Tratamentos dentários. Alguma espécie de procedimento à base de células-tronco. Quando Paige concluiu a ligação, tinha em mãos uma lista de dez lugares por onde o vírus poderia ter entrado na corrente sanguínea da mulher. A dra. Dean pediu que ela fosse dar uma olhada nos lugares e depois a informasse.

*

No primeiro ano de residência no Santa Barbara Cottage Hospital, Charity havia trabalhado sob a supervisão de um médico chamado Stephen Hosea. O dr. Hosea fora um menino pobre no Kentucky, formara-se em Harvard nos anos 1960 e depois passara uma década pesquisando doenças no National Institutes of Health

[Instituto Nacional de Saúde] (ao lado de um jovem pesquisador chamado Tony Fauci) antes de ir para a Califórnia tratar de doenças infecciosas. Era alto, descontraído e não exibia toda a sua formação à toa, mas era um gênio para descobrir o que havia de errado com os pacientes e para treinar jovens médicos. Todas as manhãs, ele levava os novatos consigo para visitar pacientes cujas enfermidades permaneciam sem diagnóstico. "O show do dr. Hosea", como chamavam os jovens médicos. "Ele dizia que a gente sempre devia colocar as mãos no paciente", disse Charity. "Ele ficava bem perto do paciente. Sabe aquelas pessoas que ficam perto demais do outro? Então, ele ficava assim." Em pouco tempo os pacientes começavam a falar sobre suas viagens, suas vidas amorosas, seus trabalhos, seus parentes. Podia parecer uma conversa natural, mas nunca era. "Os pacientes achavam: 'Ah, ele quer saber tudo sobre mim'", disse Charity. "Mas não era bem assim. Ele estava procurando informações que ajudassem a embasar seu diagnóstico diferencial."

O diagnóstico diferencial era a lista mental do dr. Hosea das doenças infecciosas que poderiam ter causado os sintomas, junto com seu melhor palpite sobre as chances de cada uma delas ser a certa. Muitas e muitas vezes, Charity observou o médico mais velho levantar possibilidades ignoradas pelos mais jovens, simplesmente fazendo com que os pacientes falassem sobre aspectos relevantes de suas vidas. Ou, como ele dizia: "O que você andou fazendo que *eu* não andei fazendo e colocou você em risco de contrair seja lá que diabos você contraiu?". Certo dia, um universitário apareceu com uma erupção notável e misteriosa no tronco. Os médicos mais jovens já estavam intrigados havia algum tempo quando o dr. Hosea apareceu e fez com que o rapaz o guiasse por sua vida social.

— Quando foi a última vez que você entrou em uma banheira de hidromassagem? — perguntou o médico, enfim, de maneira casual. (Charity notou que ele não havia perguntado "Você já entrou em uma banheira de hidromassagem?".)

— Há alguns dias — respondeu o garoto.
— Havia mais alguém com você?
—Alguns amigos...
— E algum deles tinha uma erupção?
— Pra falar a verdade, tinha, sim, meu colega de alojamento tem, mas não é tão feia.

"Era um caso clássico de *Pseudomonas*", disse Charity, "uma bactéria que pode nos contaminar em banheiras de hidromassagem. Mas o dr. Hosea não dizia isso simplesmente. Era de dar ódio! Ele não dizia qual era seu diagnóstico. Apenas levava você até o diagnóstico com as perguntas que fazia ao paciente".

Não era isso que ela havia aprendido na escola de medicina. Quando estava na faculdade, Charity aprendera a seguir um *checklist* a fim de obter o histórico de um paciente novo. Passava 45 minutos fazendo a anamnese, praticamente sem tratar de relacionamentos sociais. Mas as doenças transmissíveis exigiam uma abordagem diferente. "Elas passam de pessoa para pessoa", disse Charity. "Não tem a ver com o que você comeu, o que fumou ou algo que fez a si mesmo. É algo que você precisa pegar de outra pessoa. São perguntas do tipo 'Quem vive com você na sua casa?', 'Que tipo de sexo você costuma praticar e com que frequência?', 'Você já morou em um abrigo de sem-teto?'. Steve Hosea gravou na minha mente que a parte mais importante do histórico médico não é o histórico médico, é o histórico social."

Charity tinha aprendido outras lições com o dr. Hosea.

A explicação mais simples costuma ser a melhor. Se o paciente aparece com dois sintomas diferentes — digamos, uma febre e uma erupção cutânea — é mais provável que a causa seja de uma única doença básica.

Se há a menor possibilidade de uma doença catastrófica, você deve tratá-la como sendo bem mais provável do que parece. Se seu diagnóstico diferencial leva a uma lista de dez possibilidades, por exemplo, e a décima e mais improvável da lista for Ebola, você deve tratar o paciente como se ele tivesse Ebola, caso contrário, as consequências de uma omissão podem ser catastróficas.

Quando algo em seu diagnóstico não parecer muito correto, respeite esse feeling *mesmo que não consiga identificar muito bem por que o diagnóstico estaria errado.* Um monte de pessoas já morreram por causa de médicos que relaxaram antes da hora.

Um médico precisava ser um detetive para o paciente: era essa a grande mensagem do dr. Hosea. Charity a enxertara no seu trabalho como agente de saúde. O paciente dela era o condado de Santa Barbara. Para mantê-lo saudável, ela precisava pensar nele como Stephen Hosea pensava em cada pessoa que atendia. Precisava manter as mãos nele. Ser seu detetive.

Quando Paige Batson voltou de seu tour pela vida da paciente com hepatite C, Charity sentiu que alguma coisa parecia errada. Era como haver algo errado depois de um diagnóstico não conseguir explicar um sintoma. Paige costumava falar muito, mas, naquele momento, estava quieta. "Não sei, dra. Dean", disse ela. "Algo não parecia certo." Paige tinha visitado todos os lugares da lista, mas apenas um deles a deixou perturbada: a clínica de células-tronco. A clínica de Thomashefsky oferecia um tratamento para dores nas articulações e nas costas, a terapia com plasma rico em plaquetas, em que células sanguíneas eram retiradas do paciente, chacoalhadas em uma centrífuga e depois reinjetadas no paciente. O dr. Thomashefsky cobrava 4.500 dólares a injeção por um procedimento que não era coberto por plano de saúde, uma vez que sua utilidade real ainda estava sob discussão. Thomashefsky era um homem velho e bem estabelecido. Seus clientes eram ricos. Alguns até famosos, como os atletas profissionais que vinham de carro de Los Angeles.

Paige fizera uma visita informal ao local, como um policial sem mandado de busca. O dr. Thomashefsky fora receptivo e mostrara suas instalações, parecendo orgulhoso de seu trabalho. Durante a breve visita ao consultório, ela vira coisas que a deixaram perturbada. Recipientes de sangue sem identificação. Frascos com múltiplas doses de analgésicos sem data. Mas Paige hesitava em criar caso. Thomashefsky tinha mais de trinta anos de atividade. Seus clientes eram a lista VIP de Santa Barbara. E nunca, em seus quinze anos de serviço, ninguém da saúde pública havia se encarregado de investigar um caso de hepatite C. "Pensei que a dra. Dean fosse dizer alguma coisa como 'Precisamos educar e assistir a equipe deles'", disse Paige. Em vez disso, a dra. Dean agarrou a bolsa e disse: "Vamos voltar lá."

A clínica de Thomashefsky ficava em um prédio bege, baixo, logo atrás do Hospital Cottage. Foram recebidas pelo olhar gélido da jovem que ocupava a mesa da recepção, lotada de pacientes. O médico simulou animação e disse que sim, é claro que a agente de saúde titular do condado de Santa Barbara era bem-vinda para dar uma olhada. Mas Paige sentiu uma tensão no ar que não estivera presente em sua primeira visita. Talvez porque a agente de saúde titular parecesse mais com um policial sem mandado.

Charity sempre tinha achado esquisito que algumas coisas fossem regulamentadas e outras não: "É possível sugar a gordura da barriga de alguém, chacoalhar e reinjetá-la no joelho sem que ninguém diga nada." O Conselho de Medicina da Califórnia tinha o poder de cassar licenças, é claro, mas nem o conselho nem ninguém estava dando a mínima para aquele médico. O consultório ficava em um prédio comercial que anteriormente tinha sido residencial e até a sala de procedimentos cirúrgicos dava a sensação de ter sido habitada. Charity andou pelas instalações, observando tudo. O cartão comercial descrevia Thomashefsky como "especialista em medicina ortopédica". Era assim que se intitulavam os médicos que, na verdade, não tinham formação como ortopedistas. Quando conferiu o conteúdo dos armários e das gavetas, ela encontrou agulhas grossas de dez centímetros usadas por Thomashefsky para injetar o plasma nas juntas dos pacientes. Viu que ele não estava se fiando inteiramente nos analgésicos, mas que sedava os pacientes com anestesia completa sem monitoramento dos sinais vitais. Sobre a pia no cômodo onde ele executava os procedimentos encontravam-se a escova de dentes e o creme dental do médico. O refrigerador no qual se armazenava o sangue dos pacientes também continha o almoço de Thomashefsky.

Charity perguntou à recepcionista se havia outros funcionários e a moça disse que não, era apenas ela e o médico, e que ela fazia outras coisas além de ficar sentada na recepção. Charity perguntou a ela que tipo de coisas seriam. A jovem explicou, por exemplo, como costumava utilizar a centrífuga para girar o sangue dos pacientes. "Me mostre", pediu Charity e a jovem atravessou a sala, retirou um recipiente de sangue do refrigerador e usou a centrífuga. Charity notou que Thomashefsky poderia tratar dois pacientes ao mesmo tempo, o que significava que a recepcionista às vezes precisava retirar dois recipientes da geladeira ao mesmo tempo.

Como você sabe qual frasco corresponde ao paciente?, perguntou ela.

Ah, eu ponho cada um de um lado diferente da pia, disse a jovem.

Os recipientes de sangue retirados do refrigerador não estavam datados. Enquanto a recepcionista os manipulava, Charity percebeu que ela não usava luvas. Quando perguntou qual era a formação da jovem, ela admitiu não ter licença médica. Era esteticista.

Charity perguntou ao dr. Thomashefsky se poderia observá-lo enquanto atendia um paciente. Ele se comportaria da melhor forma possível, ela sabia, mas também achava que médicos, especialmente os mais velhos, tinham dificuldade de esconder quem eram. "Os médicos adquirem hábitos de trabalho. O modo como se viram, como espalham as coisas na mesa." Thomashefsky não lavava as mãos nem usava luvas. Enquanto trabalhava, também não adotava regras claras sobre onde colocar as coisas: frascos e seringas usadas iam parar na mesma mesa que as limpas. "Em uma cirurgia, é sempre preciso ter uma área limpa e uma suja", disse ela. "Thomashefsky misturava tudo." Quando ela o questionou sobre isso, ele disse, ainda animado, que vinha trabalhando dessa forma havia três décadas.

Prevenir infecção é uma questão de criar barreiras: entre pacientes, entre agulhas sujas e limpas, entre áreas de trabalho e de socialização. Era por isso que as regras existiam, mas aquele homem não seguia nenhuma delas. "Existe uma cultura de prevenção à infecção que ele ignorava por completo", disse Charity. A fonte mais provável de infecção, pensou ela, seria um frasco contaminado, mas o problema podia estar em qualquer parte. Charity sabia como operar uma centrífuga e sabia que era complicado. Se a esteticista não equilibrasse os líquidos de determinado jeito, a centrífuga poderia ser contaminada. "Pensei, meu Deus, aquele homem podia estar há trinta anos infectando pessoas", disse Charity. "E se essas são coisas que fazem sabendo da minha vinda, quais seriam as que fazem quando não estou vendo? Naquele momento, a hepatite C era a menor das minhas preocupações. Eu estava preocupada com o HIV."

Paige Batson, enfermeira de saúde pública, observava tudo com interesse pois nunca havia visto nada parecido. Observou a dra. Dean dizer para aquele médico importante, bem em seu consultório, que estava emitindo uma ordem sanitária para fechar suas portas. O que chamou sua atenção foi a ausência total de um tom apologético ou de hesitação na voz da dra. Dean. "Sabe o jeito como algumas pessoas meio que desviam o olhar quando há conflito?", disse Paige. "Ela não age assim. Ela diz olho no olho, de forma muito direta. 'A partir de hoje, portas fechadas. Aqui está o que precisamos fazer.'" As duas voltaram de carro para o escritório onde a dra. Dean ligou para o chefe do conselho do condado de

Santa Barbara para informar o que havia acabado de fazer — e avisar que ele deveria esperar uma avalanche de merda por parte dos pacientes importantes do médico. Em seguida, pediu que Paige pegasse a lista que haviam retirado do consultório, com milhares de pessoas que ele tratara nos últimos dezoito meses, e enviasse uma carta para cada um dos pacientes, a fim de que soubessem que poderiam estar infectados com hepatite C e que o condado pagaria pelos exames que fariam.

A essa altura, Charity precisava informar o que havia feito para o Departamento de Saúde Pública da Califórnia e para o CDC em Atlanta. Nesse momento, ela percebeu como havia ido longe naquela história. "O CDC ficou horrorizado por eu não ter pedido a opinião deles. Disseram que nunca antes na história do condado um agente de saúde local havia emitido uma ordem para fechar o consultório de um médico com base em uma suspeita." Tentaram argumentar que, no papel de uma simples agente de saúde local, faltava a ela a autoridade para fechar um consultório. Charity a princípio não entendeu que o CDC podia não saber como era ampla sua autoridade, mas ela também tinha acabado de descobrir que, em todo o restante dos Estados Unidos, o poder estava nas mãos dos agentes de saúde estaduais e não dos locais. A Califórnia era incomum por ter conferido aos agentes dos condados os mesmos poderes que, por exemplo, o Texas e o Mississippi reservavam a seus agentes estaduais. No entanto, mesmo depois que o pessoal do CDC admitiu a autoridade dela, recusaram-se a referendar o modo como ela a empregara. "Eles me disseram que se eu estivesse errada, seria demitida", disse ela.

Na verdade, a ameaça não era tão original assim. Como disse Kat DeBurgh, responsável pela Associação dos Agentes de Saúde da Califórnia: "Para cumprir o papel de agente de saúde pública local, você basicamente precisa estar sempre disposto a perder o emprego." Para ser um agente de saúde pública — para realmente desempenhar esse papel — é preciso estar preparado para só aparecer na primeira página do jornal por conta de algum erro. Possivelmente, o único momento em que alguém perceberia quem você era seria no momento que sua cabeça rolava.

Além dos pobres sem cobertura de plano de saúde que ela tratava nas clínicas e abrigos de sem-teto, poucas pessoas no condado tinham alguma ideia do que Charity fazia — até que ela fazia algo que os deixava furiosos. "Pessoas brancas e ricas olhavam para mim como se eu fosse uma relíquia do passado quando eu explicava meu papel", disse ela. "Como se tivessem esbarrado em um candelabro saído do *Titanic* e pensassem: 'Que lindo, mas será que isso tem utilidade nos dias de hoje?'" As moléstias prevenidas e as vidas protegidas passavam despercebidas por quem estava na camada mais alta da sociedade. Era por isso que seu papel recebia cada vez menos investimentos cada ano que passava. A máquina de fax era a novíssima tecnologia do escritório, que ainda mantinha seus registros arquivados em envelopes pardos. "Se eu queria enviar uma carta, precisava preencher um formulário e o formulário precisava ser aprovado... tudo para poder usar um selo pago com dinheiro público", disse Charity. "Eu era a agente de saúde do condado e não tinha permissão de usar um selo. Mas tudo bem! Aprendi a viver dentro do sistema."

Aquele sistema era a linha de frente do combate contra as doenças não apenas dentro do condado, mas no país inteiro. Estimava-se que 70% dos casos de doenças transmissíveis de Santa Barbara vinham de uma de suas cinco clínicas de saúde pública, supervisionadas pelo agente de saúde. A matemática era a mesma em toda parte. Mas como as pessoas com plano de saúde achavam que aquilo não tinha nada a ver com elas — que era só o *governo* —, a sociedade drenara os recursos do sistema. "As pessoas não entendem a importância disso até que algo de ruim aconteça", comentou Charity. "Isso protege a sociedade inteira, toda a economia." Mas a economia só entendia seu papel dentro dos próprios termos financeiros, bastante estreitos. "Aprendi que o jeito de pleitear com as autoridades eleitas a verba para controle de doenças não era dizer 'Cuidar das pessoas vulneráveis de nossa comunidade é a coisa certa a fazer'", disse ela. "Era melhor falar do retorno financeiro sobre o investimento para evitar que a doença se espalhasse para o restante da comunidade." No entanto, mesmo assim — mesmo depois de mostrar esse retorno — o investimento costumava não vir. Charity levou *anos* para obter a verba necessária para comprar uma máquina de testagem rápida para tuberculose, prevenindo novos casos. "O custo de um único caso de tuberculose fica entre 30 e 100 mil dólares", disse ela. "Um valor maior, se for um caso resistente a medicamentos. Por que estamos pechinchando por um aparelho que custa 72 mil dólares?"

Charity havia se acostumado à falta de suporte material. Mas, durante sua investigação da clínica de Thomashefsky, ela ficou perplexa diante da total ausência de apoio moral e prático das autoridades federais e estaduais. "Eu ficava esperando que as autoridades federais, o CDC, talvez a Food and Drug Administration (FDA), a agência reguladora dos Estados Unidos, dissessem: 'Dra. Dean, vamos resolver a questão.' E ninguém jamais disse isso." Por outro lado, ela precisava admitir que não se tratava de um surto de varíola. A clínica de Thomashefsky não ia mutilar a sociedade. A situação era inteiramente ignorável: um médico de ricos e famosos e um único caso de hepatite C. Se ela estivesse errada, teriam de demiti-la. Inferno, se ela estivesse errada, *ela* se demitiria. "Fiquei pensando assim: 'Merda, eu não preciso fazer isso. Dessa vez fui longe demais.'"

Para Charity, o que parecia estranho era o modo como o dr. Thomashefsky tinha sido gentil desde o momento em que ela aparecera. Era como se ele estivesse esperando por ela. Charity voltou mais duas vezes à clínica, já de portas fechadas, para dar uma olhada e verificar se havia deixado alguma coisa passar. "Fiquei morrendo de medo de não encontrar as evidências de que eu precisava", disse ela, "e se não as encontrasse, haveria mais vinte casos de alguma doença circulando na sociedade". Nas visitas subsequentes à clínica, ela descobriu que Thomashefsky andava receitando Versed — uma das medicações que mataram Michael Jackson — e vinha fazendo visitas domiciliares para injetá-la em mulheres ricas da cidade. Descobriu uma quantidade bem maior de frascos multidose do medicamento da que o médico alegava ter usado. Concluiu que quando Thomashefsky usava um frasco multidose de analgésico em diferentes pacientes, ele trocava a agulha, mas não a seringa — e para prevenir a disseminação de doenças, era preciso trocar os dois. Descobriu também que ele tinha uma segunda clínica, no Oregon, onde executava procedimentos idênticos. Atrás de uma porta, que ela a princípio presumiu se tratar de um armário, Charity encontrou um quarto que com toda a clareza servia tanto para a recuperação de pacientes quanto para o repouso do médico. E descobriu que a jovem recepcionista/esteticista era, na verdade, filha dele.

Passaram alguns meses até que os resultados dos testes chegassem. Quando finalmente vieram, constatou-se que outros quatro pacientes de Thomashefsky tinham sido infectados com hepatite C. Todos foram tratados pelo médico em um mesmo dia, 4 de setembro de 2014. Nenhum deles se conhecia, mas o vírus de todos compartilhava o mesmo genoma, o que demonstrava que a infecção tinha a mesma origem. Descobriu-se que a culpada era uma única seringa que o médico utilizara nos quatro. Charity esperava que o conselho de medicina estadual fosse mais a fundo, mas isso não aconteceu. "Telefonei para eles e disse: 'Achávamos que vocês iam começar uma investigação.' Eles responderam: 'Vamos. Mas a investigação consiste em você nos dizer o que descobriu.'" O relatório subsequente do Conselho de Medicina da Califórnia explicou que o dr. Thomashefsky violara inúmeras regras de operação.

O estado da Califórnia cassou a licença dele, e acabaram pedindo a Thomashefsky que fechasse o consultório no Oregon. E, assim, encerrava-se sua carreira na medicina.

A essa altura, Charity Dean sabia que estava mais ou menos sozinha em sua missão de deter a disseminação das doenças. Mas tinha amigos e aliados. Os enfermeiros de saúde pública, por exemplo, que figuravam entre os seres humanos mais impressionantes que ela conhecera. Também tinha passado a gostar muito do conselheiro-chefe de Santa Barbara, que não parava de dar corda para ela se enforcar ao confirmar que, sim, a lei autorizava que ela fizesse o que achasse necessário para proteger o público. Sentia uma profunda ligação com os outros 57 agentes de saúde dos outros condados da Califórnia — embora fossem, era obrigada a admitir, um grupo heterogêneo. Muitos eram médicos antiquados, que encaravam o trabalho como uma sinecura. Outros trabalhavam em meio período e não pareciam nem um pouco interessados. "Não existe um caminho profissional bem definido para se tornar agente de saúde pública, e isso é um problema", disse ela. "Existe o anestesista aposentado que passa a maior parte do tempo ocupado com a criação profissional de cães." Mas alguns de seus colegas, como a própria Charity, estavam comprometidos com o trabalho a ponto de encará-lo mais como uma missão. E esses eram os que ela mais gostava. No entanto, suas necessidades e suas questões eram diversificadas demais para que funcionassem como uma unidade poderosa. E, sendo assim, essas pessoas não tinham condições de proteger tal unidade durante uma crise.

Por dentro, o aparato da saúde pública dos Estados Unidos parecia muito diferente daquilo que Charity imaginara por fora. O CDC, a principal autoridade, não tinha muito uso prático para Charity. O distanciamento que assumiram quando ela fechou a clínica de Thomashefsky era compatível com seu comportamento de um modo geral. Em várias ocasiões ela observara uma tendência à omissão quando surgiam conflitos.

No fim de 2013, por exemplo, quando foi promovida ao cargo de agente de saúde titular, Charity recebeu um telefonema do hospital local dizendo que um atleta da Universidade da Califórnia-Santa Barbara (UCSB), de 19 anos, tinha acabado de ser trazido por amigos com sintomas de meningite B. O paciente estava na unidade de terapia intensiva, em estado de choque. A doença era rara, mas ainda aterrorizava os profissionais de saúde das escolas de ensino superior porque acometia jovens saudáveis e era capaz de matá-los em questão de horas. "É uma das doenças mais temidas pelos profissionais do serviço médico universitário", disse Mary Ferris, diretora médica da UCSB. "Naquele momento soubemos que havia vidas em risco." Ninguém conhecia exatamente todas as formas de disseminação da doença, embora se soubesse que havia infecção pela saliva. Não havia um consenso sobre as ações que deveriam ser tomadas dentro de um *campus* universitário no caso de um surto. "Falamos com o CDC e perguntamos o que fazer", disse a dra. Ferris. "Mas o CDC, a princípio, não ficou muito impressionado. Confiávamos nele para nos dar conselhos sobre o que deveria ser feito, e o conselho que recebemos foi não fazer nada."

O primeiro problema era que não havia um diagnóstico claro. O médico encarregado desse primeiro caso foi ninguém menos do que o dr. Stephen Hosea, que ensinara a Charity muito do que ela sabia sobre diagnóstico. As pernas do jovem estavam arroxeadas, disse o dr. Hosea, mas os exames laboratoriais do sangue e do fluido espinhal tinham dado resultado negativo para meningite B, eliminando essencialmente a possibilidade que ele estivesse com essa perigosa doença transmissível. O diagnóstico de uma doença infecciosa é como seguir uma trilha e ir encontrando pistas pelo caminho. A coloração de Gram — o exame que tinha dado negativo para meningite — era a primeira pista: ele dividia as bactérias analisadas em duas grandes categorias. "É um exame muito confiável", disse Charity. "É bem difícil que o resultado esteja errado."

Mas, ao mesmo tempo, o dr. Hosea disse que estava ali, olhando para as pernas do jovem, cobertas de manchas-roxas. Para impedir que a infecção avançasse, seria preciso amputar as duas pernas.

— O que você acha? — perguntara Charity a ele.

— O que *você* acha? — retrucou ele.

Charity ficou desconcertada. Não conseguia dizer se ele a estava testando, como havia feito quando ela era sua aluna, ou se a estava tratando como um colega.

— Acho que a coloração de Gram estava errada — disse ela.

Então, o dr. Hosea já havia perguntado ao laboratório com quanta frequência a coloração de Gram apresentava erro e ouviu que nunca tinha acontecido. Mas a coloração de Gram era, para ele, principalmente de interesse acadêmico. Ele já estava tratando o rapaz para a meningite B.

— Sei o que significa para mim ignorar o laudo do laboratório e presumir que é meningite B — dissera ele. — E é bem diferente do que significa para você.

Em outras palavras, um erro de diagnóstico não representava nenhum risco profissional para ele. Para ela, o risco era colossal.

— O que você acha? — perguntara ela outra vez.

— Também acho que a coloração de Gram está errada — respondera ele.

A coloração de Gram, de fato, estava errada — mas levaria um dia e meio para descobrirem de fato. Não tinham tempo para esperar o resultado de um novo teste. Se o garoto estivesse doente, outras pessoas com certeza também estariam. Se seis garotos ficassem doentes em um dia, doze poderiam estar infectados na semana seguinte. Se doze ficassem doentes na semana seguinte, 24 estariam na outra semana. E se... Bem, não demoraria muito para que Charity tivesse uma epidemia nas mãos. "Eu sabia que precisava estar no comando da situação", disse Charity. "Porque 90% da batalha acontece nos primeiros dias. Mas o início é sempre calmo, você é a pessoa que está tomando decisões com calma e é você quem está maluca."

As ligações subsequentes para o CDC foram de enlouquecer, mas, como ela logo descobriu, eram sempre iguais. Ela enviava um e-mail para marcar a ligação, e haveria vinte integrantes do CDC na cópia. Os endereços de e-mail tinham as iniciais das pessoas e por isso ela nunca ficava sabendo a maioria dos nomes. Durante a chamada, ela se pegava conversando com o especialista residente do CDC sobre surtos de meningite — enquanto uma dúzia ou mais acompanhava na linha. "É tudo muito sinistro", disse ela. "Parece um filme. Você acha que está conversando diretamente com outra pessoa, mas há uma parede com um espelho falso e outras vinte pessoas estão ali à espreita. Era como se ele estivesse representando um papel em nome das vinte pessoas atrás do vidro." Depois de cada ligação, ela entrava na internet e examinava o organograma do CDC, para tentar entender quem eram aquelas pessoas e a qual divisão pertenciam, mas não conseguia descobrir nada. Eram uma multidão invisível no interior de uma torre de marfim. Os telefonemas, em vez de informá-la, a deixavam irritada. "Era uma masturbação mental", disse Charity. "E a masturbação mental, na verdade, é um conceito importante. É quando a gente fala em círculos por uma hora sem chegar a uma decisão. Só que, no final daquelas sessões, era eu quem precisava tomar uma decisão."

A primeira decisão foi vasculhar a população universitária em busca de casos que não tivessem sido detectados. Charity instruiu a comunidade médica de Santa Barbara a testar qualquer jovem que aparecesse com febre branda. "Não é preciso se preocupar com quem está com sintomas leves", disse ela. "Mas com as pessoas que essas pessoas infectam, e com o crescimento exponencial." Enquanto o CDC hesitava, outros três estudantes da UCSB testaram positivo para a doença. Cada caso se apresentava de modo diferente. Um dos estudantes, apenas com erupção cutânea, tinha sido diagnosticado inicialmente como um caso de catapora. Os outros dois tinham febre branda e foram diagnosticados erroneamente como se não tivessem nada de especial. "Nenhum deles morava junto", recordou-se a dra. Ferris, diretora médica da UCSB. "Era realmente meio difícil de entender o surgimento de casos aleatórios." Dentro de alguns dias a universidade estabeleceu linhas diretas para atender a chamadas de pais em pânico e queixas dos cidadãos de Santa Barbara que achavam que os vinte mil alunos da universidade deveriam ficar confinados em seus alojamentos.

Charity passou noites fitando os quadros-brancos de seu escritório, nos quais mapeara os relacionamentos sociais dos estudantes da UCSB infectados. No alto, havia escrito "Polinização cruzada", um termo que havia aprendido com o dr. Hosea. "É quando você não quer dizer 'fulano fez sexo com beltrano' ou se referir ao tipo de sexo que fizeram", disse ela. "Mas, basicamente, eu estava tentando entender quem compartilhara saliva com quem e onde haviam compartilhado." Todos os sinais apontavam para a rede de fraternidades no *campus*. Charity decidiu fechar todas elas e administrar medicação profilática a 1.200 alunos. "Com a meningite B, há uma janela muito pequena para a profilaxia", explicou ela, "e a nossa limitava-se a um fim de semana. Tinha de ser feito depressa e de uma vez só, senão o patógeno continuaria a circular".

Charity telefonou para o maioral do CDC e sua multidão silenciosa. O sujeito discordava categoricamente que ela devesse fazer qualquer coisa. "O que ele disse realmente", lembrou Charity, "foi: 'Essa decisão não é baseada em dados.' Eu disse: 'Ah, é verdade... É porque *não existem* dados.'" Ela então delineou um plano que havia criado: diminuir a população nos dormitórios transferindo alguns dos estudantes para quartos de hotel. Suspender as atividades das equipes esportivas universitárias e administrar uma vacina que fora aprovada na Europa, mas para a qual a FDA ainda não emitira um parecer. "O cara do CDC disse: 'Não vamos fazer nada disso e se você fizer isso vamos deixar registrado que foi uma decisão sua e nós discordamos dela'", recordou-se Charity.

A essa chamada seguiram-se outras com o CDC, cada uma demonstrando mais desdém a ela do que a anterior. Depois desses telefonemas, Paige Batson virou para a chefe e disse: "Dra. Dean, nunca ouvi um representante do CDC falar desse jeito com ninguém!" Mas no fim das contas o *campus* decidiu ignorar o CDC e fez tudo que Charity recomendara. "Foi uma ordem um tanto austera", disse a dra. Ferris, "e nunca tinha sido dada antes. Mas depois que a dra. Dean acabou com as festas e administrou a profilaxia, não tivemos mais casos". Do início ao fim, o que a dra. Ferris e todo mundo percebeu foi que, nas palavras da própria, "o CDC não estava feliz com ela. Eles não paravam de dizer: 'Não há evidências que sustentem essas medidas.' Mas eles não tinham evidências porque surge apenas um caso a cada quatro anos".

A origem da atitude do CDC era simples: medo. Eles não queriam tomar qualquer providência pela qual pudessem ser responsabilizados mais tarde. "A mensagem enviada era: somos melhores e mais inteligentes do que você, mas vamos deixar que você exponha seu pescoço e assuma o risco", disse Charity. "Eles queriam discutir comigo sobre o comportamento dos jovens nas fraternidades e irmandades, sendo que eu tinha sido presidente da Kappa Delta!" No meio da crise, Charity descobriu o que seria preciso para satisfazer a maior autoridade do país em doenças infecciosas. "Foi quando disseram: 'Se alguma dessas coisas funcionar, você não vai saber o que foi.' 'Você precisa fazer uma coisa de cada vez e reunir evidências.' Ou seja, eles queriam aprender com o surto de meningite e eu queria acabar com ele. Meu objetivo era acabar com aquilo, enquanto eles queriam observar como se fosse um experimento científico sobre a propagação dessa doença em um *campus* universitário. E eu fiquei assim: 'Você só pode estar de brincadeira comigo. Um rapaz acabou de perder o pé!'"

Charity nunca saberia quais das medidas que tomou foi a responsável por controlar a doença. Ela sabia apenas que todas juntas funcionaram. Para ela, o que realmente importava era a contenção. O trabalho do agente de saúde pública — ou pelo menos o trabalho *dela* como agente de saúde pública — era lidar com uma série de incêndios de grandes proporções. Não havia um procedimento padrão de operação para muitas das situações que ela enfrentava: em geral, elas eram suficientemente diferentes de qualquer coisa que tivesse acontecido antes. Se Charity esperasse até recolher evidências suficientes para publicá-las em um periódico científico, a batalha acabaria antes e ela sairia perdendo. Jovens perderiam seus membros ou morreriam. As decisões que ela era obrigada a tomar eram menos parecidas com as de um jogador que conta cartas em uma mesa de vinte e um, por exemplo, e mais com as do comandante de um pelotão de guerra. Ela nunca dispunha de todos os dados que queria ou precisava ao tomar decisões, nunca o suficiente para depois poder dizer "eu só fiz o que os números mandaram".

A dura verdade era que nunca havia tempo para esperar por mais dados. No momento em que uma doença infecciosa surge, as decisões imploram para serem tomadas. Quanto mais se espera, mais provável é que as mortes comecem enquanto aguardamos uma decisão — ou a coleta de dados necessários para se proteger, caso as decisões se provem equivocadas.

Dois anos depois do surto de meningite na UCSB, o CDC finalmente publicou um relatório sobre a forma de lidar com a eclosão da doença dentro de um *campus* universitário. Na lista de boas práticas encontrava-se a maioria das coisas feitas por Charity na UCSB. Depois disso, de tempos em tempos, ela passou a receber um telefonema do CDC, alguém perguntando se ela poderia telefonar para alguns profissionais de saúde de instituições de ensino superior por todos os Estados Unidos e descrever como havia lidado com aquele surto.

Àquela altura, no entanto, Charity já havia lavado as mãos em relação ao CDC. "Bani seus representantes das minhas investigações", disse ela. O CDC fazia muitas coisas. Publicava artigos eruditos sobre crises sanitárias depois que elas haviam ocorrido. Administrava, com muito cuidado, a forma com que o público o interpretava. Mas, quando o tiroteio começava, eles se enfiavam no primeiro buraco e deixavam os outros na linha de frente. "No fim, eu já estava pensando 'foda-se'", disse Charity. "Eu estava com ódio de vê-los agindo sempre como umas florezinhas delicadas. Estava com ódio porque o homem atrás do espelho falso era decepcionante."

Em teoria, o CDC estava no topo do sistema de controle de doenças infecciosas nos Estados Unidos. Na prática, esse sistema havia se configurado para impingir risco político a um personagem sem qualquer poder social. Ele exigia que um agente de saúde local assumisse riscos e responsabilidades que ninguém queria. Do ponto de vista político, Charity achava a estratégia do CDC astuciosa. As pessoas estavam bem menos propensas a responsabilizar uma agente de saúde por algo que ela não fizera do que por algo que ela fizera. Pecados cometidos na execução do ofício levavam a demissão. Pecados por omissão podiam ser contornados, mas deixavam mortos. O trabalho do agente de saúde era escolher sozinho a direção do seu erro: fazer demais ou fazer de menos? "Não me candidatei a esse cargo para ser corajosa assim", disse Charity. "Meu plano não era esse. Eu dizia o tempo todo para o CDC: 'Esse é o trabalho de vocês! Façam o trabalho de vocês!' Mas, depois do surto na UCSB, meu lema passou a ser: 'Pare de esperar que alguém venha te salvar. Porque ninguém vai.'"

*

Paige não poderia ter passado sete anos no papel de Watson para o Holmes interpretado por sua chefe sem ter ao menos uma vaga ideia de quanto da dra. Dean permanecia um mistério. Em seu primeiro ano no escritório de saúde pública, ainda em 2012, a dra. Dean se separou do marido — um cirurgião de Santa Barbara que queria que ela parasse de trabalhar e se tornasse mãe em tempo integral. A médica costumava se referir à sua vida pessoal como "caótica" e Paige sentiu que era apenas uma forma de compartimentar as coisas. Havia um vazio dentro dela, pensava Paige. No entanto, de algum modo, ela criava três meninos mesmo trabalhando 84 horas por semana. "Ela ficava de plantão 24 horas por dia, sete dias por semana", disse Paige. "Atendia a chamadas às duas da manhã avisando que um homem com tuberculose 4+ tinha acabado de sair da penitenciária municipal." (O número é uma medida do grau de infecciosidade.) No fim das contas, Paige decidiu que não era mesmo da conta dela se intrometer na vida da dra. Dean, já que a própria nunca permitia que sua vida interferisse no trabalho. "Nunca houve nenhuma falha", disse ela. "Seja lá onde ela deixava tudo aquilo antes de entrar no trabalho, ela deixava tudo *mesmo*."

A coisa mais importante sobre a chefe, pensava Paige, era que uma agente de saúde pública norte-americana, correndo certo risco, tinha se encarregado de proteger a saúde pública com a maior seriedade possível.

O deslizamento de terra de Montecito seria o caso final para provar esse ponto. Foi um daqueles eventos saídos do Livro de Jó, a especialidade do condado de Santa Barbara. Em 7 de dezembro de 2017, um incêndio começou no condado de Ventura. Era suficientemente grande para ganhar um nome próprio: o incêndio Thomas. O Thomas cresceu a ponto de se tornar o maior incêndio florestal jamais registrado na história da Califórnia. Durante o inverno, em um condado com uma população de menos de meio milhão de pessoas, mais de cem mil precisaram ser evacuadas. As cinzas que caíam no centro de Santa Barbara não eram uma poeira fina como de costume. Acumulava-se junto ao meio-fio. Era perigoso respirar e impossível discernir as cores dos automóveis. Quando a equipe de emergência do condado saiu à procura de precedentes — precisavam saber como lidar com aquele volume de cinzas —, o único que encontraram foi a erupção do monte Santa Helena, ainda em 1980.

Mas o incêndio Thomas era apenas o primeiro ato. Como o fogo consumiu a vegetação das montanhas Santa Ynez, acima da cidade de Montecito, não havia nada para segurar o solo e as rochas. A previsão do National Weather Service [Serviço Nacional de Previsão do Tempo] para o dia 8 de janeiro de 2018 era de fortes chuvas. Uma equipe do governo federal previu um possível deslizamento de terra. O condado determinou a evacuação obrigatória das colinas em torno da Rodovia 192, a estrada onde Oprah morava e onde Ellen De Generes estava comprando um imóvel. As casas eram imensas, muitas funcionavam como segundas residências de pessoas ricas e distantes.

Matt Pontes percebeu de cara como seria difícil persuadir as pessoas de que a montanha... bem, poderia desabar sobre elas. Pontes tinha sido bombeiro do Serviço Florestal norte-americano até estourar os joelhos várias vezes, quando então foi transferido para o atendimento a emergências. Quando 2018 chegou, ele era CEO assistente do condado de Santa Barbara e lidava com um problema que não se originara com o fogo. Os californianos tinham experiência com incêndios. Com frequência conseguiam acompanhar sua aproximação, e, quando isso acontecia, ninguém precisava berrar para convencer as pessoas a evacuar a área. A situação era completamente diferente. Ninguém nunca tinha visto um deslizamento e, na verdade, era até difícil de imaginá-lo. "É um céu azul sem nuvens", disse Pontes. "Uma coisa que nunca tinha acontecido, ao menos que se tenha lembrança. Dizíamos: 'Ei, uma coisa vai acontecer, mas não é um incêndio. Precisamos tirar você daqui.' E as pessoas se recusavam a sair."

A tempestade do dia 8 de janeiro foi ainda pior do que o previsto. Caiu mais de um centímetro de chuva em cinco minutos e mais de três centímetros no período de uma hora. Por volta das três da manhã de 9 de janeiro, a montanha que se ergue sobre Montecito de fato derreteu e deslizou sobre a cidade. A água e a lama desceram com tanta velocidade que rochedos do tamanho de automóveis se soltaram com a torrente. Os carros estacionados nas colinas foram atingidos e arrastados por quilômetros até o oceano. Na semana seguinte, as equipes de emergência retiraram 23 corpos da lama. Dois nunca foram encontrados. Algumas mortes nunca foram verdadeiramente computadas, inclusive idosos cujos corpos foram encontrados semanas depois, ainda em suas poltronas, com tanques de oxigênio vazios ao lado.

A previsão do deslizamento demonstrou ser acuradíssima: a montanha se movimentou exatamente da forma prevista pelos especialistas. "Nem se eles tivessem trapaceado teria sido tão precisa", disse Charity. Sua primeira tarefa, ela percebeu, era descobrir o que estava misturado na lama. Nas férias de Natal, antes da chegada das grandes chuvas, ela havia declarado estado de emergência de saúde pública. A ideia era permitir que as equipes pudessem entrar nas propriedades dos ricos que não estavam na cidade e limpar os destroços do incêndio. "Era uma montoeira perigosa de gosma tóxica. Todos os produtos químicos da garagem das pessoas tinham queimado. Agora, as pessoas estavam prestes a ligar suas mangueiras e começar a espalhar esses dejetos pelos cursos de água." As equipes de limpeza mal haviam começado o trabalho quando voltou a chover, e agora aquela bagunça se espalhara por toda parte. "Eu precisava saber quais os patógenos presentes ali, para saber que vacinas aplicar nos socorristas e nos trabalhadores." Como ninguém sabia, Charity tentou se informar. "Não havia nada publicado sobre chafurdar na lama dentro de um cenário urbano", afirmou ela. "É um evento muito raro." Os governos federal e estadual tinham passado a ajudar no socorro e a diretora do Departamento de Saúde Pública da Califórnia, a dra. Karen Smith, sugeriu que Charity descobrisse por conta própria o que havia naquela lama. "Então eu disse: 'Tudo bem, vou fazer uma lista. Vou adivinhar o que tem ali.'" Começou com as bactérias prováveis (*E. coli, Clostridium tetani,* a causa do tétano) antes de passar para vírus como a hepatite B e, finalmente, outros organismos unicelulares. "O que realmente me apavorava era o *Vibrio cholerae*", disse ela. "Era um cenário perfeito para a cólera."

Charity monitorava manchas na pele. Quando os socorristas terminavam seus turnos, ela erguia as pernas de suas calças e inspecionava. "É a única forma de saber que tipo de doença eles podem estar trazendo", disse ela. "Nós não tínhamos um sistema de vigilância. Era o sistema de vigilância. *Eu* era quem estava ali para checar qual doença emergia do lodo." Charity foi à televisão local para pedir que qualquer pessoa com manchas na pele procurasse os agentes de saúde. As primeiras ocorrências foram interpretadas erroneamente como queimaduras químicas, mas logo Charity entendeu: o óleo do carvalho venenoso tinha se misturado a componentes líquidos e à lama. Acabaram criando um nome para aquele problema: mancha de Montecito.

A essa altura quase todo mundo de Montecito já havia deixado o local. Entretanto, por alguma razão que Charity não conseguia entender direito, ainda havia gente vagando nas imediações da Casa Dorinda, uma residência para idosos ricos. Sabia-se que Julia Child passara ali seus últimos dias. Era o tipo de lugar para onde os bilionários enviavam as mães. Uma segunda grande tempestade estava prestes a cair. Os mesmos autores daquela previsão fantasticamente precisa sobre o fluxo da lama no primeiro deslizamento acreditavam que o próximo passaria por cima daquele lugar. E ninguém estava fazendo nada a respeito.

Em um fim de tarde, uma semana depois do primeiro deslizamento, Charity dirigiu até chegar o mais perto possível da Casa

Dorinda. Tinha levado consigo outro médico ("para confirmar meu julgamento") e o conselheiro do condado ("porque não queria contar com apenas duas versões da conversa"). O que ela realmente precisava era de um mapa e uma bússola. Seu senso de direção era péssimo e ela era obrigada a adivinhar as direções a tomar. As placas das ruas tinham desaparecido, bem como as próprias ruas. Ela dirigiu quanto pôde e então estacionou e foi andando o restante do trajeto em meio à lama. O que se via era chocante. Os vídeos que ela e todo mundo viram, feitos de helicópteros, não faziam jus à destruição. "Parecia uma zona de guerra." Um tsunami de lama, com 4,5 metros em alguns pontos, tinha destruído casas enormes. Algumas estavam penduradas em árvores. Fossas sépticas gigantescas estavam jogadas no chão como frutas podres. As portas das casas onde haviam encontrado mortos estavam marcadas com um X vermelho.

A lama era a coisa mais inacreditável: o cálculo era de 4,5 milhões de carrinhos de mão com detritos tóxicos. Tudo isso não ia simplesmente ser devolvido para a montanha. Charity percebeu que precisaria ajudar a sociedade a descobrir qual seria o lugar mais seguro para depositar tudo aquilo e que ninguém gostaria da resposta. "O agente de saúde pública é como uma lixeira", disse ela. "Qualquer problema que não caiba na caixa ou no escaninho de outra pessoa acaba indo parar na nossa mão."

A Casa Dorinda estava ali, no meio da devastação. Do lado de fora dos portões, os socorristas extraíam um corpo do lamaçal. Do lado de dentro, Charity avistou algo difícil de acreditar. As pessoas, muitas delas velhíssimas, continuavam a vida como se nada tivesse acontecido. O jardim permanecia imaculado. A lama do primeiro deslizamento não havia tocado o lar para idosos ricos. Era como se o dinheiro daquelas pessoas tivesse agido como uma bolha mágica. "E naquele momento eu pensei: 'Merda, eu estava errada. Este lugar parece perfeitamente preservado. Tive uma reação exagerada.'"

Mas, quando o sol se pôs, a Casa Dorinda permaneceu às escuras. Não havia eletricidade. "Quando cheguei perto da porta, vi que estavam usando lâmpadas de acampamento", recordou-se Charity. "A casa tinha um único gerador e eles estavam usando a piscina para armazenar a água potável." Quando encontrou o diretor médico e perguntou o que ele achava que estava fazendo, o homem respondeu que alguns dos residentes eram frágeis demais para serem removidos. A matemática não era complicada para Charity. A nova previsão calculava uma chance de 20% de que um novo deslizamento de terra arrasasse o local e as quase cem pessoas que estavam lá. O diretor médico estimava que havia 100% de chances de que cinco residentes morressem se fossem obrigados a fazer a evacuação. Era como o famoso problema apresentado aos calouros nas aulas de ética em todo o país. Você, calouro, está conduzindo um trem. Nos trilhos adiante, você vê cinco pessoas. Se não fizer nada o trem vai atropelar e matar todas. Mas há uma alternativa: acionar o interruptor e desviar o trem para outro ramal onde, infelizmente, se encontra um homem chamado Carl. Não faça nada e você mata cinco pessoas; acione o interruptor e você mata Carl. A maioria dos calouros escolhe matar Carl e então, *bang*, o professor os atinge com a continuação da história. Carl tem cinco órgãos saudáveis que podem ser doados e empregados para salvar a vida de cinco pessoas necessitadas. Tudo o que você precisa fazer é dar um tiro na nuca dele. Você também faria isso? Se não faria, explique a contradição...

Pode levar uma semana para que uma turma de ética destrinche o problema. No interior da Casa Dorinda, Charity tinha meia hora. "Eu sabia o que precisava ser feito", disse ela. "Mas eu não queria fazer. Perguntava a mim mesma se haveria outro jeito de sair daquela situação." Mas ouviu de si mesma a resposta: não. Olhando à sua volta, avistou aspersores de combate a incêndio que não funcionavam; era motivo suficiente para fechar o lugar, disse ela ao médico. "Eu disse a eles: 'Podemos fazer do jeito fácil ou do jeito difícil'", disse Charity. "Todo mundo ficou muito chateado, mas resolveram fazer voluntariamente. Como previam, houve sete mortes. O diretor médico me enviou um e-mail contundente dizendo: 'Essas mortes são responsabilidade sua.' Tinha razão." O segundo deslizamento nunca aconteceu.

Muita gente observava Charity naquele momento. Uma dessas pessoas era o cara que cuidava da equipe de resposta a desastres. "Pense: 'De onde saiu essa mulher?'", disse Matt Pontes. "Ela era diferente." Especialmente diferente de qualquer um que ele havia conhecido trabalhando para o governo. "Os instintos dela são apuradíssimos. Ela processa informação muito rápido e sai cuspindo decisões, isso deixa as pessoas nervosas. E deixa o pessoal do governo *realmente* nervoso. Não tem muita gente como ela trabalhando em órgãos públicos. Chegava a parecer que ela estava ali por acidente." Pontes achava que Charity tinha tomado a decisão certa na evacuação da Casa Dorinda, mas era uma decisão que ela poderia ter evitado se quisesse. "Existem duas formas de ser um agente de saúde", explicou ele. "Uma delas é fingir que nada está acontecendo. Ela não fez isso."

Havia outra pessoa que se tornara uma observadora de Charity Dean: a dra. Karen Smith. Depois do deslizamento, ela telefonou para Charity e perguntou se ela toparia se mudar para Sacramento e ser sua representante no departamento de saúde pública do estado. "Era preciso que houvesse mais alguém que pudesse se apresentar como agente de saúde do estado, caso eu fosse atropelada por um ônibus", disse a dra. Smith mais tarde, "e, sem dúvida, Charity era essa pessoa". Charity, aos 40 anos, era uma geração mais jovem do que Smith, e era nova para o trabalho. Ela receberia menos 50 mil dólares do que estava ganhando, isso sem falar nos 72 mil dólares de abatimento do empréstimo estudantil que ela corria o risco de perder. A oferta a surpreendeu.

— Por que eu? — perguntou ela para a dra. Smith.

— Porque você toma decisões — respondeu a médica.

Os motivos mais profundos para esse convite permaneceram sem explicação. Por que tomava decisões? Por que cultivara de forma consciente a capacidade de fazê-lo? Charity tinha parado de contar para as pessoas por que ela fazia o que fazia para ganhar a vida — pelo menos não contava toda a história. Mas ela sentia que algo estava prestes a acontecer. Quando criança ela ficara obcecada com o assunto e aprendera a não falar sobre isso porque os outros achavam que ela era doida. Mas, enquanto dirigia rumo a Sacramento, um assunto ocupava sua mente. E não muito depois de sua chegada, perto do fim de 2018, foi entrevistada por um jornalista. "Ele perguntou o que mais me assustava e eu respondi que era a nossa capacidade de reagir a um novo patógeno, talvez algo que ainda não tivéssemos visto, ou um antigo, como o da gripe, que acaba de sofrer mutações. Já se passaram mais de cem anos desde a pandemia de H1N1 em 1918, então seria de se esperar que o mundo fosse atingido por outra pandemia parecida, seja de influenza, seja de outra coisa qualquer. E em saúde pública sabemos que precisamos estar preparados para isso."

Três
O PENSADOR DA PANDEMIA

O que acontecia era que os Estados Unidos tinham um plano para combater uma pandemia. O primeiro esboço havia sido escrito em outubro de 2005 por um homem chamado Rajeev Venkayya, no porão da casa de seus pais em Xenia, Ohio. Rajeev dera a si mesmo apenas um fim de semana para escrevê-lo, mas até esse prazo exíguo parecia longo demais. O presidente aguardava e não estava com paciência.

A história de como os Estados Unidos mais ou menos inventou o planejamento pandêmico começou quando George W. Bush, no verão de 2005, leu um livro. Escrito no ano anterior, era o volume que havia deixado Bob Glass boquiaberto: *A grande gripe: a história da gripe espanhola, a pandemia mais mortal de todos os tempos*, de John M. Barry. Bush foi o presidente moderno que talvez mais tenha se lembrado de que eventos terríveis e bizarros podem acontecer e acontecem. Ele ocupava o cargo quando aconteceu o ataque mais mortífero realizado em solo norte-americano e o desastre natural mais letal ocorrido em um século. O furacão Katrina ainda estava em seus pensamentos e na sua programação diária quando ele leu o relato de Barry sobre a gripe espanhola de 1918. Em dezoito meses, um vírus havia liquidado algo entre 40 e 60 milhões de indivíduos por todo o mundo, mas o foco de Barry era a carnificina ocorrida nos Estados Unidos. Pelo menos meio milhão de norte-americanos morreram, a maioria deles jovens. Em 2005, um abate semelhante em uma população bem maior mataria 1,5 milhão de norte-americanos. Se alguma coisa parecida com aquilo que Barry descrevia voltasse a acontecer, modificaria o modo de vida norte-americano de maneira inacreditável e o transformaria para sempre.

Depois de suas férias de verão, Bush voltou para a Casa Branca interessado em pandemias. Sua preocupação o levou a fazer uma reunião no dia 14 de outubro de 2005, no Salão Oval, para a qual Rajeev Venkayya foi convidado. Embora fosse o mais novo entre os presentes, sua formação em medicina o investira com uma autoridade nebulosa — o que era engraçado, pois ele nunca quis realmente ser médico, mas deixou que o pai o convencesse a cursar a graduação. "Mesmo enquanto cursava eu já sabia que não ficaria sentado em um consultório examinando pacientes", disse Rajeev. "Nem dentro de um laboratório. Eu sabia que queria fazer algo maior, só não sabia o quê." No fim das contas, Rajeev usou o diploma como um passaporte para cruzar a fronteira entre a medicina e a administração pública. Obtivera um *fellowship* da Casa Branca em 2002, aos 35 anos, depois foi trabalhar numa obscura unidade do Conselho de Segurança Interna, que lidava com ameaças biológicas. O órgão tinha um nome esquisito: Diretório de Biodefesa. No verão de 2005, Rajeev havia sido nomeado para a chefia da unidade.

O Conselho de Segurança Interna era formado, principalmente, por militares que passavam os dias imaginando e se preparando para serem atacados por estrangeiros hostis. O Diretório de Biodefesa se preocupava basicamente com antraz e ricina e com as fantasias de terroristas se injetando varíola e depois vagando pelos Estados Unidos para infectar as pessoas. Não havia interesse nem fundos do Congresso para lidar com a gripe. "Os figurões 'raiz' da biodefesa não gostavam de tocar no assunto porque não lhes interessava", disse Rajeev. "O H5N1 [uma cepa de gripe] apareceu em aves em Hong Kong, mas quem é que quer falar sobre galinhas?"

Mesmo naquela época, a distribuição de preocupações parecia um pouquinho esquisita para Rajeev. Em 2005, uma nova cepa de gripe encontrada em gansos e em outras aves migratórias havia sido transmitida para 120 humanos e matado a metade. Aves migratórias, ora essa, migravam. Naquele mesmo ano, um novo coronavírus havia sido transmitido para a nossa espécie, provavelmente a partir de um mamífero chamado de civeta-de-palmeiras-mascarado, infectando 8 mil pessoas e matando 800. Uma mutação aqui, outra ali, e qualquer um desses vírus poderia ter causado tremendos estragos na vida dos cidadãos norte-americanos. No entanto, nos círculos da política de segurança nacional, as ameaças naturais seguiam sendo problema dos outros. Então, Bush leu o livro de John M. Barry e perguntou à equipe: *Qual é a nossa estratégia?* "Não tínhamos uma", disse Rajeev.

O que eles tinham era um documento insatisfatório recentemente gerado pelo Departamento de Saúde e de Serviços Humanos, fazendo planos para acelerar a produção de vacinas e estocar medicamentos antivirais, no caso de uma pandemia. Aquele era o motivo da reunião no Salão Oval: Bush havia lido o documento e odiado. "O presidente disse: 'Isso é uma baboseira'", recordou-se Rajeev. "Isso aqui só tem a ver com saúde. Precisamos de um plano que envolva toda a sociedade. O que vamos fazer em relação às fronteiras internacionais? Em relação às viagens? Ao comércio?" E como poderiam impedir a morte de centenas de milhares de norte-americanos enquanto esperavam por uma vacina desenvolvida às pressas? Se acontecesse algo parecido com a gripe de 1918, todas as funções básicas da sociedade sofreriam uma interrupção, e ninguém no governo federal parecia estar se preocupando com o assunto. "A questão era que o presidente estava uma fera", disse Rajeev. No fim da reunião, Fran Townsend, assessora de segurança interna, disse ao presidente Bush que apresentariam um novo plano em duas semanas.

Era uma novidade e um pouco estranho que a Casa Branca se encarregasse de criar uma estratégia diferente para o controle de doenças, especialmente quando havia uma agência federal em Atlanta para isso. "O CDC ficou frustrado", disse Rajeev. Além do mais, não estava nem um pouco claro o que poderia ser o novo plano. Diversos funcionários da Casa Branca, com diversas ideias em mente, se reuniram para conversar. "Desperdiçamos a primeira semana. Era um monte de gente inteligente querendo criar uma coisa com base em consenso, mas não é possível escrever uma estratégia por meio de um comitê", disse Rajeev. Ele então decidiu que reuniria as anotações feitas nos encontros na Casa Branca e as levaria para a casa dos pais, onde escreveria o plano sozinho. A casa ficava no sétimo *fairway* do Country Club da Região Norte. A não ser pela bola de golfe ocasional espatifando-se na janela da sala dos pais, ele teria paz e tranquilidade. "Escrevi tudo em seis horas em uma noite de sexta-feira", disse ele.

O governo federal era dono da merecida reputação de se movimentar com lentidão. Então Rajeev se assustou com a rapidez com que o governo federal podia agir quando o presidente estava uma fera. Ele voltou da casa dos pais em 25 de outubro de 2005. Cinco dias depois, todos os secretários de governo tinham rubricado o documento de doze páginas. Quatro dias depois, em 1º de novembro, Bush fez um discurso no Instituto Nacional da Saúde, anunciando a nova estratégia, dividida em três partes: primeira, detectar surtos em outros países para mantê-los fora; segunda, estocar vacinas e medicamentos antivirais; e terceira, "estar pronto para agir em escala municipal, estadual e federal caso uma pandemia alcance nossas fronteiras". Bush não entrou em detalhes porque Rajeev também não o fizera. As doze páginas que escrevera sozinho eram mais um plano para ter um plano do que um plano propriamente dito. "A plateia a quem esse documento se endereçava tinha uma pessoa só: o presidente", disse Rajeev. "Foi escrito para acalmá-lo."

Onze dias depois de Rajeev ter se instalado no porão da casa dos pais, Bush pediu ao Congresso norte-americano 7,1 bilhões de dólares para sua estratégia de enfrentamento a pandemias em três partes, e o Congresso concordou. Para os funcionários do Comitê de Apropriações da Câmara dos Estados Unidos, *A grande gripe*, de John M. Barry, ficaria conhecido como "o livro de 7 bilhões de dólares".* O problema é que o livro não oferecia nenhum conselho sobre o que fazer com esses 7 bilhões de dólares. O livro, verdade seja dita, deixava o leitor com o sentimento de que pouco poderia ter sido feito para evitar que todas aquelas pessoas morressem durante a pandemia de gripe espanhola. Mas o memorando produzido por Rajeev a toque de caixa no porão da casa dos pais era suficientemente vago para permitir que a Casa Branca fizesse o que lhe desse na telha, e agora ele dispunha de 7 bilhões de dólares para fazer algo. "O plano dá cobertura para que se faça todo tipo de coisa. Ele nos deu carta branca para sair e descobrir o que deveria ser feito", explicou Rajeev.

---

* A primeira vez que John M. Barry ouviu falar dessa história foi quando perguntaram a Bush, em uma coletiva de imprensa em setembro de 2005, o que ele havia feito nas férias de verão e ele mencionou a leitura. Barry soube depois que Stewart Simonson, assessor sênior de Michael Levitt, o secretário recém-empossado do Departamento de Saúde e de Serviços Humanos, entregara o livro ao chefe, dizendo: "Quando tivermos uma pandemia, vai haver um Relatório 11 de Setembro e o senhor vai ser o bandido. Então é melhor ler isso." Levitt assim o fizera e depois pediu a Simonson que providenciasse cinquenta exemplares, com grifos nas partes importantes, e entregou um desses exemplares ao presidente Bush. "Foi um ponto de inflexão", disse Simonson. "Até aquele momento, não havia dinheiro para esse tipo de coisa. As pessoas diziam: 'Ah, é só uma gripe.'" Até hoje, Barry nunca ouviu nada de Bush.

O empreendimento inteiro parecia não apenas novo, mas também audacioso. "Os Estados Unidos assumiram isso como prioridade nacional antes de qualquer outro país do mundo. Queremos empregar todos os instrumentos de poder nacional para confrontar essa ameaça. Inventaríamos o planejamento pandêmico", disse Rajeev. No entanto, ele continuava mais ou menos sozinho. E precisava produzir um plano de verdade, um plano que explicasse exatamente o que precisava ser feito e quem seria responsável por fazer. Ele obteve permissão para contratar sete pessoas vindas de agências federais relevantes para ajudá-lo.

Sua primeira opção foi Richard Hatchett, outro médico que havia parado de tratar pacientes e passara a atuar na esfera governamental. Richard era de uma espécie em extinção, o romântico sulista letrado que viaja para o Norte e faz dali seu lar em meio às dificuldades. Tinha sido criado em Daphne, Alabama, e em 1985 partira para a Universidade Vanderbilt, onde sua poesia chamou a atenção dos eminentes poetas residentes Donald Davie e Mark Jarman. Escolheram-no para representar a Vanderbilt em uma competição universitária nacional de poesia, e Hatchett terminou em segundo lugar. O juiz, o poeta irlandês que futuramente seria premiado com um Pulitzer, Paul Muldoon, apontou um de seus poemas como obra de um jovem poeta promissor. Quando perguntavam a ele por que tinha ido para a escola de medicina em vez de seguir carreira com a poesia, Richard dizia com simplicidade: "Escrever é difícil demais."

Em setembro de 2001, ele estava trabalhando na Emergência do Memorial Sloan Kettering Cancer Center, na cidade de Nova York, e preparando-se para iniciar um *fellowship* em oncologia. No dia 11 de setembro, ele foi para um hospital de campanha que surgiu de forma espontânea na Stuyvesant High School, onde cuidava da triagem dos socorristas no *Ground Zero*. Anos depois ele escreveu uma carta para seu filho recém-nascido descrevendo os sentimentos daquele momento:

O que me lembro de positivo daquele dia e das semanas que seguiram foi a profunda coesão social e a solidariedade das comunidades e o desejo de servir e contribuir por parte dos indivíduos. Superficialmente, aquilo se parecia com patriotismo e, em certo sentido, era mesmo patriotismo da melhor espécie, mas na verdade, pelo menos para mim, tratava-se de algo bem mais complexo. O que experimentamos tinha mais relação com a união de comunidades do que com um senso de identidade nacional. Tinha mais a ver com a coesão social que ocorre depois de um tornado ou de um furacão, pelo menos nos primeiros dias, do que com o nacionalismo de um povo em guerra.

A convocação de médicos e enfermeiras depois dos ataques de 11 de setembro pareceu tão aleatória para Richard que posteriormente ele escreveu um memorando enérgico endereçado aos responsáveis pela Fundação Alfred P. Sloan, argumentando que deveriam usar toda a sua influência política para reivindicar a criação de um corpo de reserva médico em escala nacional. Uma semana depois, uma enfermeira o interrompeu enquanto ele tratava da febre de um paciente em quimioterapia. Alguém estava ao telefone e insistia em falar com ele. Richard ficou irritado, porque a febre poderia matar se a contagem de plaquetas estivesse baixa.

— Aqui quem fala é Noreen Hynes, do gabinete do vice-presidente — disse a voz do outro lado da linha.

— Em que posso ajudar? — perguntou Richard, se arrepiando enquanto pensava: *Vice-presidente? Vice-presidente do quê?*

— O general Lawlor leu sua proposta médica — disse ela.*

Richard levou um momento para entender.

---

* O general Bruce Lawlor, membro da equipe de Bush na Casa Branca, escreveu o plano para criar o Departamento Nacional de Segurança Interna. Noreen Hynes era especialista em doenças infecciosas e posteriormente serviria na Casa Branca.

— Ah, vice-presidente *Cheney*.
— E por acaso existe algum outro? — perguntou ela.

As pessoas na fundação, sem dizer nada a ele, enviaram o memorando para alguém em Washington, que por sua vez o enviou para alguém, e assim por diante, até que chegasse à Casa Branca. Em seu discurso sobre o Estado da União de 2002, o presidente Bush convocaria a criação de uma reserva do corpo médico. Richard seria transferido para Washington com a finalidade de ajudar em sua instalação no Departamento de Saúde e de Serviços Humanos. Quando foi concluída, a reserva contava com uma centena de consultórios e 200 mil voluntários médicos.

De quebra, Richard ingressou na subcultura da resposta a emergências em nível federal. Certos acontecimentos recentes haviam transformado a ameaça do bioterrorismo em uma grande preocupação para o pessoal da segurança nacional e de seu entorno. Um deles foi uma série de ataques com antraz em Capitol Hill em outubro de 2001. O outro, um exercício conduzido alguns meses antes desses ataques, chamado de Dark Winter [Inverno Sombrio]. No verão de 2001, vários representantes importantes do governo norte-americano reuniram-se na Base Aérea de Andrews para pensar como poderia se dar um ataque bioterrorista à população norte-americana. Nesse ataque imaginário, em shoppings de Atlanta, Filadélfia e da cidade de Oklahoma, 3 mil norte-americanos são infectados com varíola. A doença havia sido erradicada nos anos 1970, havia escassez de vacinas e por isso a população dos Estados Unidos era vulnerável a qualquer reintrodução do vírus. O exercício imaginário não terminou bem. Poucos meses depois do ataque hipotético, 3 milhões de norte-americanos estavam infectados. Um milhão havia morrido.

E aí veio o ataque verdadeiro, em 11 de setembro de 2001 — e em seu rastro o estranho comportamento da administração Bush, que desviou a atenção e o medo do público para o Iraque e a figura de Saddam Hussein, apesar de ter sido um ataque comandado pelos sauditas. O último grande surto de varíola acontecera no Iraque em 1972, quando Saddam ainda estava no poder. Ele, por sua vez, era um homem que parecia se deliciar com armas biológicas.

A possibilidade de Saddam Hussein ter preservado o vírus da varíola preocupava a administração Bush. Richard não tinha um lugar óbvio na conversa sobre segurança nacional e ficou surpreso porque, quando o assunto passou a ser bioterrorismo, seus novos colegas presumiram que, por ser médico, ele tinha algo a oferecer. "Eu estava participando de coisas que não tinham a menor relação comigo", disse ele. "Eu comparecia às reuniões na Casa Branca ou no Conselho de Segurança Interna, com um monte de generais, e aí alguém fazia uma pergunta e todos olhavam para mim. Tipo: eu era o médico à mesa." Em janeiro de 2003, Richard se viu no Pentágono dando uma palestra sobre a forma como o país poderia minimizar a propagação da doença e as mortes, caso terroristas de fato espalhassem varíola. Ele não achava realmente que terroristas atacariam os Estados Unidos com varíola. "Nunca fui verdadeiramente capaz de superar meu ceticismo. Se você é um terrorista, existem formas melhores de realizar o que deseja." Contudo, a pedido do Departamento de Defesa, ele destrinchou, sozinho, a situação do ataque com varíola. Do zero. "Eu costumo resolver um problema difícil não a partir da sabedoria convencional, mas recomeçando do início." Richard então começou a desenhar pontinhos em guardanapos de papel — cada pontinho era uma pessoa — e então envolveu-as em círculos, para representar as conexões entre elas, e em pouco tempo estava indo de vento em popa.

O problema, da forma como ele o enquadrava para o Pentágono, era como tornar mais lenta a disseminação de uma doença transmissível até ser capaz de produzir uma vacina. Como a doença transmissível se alastra por meio das conexões sociais, Richard raciocinou, era preciso encontrar formas de interrompê-las. E a forma mais fácil de fazer isso era afastar fisicamente uma pessoa da outra. "Aumentar efetivamente a distância social era a estratégia", dizia ele. "Distância social" era uma expressão empregada por antropólogos para descrever parentesco, mas ele não sabia disso na época e achou que a estava inventando. ("Mas não acho que fui eu quem transformou a expressão em 'distanciamento social'", diria ele mais tarde.) O que ele também não percebeu foi que estava dando vida nova a uma ideia morta: que, além de isolar os doentes, era necessário fazer todo o possível para diminuir a velocidade da transmissão antes de haver medicamentos para ajudar. "Eu era um médico que trabalhava em emergências", disse ele. "Eu não sabia que as pessoas diziam que tudo isso tinha sido colocado em prática e falhado em 1918. Eu não estava rejeitando nada, só não sabia mesmo."

Quando Rajeev Venkayya telefonou para ele, no fim de 2005, Richard cuidava de um programa no Instituto Nacional de Saúde para estudar a exposição à radiação e tratá-la. Ele havia sido convidado por alguém da Casa Branca, que trabalhava com contramedidas médicas em caso de ataque nuclear, para ajudar nos preparativos no caso de um acontecimento desse tipo. No entanto, sentia que o real valor de sua pesquisa acabaria sendo no tratamento do câncer. Se fosse possível descobrir formas de prevenir danos aos tecidos durante a radioterapia, seria possível administrá-la com mais segurança — e talvez usar muito mais nas células cancerosas. "Eu considerava que a probabilidade de uma bomba atômica explodir em uma cidade norte-americana era essencialmente nula", disse Richard. "Eu ia assumir um cargo para trabalhar com outra ameaça na qual não acreditava. Mas pelo menos poderia desenvolver produtos que teriam um valor mais amplo."

Como Rajeev, Richard achava que o governo estava dando atenção demais para ameaças causadas pelo ser humano e atenção de menos às ameaças naturais. Como Rajeev, ele acreditava que o surgimento de uma nova cepa de gripe ou de algum vírus respiratório semelhante era um acidente em vias de acontecer. Assim, quando ouviu a proposta de Rajeev de criar um plano pandêmico para o país, Richard ficou entusiasmado. Seu empregador, por outro lado, não. O Instituto Nacional de Saúde não queria liberá-lo. "Quando eu o convidei, houve um mal-estar", recorda-se Rajeev. "Tivemos de pedir permissão a Tony Fauci."

Rajeev não conhecia as outras seis pessoas que estava prestes a introduzir na Casa Branca. Havia requisitado um determinado tipo de indivíduo para as agências relevantes: rápido para aprender, bom no trabalho em equipe, alguém em quem o alto escalão confiasse. A tarefa que se apresentava era tão incomum que ele também pediu pessoas que pensassem "fora da caixa". Em pouco tempo, tinha formado uma equipe. O Departamento de Estado enviou alguém para pensar na coordenação de processos com governos estrangeiros, a fim de descobrir e conter novos vírus antes mesmo que eles pudessem chegar aos Estados Unidos. O Departamento de Justiça enviou uma pessoa que ficaria responsável por criar uma estratégia que garantisse o cumprimento da lei e os julgamentos, e assim por diante. Todas essas pessoas seguiam o padrão de Washington. Eram inteligentes. Versadas nos mecanismos internos do governo federal. Experientes na criação de políticas nacionais. Todas estavam por dentro. E àquela altura, Richard Hatchett.

A pessoa enviada pelo Departamento de Assuntos de Veteranos era a exceção gritante. Rajeev tinha chegado à conclusão de que precisava de alguém desse departamento, que era responsável pela administração do maior sistema de hospitais do país e, durante uma pandemia, era dali que poderiam vir tanto os leitos necessários, como também informações sobre o que acontecia pelo país. O departamento não enviou uma pessoa habilidosa em políticas públicas, nem alguém no estilo de Washington, nem alguém que soubesse alguma coisa sobre pandemias, ou que parecesse feliz usando terno e gravata. Essa pessoa era um médico de Atlanta chamado Carter Mecher, que, no fim das contas, faria toda a diferença.

*

Carter Mecher sempre quis ser apenas médico, mas o mundo não parava de encontrar outras funções para ele. Havia sido criado numa família grande, da classe trabalhadora, em Chicago. Embora o pai não tivesse concluído o ensino fundamental, tinha uma carreira bem-sucedida como fabricante de ferramentas e matrizes. Como pai, encorajava os filhos a enfrentar os problemas com a mesma confiança com que moldava aço. "Se um idiota consegue fazer, você também consegue", ele gostava de dizer. Foi exatamente o que ele disse quando Carter lhe perguntou se conseguiria se tornar médico.

Carter adorava a habilidade do pai em transformar aço em qualquer coisa e herdou esse dom. Carter ficava muito concentrado quando realizava trabalhos manuais. De outro modo, sua mente se recusava a ficar quieta. "Acho que eu tenho TDAH", disse ele. "Ou alguma coisa do tipo, porque minha cabeça não para." Quando ele entrou para a faculdade, tinha se acostumado a não prestar atenção na aula e pensar em qualquer outra coisa. Ele anotava o livro que estava sendo discutido pelo professor para depois, mais tarde, ler sozinho. Havia, porém, exceções. Havia ocasiões em que a mente de Carter se aferrava a um problema do mesmo jeito que acontecia quando ele consertava um motor de carro. Era nesses momentos que ele sentia dar o melhor de si, que era mais ele mesmo.

Ser incapaz de prestar atenção em qualquer coisa que não seja algo que se julgue totalmente fascinante talvez não pareça uma característica muito promissora num estudante de medicina. Mas, quase por um processo de eliminação, foi isso que levou Carter a encontrar sua vocação: os cuidados críticos. É quase uma unanimidade pensar que as primeiras horas dentro de uma unidade de terapia intensiva são confusas e perturbadoras. Os pacientes que sobrevivem costumam sofrer de transtorno pós-traumático. Na UTI, era maior a probabilidade de que estudantes de medicina descobrissem seus medos. Havia longos períodos em que nada acontecia a não ser os bipes dos aparelhos pulsando em um ruído de fundo, até que de repente, *bam*, as luzes piscavam, os alarmes gritavam e alguém estava à beira da morte. Código azul. Não era mais possível observar, esperar e admirar o problema. Pensamentos e ações de repente passavam a fazer a diferença entre a vida e a morte.

Desde o momento em que entrara em uma UTI, Carter sentiu que aquele era seu lugar. Ali, suas habilidades manuais eram recompensadas: ele conseguia entubar qualquer um. "Existem duas habilidades necessárias numa UTI", disse ele. "É preciso ser capaz de colocar um acesso intravenoso e enfiar um tubo traqueal em qualquer tipo de pessoa. Se você não consegue fazer isso, vai perder pacientes." A UTI também capturava sua atenção e a prendia. "Eu amava aquilo tudo. Os alarmes disparavam e era como se eu tivesse tomado ritalina. Todo o resto ficava de fora e eu enxergava o problema. Eu sentia que tinha meus melhores momentos quando a merda batia no ventilador. Fico concentrado como laser quando a merda se esparrama."

Havia outra coisa que ele gostava: a sensação que a UTI provocava no indivíduo. Se a pessoa não se tornasse completamente anestesiada, aquele lugar era capaz de despertá-la para a complexidade da vida e seu aspecto sagrado. Quando Carter começou a ensinar estudantes de medicina no início dos anos 1990, ele estava trabalhando em um hospital de veteranos. A maioria dos pacientes eram sujeitos da classe trabalhadora que tinham lutado na Segunda Guerra Mundial. Tudo o que se via como médico ou estudante de medicina eram moribundos da terceira idade. Mas, quando havia tempo para conversar com eles, ouviam-se as histórias mais espantosas. Como eles haviam voado com um caça sob a ponte Golden Gate, como tinham tomado Iwo Jima. "Cada um de nós é uma história", dizia ele aos alunos. "Vocês estão vendo as duas últimas páginas de um livro sobre o qual sabem tão pouco.... Aquele velho já foi um menininho. Ele já teve sua idade."

E se você for do tipo que precisa ser lembrado de como é bom viver, basta observar as pessoas se agarrando à vida, mesmo depois de afirmarem que não queriam isso. Carter nunca se esqueceria de um rabugento veterano da Segunda Guerra Mundial que sofria de uma doença incurável no pulmão e estava com um tubo enfiado na garganta. O homem só conseguia se comunicar escrevendo num quadro. *Quero morrer*, escrevera certo dia. As enfermeiras levaram Carter até ele, e o sujeito escreveu: *Quero que você me tire dessa máquina maldita e me deixe morrer*. Carter disse que, se o homem realmente quisesse morrer, tudo bem por ele, mas que talvez fosse melhor passar uma noite pensando no assunto, porque a morte não era um procedimento fácil de reverter. O velho veterano escreveu: *Se você não tirar esse tubo, vou arrancá-lo*. "Ele estava furioso", disse Carter. "Então trouxeram o padre e a família." Carter decidiu mudar de assunto.

— O que podemos fazer para deixá-lo mais confortável? — perguntou ele ao paciente.

O veterano pensou por um segundo e depois escreveu no quadro: "Cerveja."

— Que tipo de cerveja? — perguntou Carter.

Minutos depois, Carter estava comprando, num posto de gasolina, uma embalagem com seis latas. Ele a entregou para a enfermeira da UTI com uma receita formal: uma lata de cerveja por noite. "Quando recebeu a cerveja, o cara abriu um sorriso e foi dormir." O velho veterano da Segunda Guerra Mundial decidiu que preferia viver e durou um tempo surpreendentemente longo. "As pessoas têm essa vontade de viver", disse Carter. "Dá para sentir. Dá para ver. Realmente existe um aspecto espiritual dentro do ambiente da UTI."

Carter não passava muito tempo pensando em si e no que o tornava diferente de outras pessoas. Sua mente, naturalmente, não se voltava para dentro e sim para fora. Mas ele não podia deixar de perceber que pouquíssimos estudantes de medicina compartilhavam seu entusiasmo pelos seres humanos à beira da morte. Outras pessoas se sentiam pressionadas, o que leva ao erro. Carter ouviu muito sobre esses erros, mas o primeiro que ele testemunhou o impressionou de tal modo que ele nunca mais esqueceu. Estava em Los Angeles, concluindo a residência na UTI em um hospital do condado. Trouxeram uma mulher mais velha que sofria ao mesmo tempo de lúpus e pneumonia e perdia rapidamente a capacidade de respirar. Carter a entubou e instalou a ventilação. Encerrado seu turno, ele foi embora achando que a paciente tinha uma boa chance de sobreviver. "Voltei no dia seguinte e a cama estava vazia." Carter foi falar com o médico que fizera plantão depois dele. O sujeito estava em estado de choque. A mulher morrera de falência respiratória, contou.

Carter entendeu na hora o que havia acontecido. De vez em quando, o ar pressurizado bombeado pelo ventilador escapava dos pulmões e penetrava na cavidade que conectava os dois lados. O ar não tinha para onde ir e a cavidade se enchia como um balão, pressionando os pulmões. A pressão no peito pode ficar intensa a ponto de interromper o fluxo de sangue para o coração.

Ele também sabia o que o médico devia ter feito. Devia ter perfurado a cavidade para liberar o ar. Era preciso encontrar a costela superior e enfiar uma agulha com força logo acima dela, atravessando a parede torácica. "Você não enfiou a agulha no peito dela?", perguntou Carter, se arrependendo da pergunta no momento em que a fez. O sujeito estava muito mal, sabia que tinha errado. Havia solicitado um raio-X para ver o que estava acontecendo com a paciente. Quando finalmente obteve a imagem e sentia-se confortável por ter certeza, ela já estava morta. "Costumávamos dizer uns para os outros: 'Você vai cometer um erro'", disse Carter. "O pecado é cometer o mesmo erro duas vezes. O melhor é aprender com os erros dos outros."

Carter não cometia erros na UTI, pelo menos não cometia erros que importavam. No entanto, os erros dos outros tinham um jeito de chegar até ele. Em 1991, ele cuidava da UTI no North Chicago Veteran Affairs Medical Center, um imenso hospital com mil leitos, quando uma série de pacientes de outras unidades começou a morrer em consequência do que pareciam ser erros médicos. Um veterano idoso tinha aparecido com dores nas costas, por exemplo, e o médico do Departamento de Assuntos dos Veteranos receitara Motrin e o mandara de volta para casa. E então, 24 horas depois, o veterano retornava ao hospital com a aorta rompida: sua dor nas costas tinha sido causada por um aneurisma ignorado pelo médico. O paciente morreu na mesa de cirurgia. Depois de um relatório, diversos outros resultados operatórios ruins desencadearam uma investigação capitaneada pelo departamento.

Erros na medicina privada em geral não viam a luz do dia. As queixas podiam ser resolvidas em silêncio pelas seguradoras. Erros dentro de um hospital de veteranos precisavam ser notificados ao Congresso, e lá, os integrantes do partido que não estivesse no poder culpariam o presidente por maus-tratos aos antigos soldados. "Tornou-se uma bola de neve", disse Carter. "Era um jogo de descobrir tudo que estava errado." Ele não estava envolvido em nenhum desses acontecimentos, mas não foi possível escapar do problema. Os administradores do North Chicago foram demitidos ou transferidos. O Departamento proibiu o hospital de realizar cirurgias. Médicos e enfermeiras debandaram para não se associarem àquela bagunça. O bombardeio da mídia foi inclemente. O *Chicago*

Tribune fez uma matéria de capa com a esposa de um antigo soldado da Segunda Guerra segurando a foto de seu falecido marido sob a manchete: "Viúva diz que Departamento de Veteranos tratou homem como um 'animal no matadouro'". Carter saía da UTI para falar com a família de algum paciente e dava de cara com as pessoas na sala de espera, assistindo ao noticiário na TV falar sobre as muitas formas com que o North Chicago andava matando todos que passavam por suas portas. "Não consigo nem dizer como era humilhante", disse ele. "Você sente. E não esquece."

Carter não queria sair dali. Nunca tinha sido do tipo que se afasta. Ele gostava dos veteranos. Era por isso que não tinha corrido atrás de empregos mais bem remunerados na iniciativa privada: aqueles idosos de origem simples o faziam se lembrar do pai e do tio. "Eu sentia que era um dos últimos que haviam sobrado", disse Carter. "Todo mundo estava desertando. Era uma confusão generalizada."

Além do mais, ele sabia que o que acontecia na sala de cirurgia era complicado. Os pacientes dos hospitais de veteranos tendiam a ser idosos e frágeis. O *New England Journal of Medicine* tinha acabado de publicar um estudo sobre erros médicos. Ele demonstrava que para cada mil pacientes que davam entrada em um hospital dos Estados Unidos, três morreriam em consequência de erro médico. A Administração de Saúde dos Veteranos tratava diariamente de 250 mil norte-americanos: era o segundo maior fornecedor de cuidados médicos do mundo, atrás apenas do Serviço Nacional de Saúde do Reino Unido. O escândalo poderia ter sido uma simples questão estatística: em um sistema tão vasto, sempre haveria risco de existirem aglomerados de erros por questões puramente aleatórias. Carter também sabia que os cirurgiões dos veteranos faziam o melhor possível e que todos poderiam estar ganhando mais em consultórios particulares. "Esses médicos não vêm trabalhar com a intenção de prejudicar ninguém", argumentou Carter. "As pessoas erram." Mas não importava a realidade; a percepção tinha se instalado. O Congresso norte-americano realizou audiências para fazer um interrogatório incisivo com as autoridades responsáveis sobre maus-tratos aos veteranos no North Chicago. "As pessoas andavam de cabeça baixa", recordou-se Carter. "Cirurgiões, que são autoconfiantes, estavam totalmente destruídos."

No fim da Segunda Guerra Mundial, o general Omar Bradley tinha assumido a Administração de Saúde dos Veteranos e forjado parcerias estranhas e brilhantes entre sua rede hospitalar e as faculdades de medicina locais. Essas ligações tinham se tornado tão profundas que, no North Chicago, coube ao reitor da Escola de Medicina da Universidade de Chicago encontrar uma solução para a confusão. O reitor foi até a UTI de Carter. "Temos uma crise e precisamos de alguém para resolvê-la", disse-lhe o reitor. "Não tenho o menor interesse" foi a resposta de Carter. Ele sentia que havia sido escolhido por um processo de eliminação. Tinha 36 anos e encontrara sua vocação em cuidados críticos. Suspeitava que sentiria por um trabalho administrativo o mesmo que sentia nas palestras da faculdade: não haveria nada para impedir sua mente de vagar por aí. O reitor pressionou Carter até fazê-lo aceitar, mas somente depois que sua mente deu um pequeno salto. "Meu ponto forte é cuidar de pacientes que estão muito doentes", disse ele. "Temos um centro médico inteiro que é um paciente muito doente. É um hospital moribundo. Foi assim que eu encarei a questão: como posso estabilizá-lo?"

Carter trouxe um amigo de seus tempos de residência, Jim Tuchschmidt, para ajudá-lo. Juntos, os dois se dedicaram a reconstruir a reputação do hospital, um paciente de cada vez. "Ali estava eu", disse Carter. "Muito jovem, com pouco tempo de carreira, chefe do hospital. Tudo aconteceu tão depressa... E eu não tinha ideia do que fazer." Carter substituiu o que havia sido um sistema impessoal por equipes de cuidados personalizados para cada um dos

30 mil veteranos sob a responsabilidade do North Chicago. Depois, mediu tudo o que podia ser medido sobre a qualidade do cuidado fornecido: dias passados em leitos intensivos, visitas à emergência, duração da internação, e assim por diante. Com esses dados seria possível encontrar os pontos fracos com mais rapidez e consertá--los. Prime Health, assim foi batizado o novo sistema. A nova logo trazia a imagem emblemática dos fuzileiros norte-americanos fincando a bandeira em Iwo Jima, e o novo lema, abaixo da logo, era: *Tão exclusivo que você lutou para entrar.* Quando Carter partiu em 1995, quatro anos depois, o North Chicago recebia prêmios pela excelência nos cuidados dispensados à saúde.

O modo exato como fizeram o que fizeram é relevante aqui, principalmente por ter levado Carter Mecher a se interessar pelo erro médico e porque esse interesse logo se tornaria uma obsessão. Isso também o levou a um novo emprego. Testemunhando a reviravolta milagrosa no North Chicago, o Departamento de Assuntos dos Veteranos pediu que ele se mudasse para Atlanta para atuar como responsável médico de uma região inteira. "Cada vez que eu me mudava, parecia que estava subindo a escada e obtendo uma visão mais ampla", disse Carter. "Atlanta era a próxima varanda. Foi a primeira vez na vida em que vi as coisas em nível nacional, foi quando comecei a ver o mundo de uma forma diferente. A enxergar sistemas."

Em Atlanta, ele supervisionava nove grandes hospitais em três estados, e os erros sem fim que poderiam ser cometidos dentro deles. Em geral, o que se considerava mais banal eram os aspectos que se descobriam letais. Água quente, por exemplo. Ao usar o vapor como fonte de calor, os hospitais de veteranos aqueciam a água em temperaturas bem específicas, deixando-a suficientemente quente para matar determinadas bactérias, mas suficientemente fresca para não escaldar ninguém. Para garantir que a água não sairia quente demais, foram instaladas válvulas especiais nas torneiras das banheiras. O mecanismo de aquecimento, porém, tinha se quebrado e a água vinha saindo fria demais. Para compensar, os enfermeiros colocaram a válvula em uma temperatura mais alta. Mas, por dentro, aquela válvula tinha uma espécie de mecanismo de segurança: interrompia a passagem de água acima de certa temperatura. Tudo parecia ótimo até que, certa noite, engenheiros hidráulicos vieram e consertaram o mecanismo de aquecimento sem avisar a equipe de enfermagem.

Normalmente, a válvula especial teria impedido que a banheira se enchesse de água, mas, sem que ninguém soubesse —, porque a banheira estava sem ser usada desde que identificaram problemas nos canos —, a válvula especial também estava com defeito. Geralmente, seria possível esperar que o paciente informasse que a água estava quente demais. Mas havia esse paciente no hospital de veteranos, um homem idoso com problemas de saúde mental. Independentemente do que os enfermeiros fizessem, ele gritava. E por acaso, depois que os engenheiros consertaram os encanamentos, o homem que gritava foi o primeiro paciente a receber um banho. "Os enfermeiros não estão cientes de que a válvula não funciona", disse Carter. "Não sabem que os engenheiros elevaram demais a temperatura. E a primeira pessoa que banham costuma gritar não importa o que façam. Quando o colocaram na banheira, o homem gritou." Uma hora depois, a pele do homem estava descascando e ele estava morrendo de queimaduras térmicas. Carter começou a receber ligações de várias pessoas para informá-lo de que o sistema supervisionado por ele havia cozinhado um paciente vivo. Os enfermeiros ficaram arrasados, mas, no modo do pensar de Carter, eles também eram vítimas. O ambiente em que trabalhavam, no qual tinham sido encorajados a confiar, havia falhado com eles. "Quando se entra nos detalhes dos casos, você vê que não são pessoas ruins", disse Carter. "São sistemas ruins. Quando sistemas dependem de vigilância humana, vão falhar."

Nos erros médicos ele encontrou um tema que atraía sua atenção com tanta força quanto um código azul na unidade de terapia intensiva. Para manter os pacientes em segurança, ele sentia que precisava saber de todos os detalhes de qualquer coisa que tivesse dado errado, algo que parecia estranho para alguém em sua posição.

Não muito depois de Carter se tornar seu supervisor, o hospital dos veteranos em Charleston, Carolina do Sul, identificou um problema. Ali, morriam mais pacientes de câncer de cólon do que em outros lugares. Um percentual estarrecedor dos cânceres estava sendo descoberto só depois de já estarem em um estágio em que a doença não podia mais ser tratada. Ninguém entendia o motivo. Carter visitou o hospital para bisbilhotar. Tinha adotado uma regra: se vai visitar um hospital para investigar um problema, faça isso mais de uma vez porque na primeira os funcionários pensam que você está ali só procurando defeitos e culpados. Na primeira vez era impossível alistar essas pessoas como parceiros na caçada pelo defeito que houvesse no sistema. Havia aprendido isso com alguns antropólogos que faziam trabalho de campo, a quem havia recorrido. "Eles me ensinaram como era importante fazer uma segunda visita quando passavam pelas aldeias", disse Carter. "A segunda ocasião causava uma impressão nos moradores e, em geral, era somente depois dela que surgia a confiança." E não foi antes da segunda visita a Charleston que Carter começou a perguntar como tratavam determinados pacientes de alto risco, como marcavam as colonoscopias, e assim por diante. Fazia questão de fazer as perguntas em uma linguagem clara, menos como um médico e mais como uma criança. "Por que você faz assim? Pode me mostrar como faz?" Falar com simplicidade tornava mais fácil perguntar o que era mais importante e que, no linguajar de um médico, talvez parecesse tolice.

Na terceira visita, os enfermeiros mostraram a Carter, passo a passo, cada etapa do processo de detecção de câncer. "Nunca disse a eles o que eu faria", disse Carter. "Eu estava permitindo que eles abrissem a cortina para que eu desse uma olhada. E quando isso acontece você enxerga *tanto*. Se as pessoas reservassem um tempo para observar, sabe? Não é preciso ser qualificado." Acompanhando-o, os enfermeiros perceberam algo que havia passado despercebido: os pacientes do hospital eram surpreendentemente pouco propensos a devolver pelo correio os kits do exame de câncer de cólon. O hospital de Charleston, como os outros hospitais, enviava esses kits com cartõezinhos em que os pacientes deveriam coletar uma amostra de fezes. Para garantir que os exames voltassem para o hospital, eram incluídos envelopes pré-endereçados.

Carter havia perguntado se podiam ver o lugar onde chegavam os envelopes com os kits. Foi levado à sala de correspondência, onde alguém despejava o saco com as cartas do dia sobre uma mesa. Um punhado de kits com exames estava empilhado, mas cada envelope trazia o mesmo aviso em vermelho: *Franquia insuficiente: devolver ao remetente*. ("Graças a Deus que mesmo assim os correios entregaram.") Um dos enfermeiros disse: "Fico me perguntando quantos foram devolvidos ao remetente." "Lampadazinhas se acenderam dentro da cabeça de todo mundo", contou Carter. Não havia ocorrido a ninguém que os kits de testagem de câncer de cólon poderiam precisar de dois selos. "Quem saberia que era necessário mais de um selo para devolvê-lo ao centro médico? Eu teria feito o mesmo." Pessoas estavam morrendo por causa de um selo. O hospital passou a enviar envelopes preenchidos com dois selos e em um ano saltou à frente entre aqueles mais eficientes na detecção do câncer de cólon. "Adorei aquele momento", disse Carter. "Era tudo uma questão de senso comum."

Um modo de reduzir os erros médicos, pensava ele, era projetar de novo os ambientes para dificultar que coisas ruins acontecessem. "Você não pode colocar um plugue de 120 volts numa tomada de 240 volts." Pense na facilidade com que um enfermeiro podia dar a um paciente o remédio de outro, por exemplo. Quando soube que um profissional de enfermagem em um hospital de veteranos em Topeka, Kansas, tivera a brilhante ideia de usar códigos de barras nos pacientes e nos medicamentos para combiná-los, Carter abraçou a iniciativa e reproduziu-a em todo o sistema.

Ele também começou a estudar tudo o que podia encontrar sobre o funcionamento interno da mente humana e onde e por que ela estaria propensa a errar. Encontrou um livro chamado *Human Error* [Erro humano], de um psicólogo britânico que se chamava, apropriadamente, James Reason [Razão]. "Era como ler um manual de uso da mente humana", recordou-se Carter mais tarde. "Não o manual de uso padrão, mas um que indicava todas as peculiaridades e idiossincrasias no modo que operamos... especialmente sob pressão." A UTI era um lugar estressante e complicado; Carter experimentara o que Reason descrevia. Ficou particularmente impressionado com o argumento de Reason de que a melhor forma de combater os erros seria projetar sistemas com defesas em camadas, sobrepostas. Havia essa imagem empregada por Reason que Carter adorava, de fatias de queijo suíço sendo empilhadas uma sobre a outra até que não se viam mais os buracos.

Isso tudo quer dizer que, quando assumiu o novo emprego em Atlanta, a mente de Carter se comportou um pouco da forma que costumava se comportar quando ele era garoto, sentado na sala de aula, e o professor dizia algo que o fazia pensar em outra coisa. Ele sempre se interessava menos em responder à pergunta que acabara de ser feita do que em encontrar outra pergunta mais interessante para devolver. Assim, enquanto cuidava de vários hospitais, ele também se tornava um especialista em toda espécie de assunto aparentemente irrelevante. A segurança na aviação, por exemplo. Quando dois aviões quase colidiam, a Administração Federal de Aviação era informada e investigava. Mas quando um enfermeiro metia os pés pelas mãos e trocava a medicação dos pacientes, ninguém notava a não ser que um paciente morresse. "Essas coisas repercutiam loucamente em mim", disse Carter. "É possível evitar erros se os quase erros puderem ser identificados. Isso meio que modifica o modo como encaro a coisa toda."

Carter estava convicto de que o Departamento de Assuntos dos Veteranos deveria atacar os erros que aconteciam no interior de seus hospitais de forma mais sistemática, libertando o sistema desses quase erros. Daquilo que quase falhou. "Era o lugar natural para explorar os erros médicos porque, ao contrário da situação semelhante na iniciativa privada, não era possível esconder", disse ele. Implorou a seus chefes em Washington, D.C., para criar "um espaço seguro" onde as pessoas se sentissem confortáveis em admitir as coisas ruins que quase aconteceram. Escreveu longos memorandos para os outros 21 responsáveis médicos no sistema dos veteranos, insistindo para que pressionassem por mudanças. "Precisamos de um sistema de relatos de incidentes médicos", escreveu ele em uma dessas mensagens. "Nós nos concentramos nos eventos ruins. Ignoramos o que não aconteceu. Crucificamos quem estava envolvido e ignoramos os demais. E assim não é possível consertar o sistema."

Não era fácil criar um espaço seguro quando os parlamentares ficavam de olho em tudo, procurando erros para divulgar com interesses políticos. Carter sentiu que seus memorandos não surtiam o efeito desejado em Washington. "Sentia que não estávamos levando adiante uma conversa séria", disse ele. Em vez de instalar um sistema de notificação de incidentes, em 2001, a administração central criou um site chamado Lessons Learned [Lições Aprendidas], que permitia acessos e postagens a qualquer um no atendimento dos veteranos. Contudo, a maior parte do que era postado não eram confissões de erros médicos ou histórias de quase erros, mas ideias e percepções que glorificavam o autor. O site se tornou rapidamente uma espécie de caixa de sugestões repleta de anúncios pessoais mal disfarçados. "A esperança era que alguns empregados acessassem o site e adotassem aquelas grandes ideias", disse Carter. "Mas ninguém fez isso. Os líderes não ficaram felizes."

A essa altura, eles já tinham noção de que o responsável médico em Atlanta era um tanto diferente dos outros, e que esse cara gostava de enfrentar problemas incomuns. Pediram a Carter que criasse um comitê para encontrar as cinco melhores ideias novas no site dos veteranos para adotá-las em todo o sistema.

Mais uma vez, o professor tinha dito de forma não intencional alguma coisa que interessava Carter Mecher e fizera sua mente vagar. Ele se perguntou especificamente: se essas ideias do site são tão boas, por que nenhuma delas decolou? E por que havia todas aquelas ideias se espalhando pelo interior do Departamento de Assuntos dos Veteranos sem a ajuda de ninguém? Por algum motivo aquilo o fez pensar em uma mala com rodinhas. Num dia, todo mundo precisava arrastar suas malas pelo aeroporto; no dia seguinte, todo mundo tinha uma mala com rodinhas. A mala com rodinhas era uma boa ideia. Ela praticamente decolava sozinha. Depois, ele perguntou a si mesmo: por que algumas ideias chamam atenção e outras não? Por que ele tinha aquela pilha de exemplares antigos do *New England Journal of Medicine* amontoada no escritório, fazendo-o se sentir culpado? O que o fazia abrir um daqueles exemplares? Aliás, por que tanto do que ele havia aprendido na vida vinha de realizar algo na prática e tão pouco vinha da escola? E por que... pois bem, a partir daquele momento sua mente ficou totalmente envolvida, mas não no problema que os superiores haviam pedido que resolvesse. "Reunimos um grupo", disse Carter. "Mas a tarefa do grupo era descobrir por que o site não havia funcionado."

Ele passou o ano seguinte se especializando em saber por que e sob quais circunstâncias as pessoas aprendiam — e por que e em sob quais circunstâncias elas não aprendiam. Leu muitos livros, procurou muitos autores em pessoa, pediu informações para ver o que mais eles sabiam. Escreveu, com efeito, um longo relatório para o alto escalão do Departamento de Assuntos dos Veteranos explicando por que o site era uma bobagem. A essência era que as pessoas não aprendiam o que lhes era imposto, mas, sim, aquilo que buscavam livremente, por desejo ou necessidade. Para que as pessoas aprendessem, elas precisavam querer aprender. "Quantas vezes você já viajou de avião?", começava Carter no relatório dirigido aos seus superiores.

... Dezenas, talvez centenas de vezes? O Boeing 757 é uma aeronave comum que você já deve ter usado. A Boeing produziu quase 2 mil dessas aeronaves e só a Delta Airlines conta com mais de uma centena em sua frota. É bem provável, dada a frequência de suas viagens, que você tenha voado nesse tipo de aeronave. Durante as instruções de segurança antes da decolagem, você teve acesso a algum produto multimídia.

Ele descreveu todas as maneiras utilizadas pelas companhias aéreas para martelar as informações de segurança na mente dos passageiros e depois perguntou: "Quantas vezes você já foi exposto a esse tipo de 'treinamento'? Dezenas de vezes? Centenas? Tente responder às seguintes perguntas."

Quantas saídas existem num 757? Quatro? Seis? Oito?

O que as luzes laranja e vermelha identificam?

Como se remove o colete de proteção que está sob o assento?

E assim por diante. Havia mais trinta páginas assim e uma justificativa para criar no âmbito do Departamento um novo tipo de instituição que ele chamava de Learning Exchange [Troca de aprendizado]. "As pessoas dentro de uma organização são capazes de aprender", disse Carter. "Estão aprendendo todos os tipos de coisa, mas não o que você está ensinando a elas. Você vai a uma reunião formal, mas a conversa importante não acontece nesse encontro. Ela está nos corredores, nos intervalos. E em geral o que é importante é um tabu e não pode ser mencionado na reunião formal."

Ele estava tentando, entre outras coisas, criar formas de admitir a conversa dos corredores na reunião formal. Mas, naturalmente, quem comandava as reuniões tinha seus motivos para deixar essas conversas de fora. "Entregamos o relatório", disse Carter. "Não sabiam o que fazer com ele. Pediram que selecionássemos, por favor, as quatro ou cinco melhores ideias do Lessons Learned e que as disseminássemos pelo sistema."

No fim de outubro de 2005, o Departamento de Assuntos dos Veteranos recebeu um pedido da Casa Branca. O pedido foi encaminhado para um médico chamado Lawrence Deyton, que havia desempenhado papel importante no tratamento do HIV. Ele estava finalizando a criação de um programa, que se mostraria bem-sucedido, para afastar os veteranos dos cigarros. A Casa Branca procurava por alguém incomum, alguém como um supervisor médico, para ajudar a pensar em um grande problema de saúde pública nacional. O dr. Deyton mandou o pedido para outra porta no corredor, na sala de Odette Levesque, que conhecia talvez melhor do que ninguém os 22 responsáveis médicos do sistema dos veteranos. Levesque era enfermeira por formação e servia como vínculo humano entre os chefes médicos em campo e a sede. "Se eu precisasse de ajuda em determinada questão, eu sabia a quem recorrer", disse ela, que examinou o pedido da Casa Branca. "Queriam alguém que pudesse pensar 'fora da caixa'. Um único nome me veio à cabeça, e esse nome era Carter Mecher."

*

Carter ficou surpreso ao receber o telefonema da Casa Branca e mais surpreso ainda ao descobrir o que queriam que ele fizesse. Aprendera muito sobre doenças infecciosas ao tratá-las em diversas unidades de terapia intensiva. Não sabia nada sobre pandemias nem tinha pensado em como se planejar para elas. "Mas era uma ligação da Casa Branca", disse ele. "E eu pensei, ahã, ahã, que coisa."

No fim de novembro de 2005, Carter foi para Washington e, juntamente com os outros seis membros da nova equipe, instalou-se numa sala no fim de um corredor no quarto andar do Old Executive Office Building, ao lado da Casa Branca. Havia dez estações de trabalho, apenas computadores, mesas e cadeiras, sem divisórias, mas com uma linda vista do Jardim das Rosas e da plataforma de pousos e decolagens do Marine One. Na sala adjacente, as pessoas estavam resolvendo a bagunça causada pelo furacão Katrina. Desde o momento que se reuniu à nova equipe de planejadores de pandemia, Carter sentiu que havia alguma coisa errada, e essa coisa poderia ser ele. Na primeira reunião, os outros seis integrantes da equipe estavam de terno. Carter tinha pensado que exagerara na elegância porque vestia um blazer. Logo depois, ele foi a uma loja Jos. A. Bank e comprou cinco ternos que usava em rodízio. Mesmo assim, não entendeu muito bem o espírito da coisa. "A primeira impressão de Carter é: pois bem, ele comprou um terno, mas está usando botas de combate", disse Ken Stanley, que trabalhava para Rajeev Venkayya e supervisionava os estrategistas pandêmicos. "Você pergunta por que e ele diz que ganhou as botas de presente e as achou legais."

Richard Hatchett também observava Carter com interesse. "Nós todos fomos jogados em uma sala com pessoas de diversos órgãos do governo que não conhecíamos até então", disse Richard.

"Levou um tempo para Carter se abrir. Para se sentir à vontade conosco e ficar disposto a deixar a cabeça livre para ir aonde quisesse." A cabeça de Carter, a princípio, não tinha ideia de para onde ir. "Tínhamos todos o mesmo título", disse Carter. "E era como se não valesse nada. Mas eu sou um bobalhão do Assuntos dos Veteranos. O restante é todo de Washington, são pessoas da área de planejamento. Eu nunca tinha feito aquela porcaria antes." Enquanto dividiam as responsabilidades, Carter teve dificuldades para acompanhar o assunto. "É como começar numa escola nova, com todo mundo mais adiantado do que eu", disse Carter. "É tudo novo. É tudo diferente. Estão usando siglas. As palavras que eles usam não são palavras que eu usaria normalmente." *APHIS... FBO... CBO... HSPD... PCC. Interagências.*

O último não era uma sigla, mas Carter não sabia o que queria dizer. O governo federal inteiro parecia uma gigantesca caixa-preta. Uma das pessoas da equipe pertencia ao Departamento de Agricultura e o restante parecia saber exatamente o que aquele departamento fazia. Carter não. Os outros ficavam se referindo "ao NRP", até que Carter finalmente se aproximou de Richard e perguntou: "Que diabo é 'NRP'?" "É o National Response Plan [Plano Nacional de Resposta]", respondeu Richard. "Ele estabelece como o governo federal se organiza durante uma emergência." Aquilo pareceu importante para Carter, por isso ele foi atrás de uma cópia e leu todas as suas 400 páginas, chegando ao final sem se sentir mais sábio. "Está tudo escrito em linguagem do governo", disse ele. "Estão apenas repetindo, as mesmas coisas sem parar."

Cada um dos outros seis integrantes da equipe tinha um papel óbvio e estreito para desempenhar. A mulher do Departamento de Segurança Interna escreveria o capítulo sobre transportes e fronteiras. O cara do Departamento de Agricultura escreveria o capítulo sobre a proteção da saúde dos animais de fazenda. O outro médico na sala, Richard Hatchett, já havia recebido de algum modo a incumbência de escrever o principal capítulo do plano, o seis, que seria a estratégia para minimizar a transmissão da doença e as mortes humanas. A divisão do plano era um pouco como uma dança das cadeiras. E quando a música parou, todo mundo, menos Carter, tinha um assento. Como recordaria: "Rajeev disse apenas: 'Richard, você vai trabalhar no capítulo seis e você, Carter, vai ajudar Richard.'"

Assim que Carter viu como os relatórios do governo eram escritos, ele entendeu por que ninguém queria lê-los. Richard era um escritor nato, mas não havia espaço para um escritor nato. "Havia todas aquelas regras estúpidas", disse Carter, cuja primeira tarefa foi conferir se tudo que Richard escrevia seguia o manual de estilo do governo norte-americano. "Por exemplo, você precisa botar os países e os estados em ordem alfabética, para não ofender ninguém. Não pode dizer 'acima' de trezentos paus... precisa dizer 'mais que'." O maior obstáculo para a clareza da prosa era o número de pessoas convidadas a reclamar de qualquer coisa que Richard escrevesse. Qualquer coisa que envolvesse alguma agência federal precisava ser enviada para a tal agência, para aprovação. "Assim, enviávamos o texto para a EPA [Agência de Proteção Ambiental, na sigla em inglês]", contou Carter. "E não era uma pessoa na EPA. Eram dez. Havia ocasiões em que tínhamos cinco comentários diferentes sobre a mesma frase, todos pedindo alterações nela." O processo levou Richard Hatchett à loucura. "A coisa ficava cada vez mais idiota", diria ele.

Richard e Carter pensavam de formas ligeiramente diferentes sobre como deter uma doença mortal enquanto ela varria a população. O modelo mental de Richard era a guerra, com um inimigo que lembrava uma rede de nós conectados. Identifique os nós com o maior número de conexões e elimine-os: é assim que se ganha a guerra contra o vírus. A primeira analogia de Carter era com o erro médico. Ele havia projetado sistemas para minimizar a probabilidade de erros cometidos pelos médicos e pela enfermagem. Naquele momento ele projetava uma estratégia para minimizar a possibilidade de um microrganismo passar de uma pessoa para outra. Ele suspeitava que as perspectivas dos dois tinha em comum a ausência de uma bala de prata. A solução seria uma série de camadas de estratégias múltiplas, como se fazia com fatias de queijo suíço em um sanduíche, de modo que os buracos do queijo não se alinhassem. Começou a escrever memorandos sobre a estratégia do queijo suíço para o grupo.

No interior da sala no Old Executive Office Building, tanto Carter quanto Richard percebiam que havia mais de uma coisa acontecendo. Uma delas era o plano oficial ao qual eles se dedicavam, do qual toda a alegria e todo o talento tinham sido eliminados por um processo editorial maluco. E havia aquilo que o plano poderia permitir que eles fizessem. Em outras palavras, o plano não era realmente um plano, mas, sim, um plano de ter um plano. (E o documento original de doze páginas, criado por Rajeev, parecia cada vez mais com um plano de ter um plano de ter um plano.) As palavras que iam parar no capítulo que escreviam permaneceriam suficientemente vagas para justificar uma série de coisas. O ponto mais importante era que havia um trecho sugerindo o que o governo federal poderia fazer no início de uma pandemia, antes de uma vacina ser criada. O governo, segundo o que escreveram, "forneceria orientação, incluindo critérios de decisão e ferramentas, para todos os níveis administrativos a respeito da gama de opções para controle de infecção e contenção, inclusive sobre as circunstâncias em que medidas de distanciamento social, limitações em aglomerações ou medidas de quarentena sejam uma intervenção apropriada de saúde pública".

Era difícil imaginar alguém chafurdando naquele trecho de forma voluntária, muito menos pensando duas vezes no assunto. As palavras importavam menos pelo que diziam do que por aquilo que poderia ser dito por elas. Como as palavras na Bíblia Sagrada ou na Constituição dos Estados Unidos, elas evocavam a discussão sobre o modo como poderiam ser interpretadas e por quem e com quais propósitos. Lidas por Richard Hatchett e Carter Mecher, aquelas palavras davam cobertura para responder à pergunta médica mais importante que já haviam enfrentado: como se salvam vidas durante uma pandemia antes de se ter medicamentos e vacinas?

Quatro
COMO DETER O QUE NÃO PODE SER DETIDO

Um dia algum historiador estudará a nossa época e dirá como era notável que aquele povo estranho que se chamava de "americano" tivesse qualquer tipo de governo, considerando a forma como tratava o assunto. Dentro do governo dos Estados Unidos havia todas aquelas caixinhas. As caixas tinham sido criadas para lidar com problemas específicos à medida que eles apareciam. "Como garantir que a alimentação é segura para nosso consumo", por exemplo, ou "como evitar uma corrida aos bancos", ou "como prevenir outro ataque terrorista". Cada caixa era entregue para pessoas com conhecimentos, talentos e habilidades úteis para o problema em questão, e, com o passar do tempo, aquelas pessoas criavam uma cultura em torno do problema, cultura esta distinta das outras culturas que havia nas outras caixinhas. Cada caixa se tornava seu próprio mundo congelado, com pouca capacidade de se adaptar e pouco interesse no que poderia estar acontecendo nas demais. Quem reclamava do "desperdício governamental" geralmente se fixava nas formas como era gasto o dinheiro do contribuinte. Mas aqui se encontrava o verdadeiro desperdício. Uma caixa podia conter a solução para um problema de outra caixa ou a pessoa que seria capaz de encontrar aquela solução, e a segunda caixa jamais saberia disso.

O Sandia National Laboratories tinha sido criado em meados dos anos 1940, em parte para ajudar as pessoas presas em diversas caixas a pensar fora delas. Mesmo para os padrões elevados de seus funcionários, Bob Glass era um pensador talentoso cuja mente naturalmente não pertencia a nenhuma caixa. No entanto, na primavera de 2006, ele se sentia encurralado. Nos dois anos desde que fora concebido, o projeto de ciências da sua filha de 15 anos tinha se transformado num modelo de controle de doença, coisa de gente grande. Bob descobrira dados da esquecida pandemia de gripe de 1957-1958, que se estimava ter matado mais de 100 mil norte-americanos, e os usara para testar o modelo. Levando em consideração os fatos gerais sobre a doença, ele tinha basicamente reproduzido a pandemia. A moléstia e a morte, na vida real, ocorreram nos mesmos grupos etários indicados pelo modelo, por exemplo. Àquela altura, Bob Glass já havia lido o suficiente sobre epidemiologia para saber que o projeto da filha era uma contribuição original ao campo. "Perguntei a mim mesmo: *Por que os epidemiologistas não descobriram isso?* Não descobriram porque não dispunham de ferramentas centradas no problema. Tinham ferramentas para compreender o curso da doença infecciosa sem o propósito de tentar detê-la." Com a ajuda do gênio da programação de computadores no Sandia Labs, ele e Laura haviam construído uma ferramenta que poderia deter uma doença.

Glass estava estupefato diante da dificuldade de conseguir que alguém empregasse ou simplesmente reparasse naquela ferramenta. Alguns meses antes, o Conselho de Segurança Interna da Casa Branca havia pedido ao Sandia Labs que ajudasse a preparar um exercício de simulação sobre a gripe pandêmica: que questões deveriam abordar? O que deveriam pensar que talvez não tivesse sido levado em consideração?* Mas o grupo designado para a tarefa dentro do Sandia não foi o de Bob Glass. Glass convenceu um amigo a incluir uma nota sobre seu modelo no pacote enviado para a Casa Branca, mas o pessoal da segurança interna a ignorara. "Existe uma tendência natural em prol de determinadas narrativas", disse Glass. "Em vez de se preocupar em como parar aquele negócio, eles estavam pensando em algo de fora do país que chegaria. E, assim, passavam o tempo todo falando sobre fechamento de fronteiras. Que é uma coisa que não funciona. Isso também interrompe de imediato todos os fluxos econômicos."

A única forma de obter atenção para aquela nova ferramenta de controle de doenças, decidiu Glass, era escrever um artigo para publicação num periódico acadêmico. Os cientistas do Sandia Labs trabalhavam com o mais alto nível de autorização para acessar informações confidenciais no governo federal, chamado "Autorização de segurança Q", e estavam proibidos de revelar a natureza de seu trabalho sem permissão. O trabalho era um projeto da sua filha para uma feira de ciências, mas agora Glass o levava tão a sério quanto qualquer coisa que fazia no Sandia. Portanto, explicou a situação aos seus superiores e escreveu um longo artigo que, depois de muito tempo, recebeu licença para ser publicado. Enviou-o para a *Science* e a *Nature*, bem como para outros periódicos de ciência médica mais obscuros. "Cada um deles devolveu o material sem tê-lo lido, porque eu não era conhecido na área", disse ele. "Aí fiquei preocupado." Quando alguém queria saber informações sobre ele, o que raramente acontecia, pois Glass passava a maior parte do tempo sozinho com seus pensamentos. Bob Glass se descrevia como um "introvertido radical". Ia contra a sua natureza entrar

---

* A mesma reunião no Salão Oval que levara à criação de um plano para a pandemia também gerara este breve exercício. Ele ocorreu em 10 de dezembro de 2005, quando o planejamento começou. Não teve qualquer efeito sobre o planejamento.

em contato pessoalmente com gente no campo das doenças transmissíveis e buscar ajuda. Mas foi o que ele fez. Descobriu os nomes de epidemiologistas profissionais que alegavam estar utilizando modelos de computador para estudar a disseminação de doenças e lhes enviou o artigo junto com um bilhete. "Sequer se dignavam a responder aos meus e-mails", disse ele. "Simplesmente não se manifestavam. Foi quando me irritei. Tinha esse medo: uma pandemia vai acontecer, e ninguém fará nada certo. Pensei que estava morto. Pensei que todos nós estávamos mortos. Então, me lembrei desse cara no Departamento de Assuntos dos Veteranos."

Um ano e meio antes, Laura tinha viajado a Washington, D.C., para visitar a tia. Certa noite, durante o jantar, ela falou de seu projeto de ciências para o namorado da tia, um especialista em doenças infecciosas que trabalhava para o Departamento de Assuntos dos Veteranos. "Você deveria escrevê-lo e publicá-lo", disse ele com entusiasmo. Acrescentou que nunca ouvira nada parecido. Quando Laura voltou para casa, contou para o pai o que acontecera no jantar. "Pensei: 'Caramba, isso vai dar muito trabalho'", dissera ele, mas concordara em transformar o projeto de ciências num artigo acadêmico sério sobre controle de doenças, dividindo a autoria. O sujeito do Departamento já exercera um grande efeito no trabalho dos dois, pensou Bob Glass. Talvez pudesse fazer mais alguma coisa. Ele ficava profundamente incomodado por usar o namorado da irmã para chamar atenção para uma descoberta científica, mas não conhecia mais ninguém na capital, no governo federal. "Não se faz uma coisa dessas em ciência", explicou Glass. "Mas eu disse: vou fazer algo que gente da minha idade nunca faz. Vou driblar o sistema. Vou escrever um e-mail para ele, enviar o artigo anexado e perguntar: 'Conhece alguém que precise ver isso?'"

Àquela altura, ele havia passado a maior parte dos últimos seis meses tentando obter a atenção de especialistas em controle de doenças. Em seis horas, recebeu uma ligação de Richard Hatchett.

"Ele disse: 'Estamos na Casa Branca'", recordou-se Bob Glass. "'Quando você poderia vir para cá e conversar conosco?'"

*

O que se passou foi que o sujeito do Departamento de Assuntos dos Veteranos, que havia namorado a irmã de Bob Glass no passado, por acaso conhecia Carter Mecher e tinha lhe encaminhado por e-mail tudo o que Bob enviara. "Quando li pela primeira vez, fiquei me perguntando o que era aquilo", disse Carter. "A maior parte das coisas que se recebe na Casa Branca costuma ser meio furada." Sua mente ainda não havia se libertado do projeto no Departamento de Assuntos dos Veteranos que revelara a ele como os canais oficiais podiam ser péssimos para a transferência de informação e como os canais não oficiais podiam ser enriquecedores. Richard ficara obcecado pela ideia de empregar modelos para elaborar a estratégia deles para a pandemia, e por isso Carter encaminhara o pacote completo para ele: o e-mail do sujeito de Assuntos dos Veteranos junto com tudo o que Bob Glass enviara em anexo.

Richard era praticamente o único que se interessava por modelos. O Instituto Nacional de Saúde financiara três acadêmicos para projetar modelos de doença, mas não era evidente quanto poderiam ser úteis. Os novos modelos eram complicados, lentos e de execução cara. Se alguém fizesse uma pergunta simples — por exemplo: "O que acontece com a disseminação de determinada doença se houver insistência para que as pessoas trabalhem de casa?" —, a resposta poderia levar dias para chegar. E, mesmo assim, ainda despertava leve desconfiança, porque a complexidade do modelo tornava quase impossível entender como a coisa funcionava. Richard convidou os acadêmicos para uma reunião, a fim de ver o que conseguia aprender com eles. Gostava deles mais do que Carter.

Carter achava que eram pretensiosos. Depois da reunião, Richard montou uma planilha com centenas de colunas, numa tentativa de descrever as características de cada modelo. Cada um deles estabelecia pressupostos sobre a natureza da nova doença que atacava a população: como se espalhava, quais eram as probabilidades de alguém infectado transmiti-la para outra pessoa, quais eram os riscos de a doença matar, e assim por diante. Havia ainda mais pressupostos a respeito da população sob ataque: distribuição etária, tipos de moradia, emprego, taxas de vacinação, e assim por diante. Era um trabalho tedioso, mas Richard sentia que os modelos ofereciam a única esperança de descoberta de alguma estratégia nova.

Ao trabalhar sozinho na planilha, Richard teve uma das experiências mais curiosas de sua vida. Quando era pequeno, havia sofrido um acidente terrível. Na verdade, nunca superara por completo as consequências. Tudo acontecera enquanto passava férias com os pais. Visitavam Bushkill Falls, na Pensilvânia, e, enquanto caminhava por uma trilha esculpida num penhasco íngreme, Richard deixou cair um pacotinho de balas que vinha segurando. Abaixou-se para pegá-lo sob uma cerca e despencou do penhasco. Voou de uma altura de vinte metros sobre um riacho. Quando o pai o alcançou, ele estava com o rosto na água e não respirava. Havia um corte profundo na testa, que sangrava, e a mandíbula estava travada. O pai, um bancário sem treinamento médico, por puro acaso havia acabado de aprender um pouco sobre primeiros socorros pediátricos, graças a um amigo que vinha tendo aulas sobre o assunto. Sem conseguir abrir a mandíbula do filho, ele sabia que devia respirar nas suas narinas. Fez isso até que Richard voltou a respirar.

Em sua juventude no Alabama, Richard ouviu essa história muitas e muitas vezes. "Sempre acabava com meus pais dizendo que havia um motivo para eu ter me salvado", disse ele, "e acho que meu pai e talvez minha mãe chegaram a acreditar nisso. Era um tipo de coisa meio pesada para quem estava crescendo". Ele já havia feito conquistas suficientes pelo caminho para sentir que talvez tivesse algum destino especial, mas nunca havia pensado no que seria esse destino, nem falava disso. A grandiosidade o mortificava. Ele era, na sua essência, um poeta e um cavalheiro sulista. E por isso foi tão estranho que ele tivesse sido inundado por sentimentos enquanto trabalhava ali na Casa Branca, compilando aquela planilha chatíssima sobre modelos possivelmente inúteis. "Foi como se tivesse sido atingido por um raio", disse ele. "É isso. Estou aqui para resolver este problema. Sou a única pessoa na Casa Branca que se importa com esse troço, e, se eu não for adiante, nada vai acontecer. E falo sério quando digo que aquilo me atingiu como um relâmpago. E foi a única vez na minha vida que algo parecido aconteceu."

Mais tarde, Richard compreendeu aquele sentimento. No momento, ele tinha ciência de que estava praticamente sozinho em sua visão de que talvez houvesse formas de deter uma nova doença assim que ela começasse a se disseminar na população. O conhecimento consagrado, firmemente arraigado, estabelecia que havia uma única estratégia eficiente: isolar os doentes e correr para criar e distribuir vacinas e drogas antivirais. E também afirmava que outras ideias, como as intervenções sociais para manter as pessoas afastadas fisicamente, tinham sido experimentadas ainda em 1918 e não haviam funcionado. Os principais especialistas dos Estados Unidos — as pessoas no CDC e em outros cargos no Departamento de Saúde e de Serviços Humanos — concordavam com isso. A essa altura, Richard tinha feito amizade com o mais famoso de todos, D. A. Henderson. Donald Ainslie Henderson tinha quase 1,90 metro, mas, na mente de Richard, ele parecia muito maior e ser ainda mais eminente em sua área. Entre outras conquistas, era famoso por ser o homem que, no seu trabalho com a Organização Mundial de Saúde, havia erradicado a varíola.* Tinha sido reitor da Escola Johns Hopkins de Saúde Pública e acumulava outros títulos, mas, quando Richard chegou, ele trabalhava no Departamento de Saúde e de Serviços Humanos.

Naqueles tempos, Richard tinha ouvido D. A. desabafar sobre os mais novos idiotas em universidades caras, sujeitos que pensavam que poderiam extrair algo de significativo com relação ao controle de doenças por intermédio de modelos de computador. "Ele achava que não tinham a mínima ideia sobre o que estavam falando", disse Richard. Não tinham conversado sobre o que ele andava fazendo, mas Richard conseguia imaginar o que D. A. acharia de tudo. Ele tinha sido o responsável pelas medidas do governo federal, em 1957-1958, quando a nova linhagem de gripe matou mais de 100 mil norte-americanos. Ele recomendou que não se fizesse nada além de isolar os doentes e esperar por uma vacina, pois os custos de qualquer outra estratégia excediam os possíveis benefícios. Richard não conseguia compreender sua certeza nem as estranhas e resistentes convenções sobre o tema. "Uma verdade indiscutível é que, se você trancasse cada um nos respectivos quartos, sem permitir conversas entre as pessoas, não haveria doença alguma", disse ele. "A questão era saber se isso poderia ser feito no mundo real."

Os novos modelos de doença, lentos e pesados como eram, davam esperança a Richard. D. A. Henderson e outros no CDC, assim como quase todo mundo no setor de saúde pública, achavam que os modelos não tinham nada a oferecer, mas não percebiam um ponto importante. Eles também usavam modelos. Eles também dependiam de abstrações para fundamentar seus julgamentos. Aquelas

---

* "Nunca antes o homem decidiu erradicar uma doença e teve sucesso", disse D. A. para um entrevistador. Obviamente ninguém nunca erradicou uma doença sozinho. O ex-chefe do CDC Tom Frieden apresentou-me outro antigo chefe do CDC, William Foege, como "o homem que erradicou a varíola". De qualquer maneira, o último caso conhecido de varíola foi o de um jovem da Somália, de 23 anos, diagnosticado em 26 de outubro de 1977.

abstrações, por acaso, estavam em suas cabeças. Os especialistas tomavam esses modelos mentais como se fossem a essência da realidade, mas a maior diferença entre seus modelos e aqueles dentro de um computador era que os deles eram menos explícitos e mais difíceis de verificar. Os especialistas faziam todo tipo de suposições sobre o mundo, assim como os modelos de computador, mas aquelas suposições eram invisíveis.

E cada dia havia novas evidências de que os modelos na cabeça dos especialistas podiam contar com sérias falhas. Nos esportes profissionais, por exemplo. Durante décadas, antigos jogadores eram considerados indiscutíveis especialistas na avaliação de outros jogadores e de estratégias. Então, veio a revolução estatística. Completos forasteiros armados com modelos matemáticos zombaram dos especialistas. As forças de mercado que punem a ignorância foram bem mais intensas nos esportes profissionais do que no controle de doenças. Os erros cometidos por epidemiologistas não derrotavam seus times nem faziam com que seus patrões perdessem dezenas de milhões de dólares. Se os modelos tinham condições de aprimorar as previsões sobre o valor de algum jogador de basquete num jogo, não havia motivo para que não pudessem fazer a mesma coisa para avaliar o valor de alguma nova estratégia numa pandemia.

Richard acreditava que, se o país fosse subitamente afligido por alguma cepa de gripe para a qual não houvesse vacina, mesmo assim haveria estratégias para prevenir o adoecimento e a morte. Queria também acreditar que os benefícios dessas estratégias poderiam superar seus custos. Chegou a pensar que talvez fosse possível erradicar um novo vírus sem vacinas. O truque seria diminuir a taxa de reprodução: o número de pessoas infectadas por cada infectado. Se esse número fica abaixo de 1, a doença enfraquece e se extingue. Mas, como poucos especialistas no controle de doenças acreditavam nessas coisas e não explorariam possíveis estratégias numa pandemia na vida real, ele precisava de modelos para explorar estratégias num mundo artificial. Assim, quando abriu o e-mail de Carter e olhou para o que Bob Glass havia feito, percebeu imediatamente que a Casa Branca precisava daquele homem.

Assim que Carter percebeu o entusiasmo de Richard, ele também abriu a mensagem que Bob Glass havia enviado, e começou a brincar com o material. O raciocínio era claro e simples. Todas as regras que o sujeito e a filha haviam empregado para descrever as vidas sociais de jovens e adultos pareciam plausíveis. Assim como as regras que governam a disseminação da doença. O único problema era que o resultado do modelo aparecia apenas como uma série de números listados naquelas atordoantes e longuíssimas tabelas. "A maioria das pessoas não consegue ler tabelas", disse Carter. "Precisam enxergar de forma gráfica." Carter transformou os números num gráfico. A imagem o deixou abalado.

O gráfico ilustrava os efeitos de várias estratégias grosseiras sobre uma doença: isolar os doentes; fazer quarentenas de domicílios inteiros quando havia alguém doente; distanciamento social dos adultos; ministrar drogas antivirais; e assim por diante. Cada estratégia grosseira tinha algum efeito leve, mas nenhuma delas sozinha fazia muita diferença, e com certeza nenhuma era capaz de interromper a pandemia, conduzindo a taxa reprodutiva a um patamar inferior a 1. Uma intervenção, porém, não era igual às outras: quando se fechavam as escolas e se impunha o distanciamento social entre a garotada, a doença parecida com a gripe despencava. (O modelo definia "distanciamento social" não como absolutamente nenhum tipo de contato, mas como uma redução de 60% nas interações sociais.) "Caralho!", disse Carter. "Nada de relevante acontece antes do fechamento das escolas. Não há nada parecido com isso. É uma mudança de patamar. Não é algo linear. É como a temperatura da água ao cair de 1 grau centígrado para zero. Não é nada de mais. Mas basta um grau a menos para que a água se transforme em gelo."

Ele e Richard não se deixaram empolgar a princípio. "Dissemos: 'Tudo bem, trata-se apenas de um modelo em miniatura; por isso, precisamos agora conversar com desenvolvedores de modelos realmente sofisticados", recordou Carter. Tinham os três acadêmicos com os modelos grandes e complicados mais ou menos de plantão. Quando aqueles modelos foram alimentados com a pergunta "O que acontece se não se fizer nada além de fechar escolas e reduzir a interação de jovens em 60%?", eles responderam devagar mas em uníssono: *isso funciona*.

Era abril de 2006. Com a exceção de um tedioso capítulo final sobre os aspectos práticos de se manter abertas grandes instituições durante uma pandemia, a estratégia oficial dos Estados Unidos estava praticamente concluída, faltando menos de um mês para a publicação. Detalhava todas as ações, grandes e pequenas, que deveriam ser realizadas pelas agências federais. A maior parte dos itens não interessava muito a Carter e Richard. Por exemplo:

> Educação para proprietários de aves: vamos expandir nossa divulgação e campanha educacional multinível chamada "Biossegurança para aves" com a finalidade de fornecer informações sobre doenças e biossegurança para os criadores, especialmente aqueles com operações "de fundo de quintal".
> (p. 11)

Havia centenas desse tipo de coisa, e alguém no governo federal cuidaria delas. (O Departamento de Agricultura, nesse caso.) Mas foi apenas *depois* de o plano ter sido escrito que Carter e Richard sentiram uma verdadeira empolgação.

Àquela altura, estava aparente que os dois médicos da equipe de planejamento de pandemia estavam deixando todos para trás.

Não cumpriam mais o horário normal de trabalho, nem mesmo pelos padrões da Casa Branca. "Via-se Richard ao telefone tarde da noite, explicando para a mulher quando ele achava que voltaria para casa", recorda-se um de seus colegas na Casa Branca. "Era como se ele estivesse traindo a família em nome da prontidão para pandemias." A intensidade da parceria entre Richard e Carter surpreendeu os novos colegas. "O estranho casal" foi o apelido dado por Ken Stanley, que trabalhava na unidade de bioterrorismo de Rajeev. Richard jogava xadrez e citava Borges. Carter desmontava caminhonetes e voltava a montá-las. Boa parte do que Richard adorava fazer poderia ser feito vestindo um terno de linho branco. Boa parte do que Carter adorava fazer deixava suas mãos sujas de graxa. Richard adorava pegar uma frase emprestada; Carter fazia a mesma coisa com ferramentas. Richard funcionava de cima para baixo — tinha facilidade para conversar com acadêmicos renomados e gente importante do planejamento, e esses personagens se comunicavam com facilidade com ele. Carter fazia o estilo de baixo para cima — não havia fato nem pessoa que fosse suficientemente trivial para escapar da sua curiosidade. Richard deixava todas as salas de aula onde entrava no auge ou quase no auge da empolgação. Carter costumava simplesmente sair da sala. Carter zombava do modo como Richard saía por aí dizendo coisas que pareciam importantes, como "Todos os modelos estão errados. Alguns deles são úteis", mas percebia a alquimia que existia nas interações dos dois. "Richard tem a parte que falta do meu cérebro", disse ele. "Richard é um filósofo", falou Rajeev, que havia trazido os dois para a Casa Branca. "Ele é bom em colocar as coisas num contexto mais amplo. Carter é bom em colocar as coisas num contexto mais estreito."

Richard considerava os modelos uma verificação do julgamento humano e um auxílio para a imaginação humana. Carter considerava os modelos lanternas. Permitiam que ele visse o que estava no interior de um cômodo que até então se mantinha absolutamente às escuras. A cada dia, os dois médicos pensavam em ideias e perguntas, e enviavam tudo para Bob Glass. No começo, as perguntas diziam respeito ao modelo que ele havia projetado com a filha adolescente. Quão alterados ficavam os resultados quando se alterava a gravidade da doença? Ou quando se partia de diferentes pressupostos sobre a forma como os norte-americanos do mundo real interagiam? Ou quando esses mesmos norte-americanos só aceitavam parcialmente o que se pedia a eles que fizessem? Assim que se convenceram de que aquele modelo bem simples capturava, de algum modo, um bocado de verdades sobre as vidas sociais dos norte-americanos, e que ele gerava mais ou menos as mesmas respostas mesmo quando se alteravam pontos específicos, eles passaram a bombardeá-lo com toda a sua curiosidade. O que acontecia quando se fechavam apenas os bares e restaurantes? Ou apenas o transporte público? Ou quando se fazia que as pessoas trabalhassem remotamente? O que acontecia quando se combinavam todas as estratégias possíveis imagináveis em todas as combinações possíveis? Quantos casos da doença poderiam acometer uma comunidade e ainda haver esperanças de contê-la pelo fechamento das escolas e fazendo crianças e jovens reduzirem 60% dos contatos? O que mais poderia ser revelado pelo modelo?

Dias depois do primeiro telefonema de Richard, Bob Glass instalou uma cama suspensa ao lado do computador num galpão no quintal. Todas as noites, em Albuquerque, ele fazia simulações de variadas pandemias e variadas reações possíveis a elas, para que aquelas pessoas que ele nunca havia visto pudessem ter respostas quando chegassem ao trabalho pela manhã. De um dia para outro, ele havia deixado de ser o modelador de pandemias mais ignorado do mundo e passado a ser o modelador de pandemias mais importante do mundo. Não contou para a filha que estava fazendo um bico para a Casa Branca nas horas livres com o projeto de ciências dela. "As crianças ficam estressadas", disse ele. Não pediu permissão a seus superiores no Sandia Labs, pois sabia qual seria a resposta. "Matam pessoas por fazer algo assim", disse ele. "Eles ficariam loucos e colocariam intermediários entre nós, e eu não seria capaz de fazer nada."

Todo mundo percebia que crianças e jovens desempenhavam um papel na transmissão das doenças. Ninguém imaginava que teriam o efeito apresentado no modelo dos Glass. Isso não queria dizer que o modelo estivesse certo; mas poderia estar. "Aquilo me mostrou onde escavar", disse Carter. "Eu disse: 'Vou cavar fundo bem aqui. Há mais alguma coisa sobre crianças e escolas que eu não sei e em que ainda não pensei?'" Para Carter, escavar significava reunir dados, e não havia lugar no mundo que reunisse mais dados do que o governo dos Estados Unidos. Nos bancos de dados federais, ele descobriu que a maioria dos norte-americanos empregados pelos governos estaduais e municipais trabalhava com educação, e pensou: *Não é à toa que aqueles sindicatos são tão poderosos*. Aprendeu que havia mais de 100 mil escolas que iam do jardim de infância até o ensino médio pelo país, com 50 milhões de crianças matriculadas. Vinte e cinco milhões usavam o ônibus escolar. "Pensei: caramba, metade da garotada nos Estados Unidos entra num ônibus escolar." Havia 70 mil ônibus em todo o sistema de transporte público do país, mas *500 mil* ônibus escolares. Num dia normal, eles transportavam o dobro dos passageiros que utilizavam todo o sistema de transporte público dos Estados Unidos. Grande parte da conversa na sala de planejamento pandêmico na Casa Branca tratava dos adultos: como trabalhavam e viajavam. "Vínhamos conversando sobre o metrô de Nova York e o de Washington", disse Carter, "mas, para cada pessoa que entra no transporte público, existem dois garotos tomando um ônibus escolar".

O modo como crianças e adolescentes iam para a escola era uma questão. Outra questão era o que acontecia assim que chegavam lá. O Departamento de Educação recuperou plantas das escolas norte-americanas, o que permitiu que Carter calculasse de quanto espaço cada aluno dispunha. Fez alguns cálculos, e concluiu que cada criança do ensino fundamental passava o dia num espaço com um raio de pouco mais de 1 metro, que se expandia para 1,20 metro quando chegavam ao ensino médio. Aquilo não podia estar certo, pensou ele, pois era muito pouco — mas fazia muito tempo desde que estivera na escola. "Liguei para minha esposa", recordou-se ele, "e disse a ela: 'Quero ir à escola'".

Carter havia se casado com sua namorada dos tempos do ensino médio. Tanto ele quanto Debra vinham de famílias com seis filhos, e eles também tiveram seis filhos. Todos permaneciam em Atlanta enquanto Carter estava cedido à Casa Branca. Ele ia e voltava para lá, de modo que só se encontrava em casa nos fins de semana. Naturalmente, ele já havia participado de reuniões de pais e professores. Nunca tinha entrado numa escola com o objetivo de estudar o espaçamento entre as crianças. Pediu que a esposa providenciasse um encontro com um professor no horário de funcionamento da escola. Durante aquele dia inteiro, desde o instante em que entraram no carro, ele enxergou o mundo de uma perspectiva totalmente nova. *Veja!*, disse ele, enquanto passavam por crianças à espera do ônibus escolar. *Veja o modo como os meninos ficam no ponto de ônibus. Quando adultos estão no ponto de ônibus, eles mantêm uma distância entre si. Crianças são como aqueles personagens que falavam perto demais em* Seinfeld. Ele e Debra entraram na escola. *É um mar de humanidade. Eu poderia caminhar sobre tantas cabeças!* Ele observou o modo como corriam e pulavam nas costas uns dos outros e se comportavam de um jeito que ele não se comportava mais. *São muito diferentes. Não são pequenos adultos. Têm uma noção diferente de espaço.*

Por fim, os dois chegaram à sala de aula onde o professor os aguardava. Carter não gostava da forma como os adultos eram obrigados a sentar nas carteiras de crianças durante as reuniões entre pais e professores, mas, naquele momento, não se importou, pois aquilo permitia que ele percebesse como os estudantes ficavam amontoados durante a aula. Enquanto o professor falava, ele estendeu os braços nas duas direções. Disse a si mesmo: *É 1 metro. Posso tocar na pessoa que está a meu lado.* Ao sair da escola, ele viu um ônibus e embarcou com uma fita métrica. Os assentos tinham 1 metro de largura. "Estimam que os quadris das crianças têm, em média, 33 centímetros, e ficam três crianças em cada assento", disse ele. O corredor era mais estreito do que o corredor de um ônibus comum. Os paramédicos sabiam que não deviam entrar num ônibus escolar com uma maca de tamanho normal, descobriu ele depois, porque ela não passava no corredor. "Eu não poderia projetar um sistema melhor para a transmissão de doenças do que o nosso sistema escolar", disse ele depois da visita.

Até aquele momento, ninguém tinha realmente percebido o que as escolas tinham de diferente, pelo menos do ponto de vista de um estrategista pandêmico. O modelo de Glass tinha sido fundamental para apontar nessa direção. *Por quê?*, perguntava-se Carter. *Por que não viram isso?* Então a resposta ocorreu a ele. *Viram tudo com olhos de adultos. Esqueceram-se do mundo em que os filhos vivem, do mundo em que já viveram.* Os adultos imaginavam que seus espaços eram mais reduzidos do que eram e os espaços das crianças, maiores do que eram. Os especialistas que haviam passado pela sala de planejamento pandêmico da Casa Branca às vezes mencionavam a densidade do ambiente de trabalho moderno e a possibilidade de, em caso de pandemia, haver a necessidade de trabalhar em casa. "Eram pessoas realmente inteligentes", disse Carter. "Líderes nacionais nos campos das infecções e da epidemiologia. Diziam de imediato: 'Claro que precisamos fazer alterações no ambiente de trabalho. Home office.' Mas, mesmo com todos aqueles malditos cubículos, os escritórios estão longe de ter a mesma densidade de uma sala de aula." Depois de algum tempo, ele decidiu que o problema era a mente humana. "Esqueceram-se da infância", comentou ele. "Os adultos se esqueceram de como é ser uma criança."

Para ilustrar o que pensava, ele criou uma imagem de uma casa de 240 metros quadrados, mas com a mesma densidade populacional de uma escola norte-americana, e depois transformou-a num *slide*. "O espaçamento das pessoas se as casas fossem como as escolas" era o título no alto. O interior de uma típica residência de uma família norte-americana de repente ficava bem parecido com um campo de refugiados ou com uma agência do Detran num dia de muito movimento. "Não existe nenhum lugar, nada, com a mesma densidade social das salas de aula, dos corredores escolares, dos ônibus", disse Carter.

Quanto mais Carter e Richard aprendiam, mais empolgados ficavam. "Imagine se pudéssemos influenciar o clima", escreveu Carter num de seus longos memorandos. "Imagine se tivéssemos a capacidade de reduzir uma tempestade de categoria 5 para uma de categoria 2 ou 1... Embora o governo federal não esteja no limiar de ter a capacidade de reduzir de forma significativa a potência de um furacão, ele está no limiar de fazer exatamente isso diante de outro desastre natural... a gripe pandêmica." De sua parte, Richard começou a fazer palestras para pequenos grupos de pessoas importantes sobre a forma como o modelo confirmava o palpite de que havia o que fazer para ganhar tempo antes da chegada de uma vacina. Ele criou um nome para a estratégia: *Targeted Layered Contention* [Contenção Dirigida em Camadas]. TLC.

A ideia básica era a mesma subjacente na abordagem de Carter em relação ao erro médico. Nenhuma intervenção isolada seria capaz de interromper o curso de uma doença semelhante à gripe, assim como não havia uma medida de segurança isolada que impediria a um médico substituir o quadril direito quando o problema estava no esquerdo. O truque era misturar e combinar estratégias em reação à natureza da doença e ao comportamento da população. Cada estratégia era mais uma fatia do queijo suíço. Com fatias suficientes, alinhadas de forma adequada, não se veriam os buracos. Com qualquer doença semelhante à gripe, o fechamento das escolas do pré-escolar ao ensino médio seria uma das fatias, mas havia outras. "O que o modelo de Bob nos permitiu fazer foi testar nossas intuições e ver quais ferramentas poderíamos usar com sucesso", disse Richard. *"Diga-me quando funciona. Diga-me quando falha."* As estratégias fracassavam quando um vírus tinha uma taxa reprodutiva superior a 3* — quando cada infectado infectava mais de 3 pessoas, ou quando a taxa de adesão às medidas era inferior a 30%. "Se a infecciosidade aumenta tanto assim, as intervenções podem ser anuladas", disse Richard. "Mas o modelo de Bob nos mostrou que tínhamos essa ampla margem de erro."

Carter passou a cavucar furiosamente a questão do fechamento das escolas e, quando ele começava, geralmente só parava quando chegava na China. Dessa vez, enquanto cavucava, um monte de gente começou a berrar com ele. "Quando comecei a estudar as escolas, eu já estava ouvindo objeções", disse Carter. *"Isso nunca vai funcionar. Os jovens vão começar a se encontrar nos shoppings. A criminalidade vai disparar. As crianças pobres vão passar fome. Ninguém vai conseguir trabalhar com os filhos em casa."* Lá estavam eles, no interior da Casa Branca, fazendo exatamente o que o presidente dos Estados Unidos pedira, com verbas alocadas pelo Congresso dos Estados Unidos. Mas o que ocorria era que ainda precisavam persuadir muitos céticos na saúde pública, na educação, na gestão de emergências e em outras instâncias do gover-

---

* "R zero" ou R0 é a abreviação da ideia. Define-se como o número de infectados, em média, por cada infectado no início da epidemia, antes que tenha sido feita qualquer tentativa de intervir com medicamentos ou distanciamento social. R0 será alterado se as pessoas mudarem de comportamento, ou se obtiverem imunidade. Há necessidade de um segundo conceito: "R0 efetivo". É a expressão empregada para a taxa de reprodução em determinado momento do tempo. Para contextualizar um R0 de valor 3: a linhagem que causou a pandemia de gripe de 1918 tinha um R0 entre 1,8 e 2,1.

no norte-americano sobre a validade da sua estratégia. Ela nunca funcionaria se ficasse guardada em alguma prateleira na Casa Branca. Era preciso que muita gente acreditasse nela, e já havia muita gente que não acreditava. "Eu entregava coisas para eles", disse Bob Glass. "Eles transformavam tudo em gráficos, iam dar palestras. E saíam da sala depois de provocar risos."

*

Em algum momento, Richard e Carter perceberam que precisavam mudar a mentalidade de todos os que trabalhavam na saúde pública e em seu entorno. Para isso, teriam de, em primeiro lugar, mudar as mentalidades dentro do CDC. O CDC se encontrava no topo do sistema de saúde pública do país. De algumas formas, se encontrava no topo do sistema de saúde pública *mundial*. Líderes de toda parte procuravam sua orientação. Mas havia um motivo para Rajeev não ter convidado o CDC a se juntar à equipe que criaria uma nova estratégia para pandemias. Qualquer estratégia sonhada pela Casa Branca teria de ser necessariamente original, pensou ele, e aqueles que já se consideravam especialistas no assunto seriam os menos capazes de ter pensamentos originais. Ficariam limitados pela noção de já saber tudo o que se devia saber sobre controle de doenças, e se sentiriam ameaçados pela possibilidade de, na verdade, não saberem. E talvez fosse verdade. Mas isso criou uma tensão entre aqueles dois médicos que iam criando tudo pelo caminho e aqueles que se consideravam as autoridades mundiais no controle de doenças.

Enquanto concluíam o plano, Carter teve uma primeira experiência com a condescendência do CDC. Havia um último capítulo a ser escrito, sobre a forma de manter em funcionamento as grandes instituições, públicas e privadas, durante uma pandemia. De alguma forma, todos na equipe concordavam que aquilo precisava ser incluído no plano, mas ninguém queria escrevê-lo. Certo dia, Rajeev passou por lá e perguntou a Carter sobre aquilo a que todos se referiam simplesmente como sendo o "capítulo nove".

— Não há nada no capítulo nove — disse Carter.

— Escreva — retrucou Rajeev.

— Não sei porra nenhuma do assunto.

— Escreva como achar melhor — respondeu Rajeev. — Ninguém entende mesmo.

Carter pensou: *Isso é uma chatice. É por isso que caiu no meu colo.*

Acabou escrevendo. Passou o que escrevera por um programa de computador criado por ele para identificar inconsistências às normas do grotesco manual de estilo do governo norte-americano e depois despachou-o para receber comentários das agências relevantes. O documento voltou depressa. Todas as frases estavam com rabiscos vermelhos e eram contestadas. "A única coisa que não tinha sido rabiscada era o título", disse Carter. Ele folheou os comentários, e viu que a maioria vinha da mesma pessoa do CDC. Seus comentários não eram calorosos nem encorajadores. Carter os entregou a Richard, e Richard telefonou para a mulher do CDC; depois voltou e disse: "Ela nem quis me atender." Em geral, quando se dizia que você era fulano de tal, chamando da Casa Branca, a pessoa do outro lado da linha costumava demonstrar pelo menos um mínimo de respeito. "Quem é essa filha da mãe?", perguntou Richard. "Não faço ideia", respondeu Carter. "Mas vou descobrir."

Na semana seguinte, em vez de voltar para Washington, Carter visitou uma das instalações ocupadas pelo CDC. Ele morava em Atlanta fazia quase uma década, mas nunca tinha entrado ali, nem conhecia nenhum de seus funcionários. No caminho, ele se acalmara um pouco e relera os comentários da mulher do CDC. Talvez vinte pessoas do governo federal tivessem feito críticas ao que ele escrevera; as delas eram as únicas que sugeriam um real conhecimento do assunto. "Todos os comentários feitos pelos outros eram coisas estúpidas, como trocar 'feliz' por 'alegre'", comentou ele. "Tudo o que ela dizia fazia sentido." Ficou surpreso ao descobrir como a mulher se encontrava perto da base na hierarquia do CDC. Quando ele ligou, transferiram-no nível por nível, descendo uma longa escada. Mas a mulher tinha um nome: Lisa Koonin.

*

Lisa Koonin tinha sido criada em Atlanta nos anos 1960. Aos 14 anos, um médico removeu seu apêndice, e ela decidiu naquele momento que queria ser capaz de fazer aquele tipo de coisa para outras pessoas. Confessou sua ambição para um orientador de sua escola. O orientador lhe disse que, se quisesse ter uma família, ela não poderia ser médica, mas talvez pudesse se tornar uma enfermeira. Ela se tornou enfermeira. Depois de concluir os estudos, cuidou de uma unidade de enfermagem pediátrica no Douglas General Hospital e fez mestrado em saúde pública. Sua tese estabelecia que erros cometidos por anestesistas estavam matando mulheres no parto. Era um trabalho inteiramente original, e aquilo levou o CDC a lhe oferecer um emprego numa unidade que estudava mortalidade materna. Nas duas décadas seguintes, ela foi promovida algumas vezes no CDC, mas nunca subiu tanto quanto teria subido caso fosse médica. Permanecia como apenas mais um entre 12 mil soldados da infantaria dali. Adorava o lugar e admirava seus funcionários. Mas vivia sob a sombra de uma vida que ela não havia vivido.

Na época em que Carter foi visitá-la, ela encabeçava uma unidade sem graça dentro de algo chamado de Divisão de Parcerias e Alianças Estratégicas. Trabalhava com grandes empresas para induzir os funcionários a ter uma saúde melhor pagando, por exemplo, as vacinas contra a gripe ou o chiclete de nicotina para que parassem de fumar. Recentemente, havia sido encarregada de criar uma lista de coisas que as empresas deveriam fazer para se preparar diante de uma pandemia. Não podia obrigar ninguém a fazer nada, mas o prestígio do CDC era tamanho que, em geral, as pessoas recebiam bem seus telefonemas. A lista deu a ela uma visão dos desafios que as empresas poderiam enfrentar caso uma doença grave afetasse o país. Depois de concluir, recebeu um telefonema de seu chefe perguntando se poderia fazer a revisão de um trabalho relacionado com sua lista, algo que tinha acabado de chegar da Casa Branca. "Já há alguma coisa esquisita aí", comentou ela. "Normalmente é o CDC quem cria a estratégia."

Ela viu que o documento da Casa Branca já havia passado de mão em mão, de cima para baixo, dentro do CDC, passado adiante por gente que não queria lidar com ele, até que finalmente tinha chegado a ela, de forma um tanto surpreendente. "Eu era ninguém", disse ela. "Não tinha posição nem poder." Abriu-o, marcou tudo o que achou que estava errado — o que era basicamente tudo — e devolveu-o ao chefe. "Eu era meio que um personagem típico do CDC. Tudo era não, não, não. Tudo tinha de estar certo. E tinha de estar tão certo de modo que não estivesse errado."

Quando um dos autores do documento ligou direto para ela, Lisa suspeitou que era uma espécie de trote. "Ele diz: 'Aqui é Richard Hatchett, da Casa Branca.' Eu disse: "Claro. Sei." Acho que minha autoimagem me dizia que ninguém da Casa Branca telefonaria para mim." Estava tão convencida da sua falta de importância para receber esse tipo de atenção que havia desligado na cara do sujeito. "Não fui simpática", disse ela. Agora, a Casa Branca fazia uma visita na pessoa de Carter Mecher; por isso, Lisa Koonin não tinha como negar que a Casa Branca queria falar com ela. Mesmo assim, preparou-se para permanecer antipática. Tinha uma imagem pouco lisonjeira do "cara da Casa Branca". Terno azul. Cheio de si. Metido.

Três horas depois, ela já havia mais ou menos concordado em escrever o capítulo 9 para Carter Mecher. "Fui com a cara dele na hora", recordou-se. "Não era um sujeito metido a besta. Era um cara de camiseta, com graxa nas unhas. Não era um canalha." Lisa achava que os médicos que paravam de tratar pacientes e entravam para a saúde pública precisavam passar por uma transformação. "Eles deixam de cuidar de um indivíduo e passam a cuidar da sociedade inteira", disse ela. "Nem todos conseguem dar esse salto mental, mas Carter tinha conseguido. Dava para dizer que ele estava mesmo preocupado em salvar vidas." Carter tinha um ar de humildade autêntica. "Ele dizia: 'Não entendo dessas coisas, e acho que você entende. Preciso de sua ajuda.' Eu vinha trabalhando havia muito com um bocado de gente que me tomava por insignificante. Por isso, eu disse: *Ele está tentando fazer coisas boas. Vou ajudá-lo.*"

Pouco depois da visita de Carter, um dos chefes pediu a ajuda de Lisa numa cerimônia de premiação. O CDC parecia mais uma instituição acadêmica do que um órgão de burocracia governamental. "A cultura do CDC é a de ser muito humilde e nunca se gabar de nada. Chega a um ponto de às vezes ser ridículo", disse ela. O CDC tinha uma afetação miserável nesse assunto, com gente vestindo calças cáqui e sandálias de cortiça esperando graciosamente por um reconhecimento tácito. O status no controle de doenças não vinha de se estufar o peito, mas da assinatura de trabalhos acadêmicos. Naquela cerimônia específica de reconhecimento tácito, o papel de Lisa era segurar a placa enquanto o diretor do CDC explicava a importância da pessoa prestes a recebê-la. Enquanto aguardava nas sombras, no fundo do palco, seu BlackBerry começou a zumbir. Constrangida, ela o jogou para um colega que estava nos bastidores. "Ele começa a ficar maluco", disse Lisa. "É a Casa Branca!!!! É a Casa Branca!!!!!" Lisa saiu do palco e olhou para a mensagem de Carter. "Quero convidar vc p/ reunião na CB quinta à tarde", dizia o texto. "Preciso explicar."

Ao chegar aos portões da Casa Branca alguns dias depois, ela estava tão nervosa que telefonou para Carter do lado de fora e disse: "Nunca estive aqui! Precisa se encontrar comigo na rua e me acompanhar!" Aquela primeira reunião foi, na verdade, um pouco constrangedora. Um chefão do CDC — mais ou menos o chefe do chefe do seu chefe — também estava presente. "Ele me olhou quando eu entrei e disse: 'O que você está fazendo aqui?.'" Ela se perguntava a mesma coisa. Havia apenas algumas pessoas na sala, e pareciam importantes. Tinham vindo ouvir Richard explicar o que ele e Carter andavam fazendo. Carter tinha dado a ela a mais vaga das ideias. Agora ela ouvia toda a história. "Fiquei boquiaberta", disse Lisa. "O que me deixou boquiaberta foi a ideia de empregar simultaneamente múltiplas estratégias semieficazes. Não havia uma bala de prata. Naquele momento, eu disse: 'Isso é importante. Tem fundamento. Não é meu trabalho. Não estou nem aí. Vou trabalhar nisso.'"

Em breve, ela passou a frequentar a ponte aérea Atlanta-Washington. A equipe de Richard e Carter se tornou a equipe de Richard, Carter e Lisa. Em Lisa, eles encontraram o primeiro vínculo real com o CDC. Ela sabia como suas ideias eram radicais, e como seria difícil vendê-las para os norte-americanos que ficariam encarregados de implementá-las no caso de uma pandemia. "Havia o jeito do CDC de fazer as coisas", disse ela. "Era vacinar e isolar. E a proposta não era essa." Ninguém no CDC pensava no modo como o governo, no caso de uma pandemia mortal, poderia distanciar as pessoas umas das outras, desse jeito ou daquele.

Na semana da publicação do plano, Carter pediu a Lisa que pegasse o avião para uma reunião no Departamento de Saúde e de Serviços Humanos. Era a primeira vez que Richard venderia a ideia da Contenção Dirigida em Camadas fora da Casa Branca. A plateia incluía pessoas que haviam escrito o plano pandêmico original que enfurecera George Bush, especialistas em vacinas de variadas agências, representantes do CDC e, o que era mais alarmante, o lendário D. A. Henderson. Ninguém se deu o trabalho de fingir delicadeza. "Simplesmente deram uma surra nele", disse Lisa. Bob Glass e seu modelo em miniatura não faziam a mínima diferença: as pessoas do governo norte-americano que seriam encarregadas da execução de variados aspectos de qualquer estratégia pandêmica achavam que todos os modelos de controle de doenças eram uma baboseira. Achavam que o fechamento das escolas era uma estupidez. Não acreditavam que aquelas chamadas intervenções não farmacológicas seriam capaz de contribuir com nada além de prejuízo econômico. "O argumento era o de que não dispúnhamos de dados do mundo real", disse Richard. "Que eram apenas modelos." O subtexto de todas as críticas dizia: *Somos os especialistas e vocês não são*. Depois da reunião, Lisa deu um apelido a Richard: *Piñata*.

Àquela altura, os outros integrantes da equipe original de planejamento pandêmico já haviam deixado a Casa Branca e voltado para seus antigos empregos. Richard achou que talvez fosse melhor retornar a seus estudos sobre o efeito da radiação no corpo humano. "Tinha me tornado excessivamente identificado com os argumentos", disse ele, "e era fácil demais me atacar como sendo o sujeito maluco com as proposições malucas". Carter, por outro lado, de algum modo conseguira se manter afastado das polêmicas. Passara seis meses na Casa Branca, editara o plano inteiro, escrevera grandes trechos e ajudara a conceber uma estratégia para controle de doenças que parecia enfurecer todas as agências no governo federal. Mas tinha aquela curiosa capacidade de permanecer invisível. Rajeev também achou que Carter teria as melhores condições de vender uma nova ideia. "As pessoas criavam objeções ao que ele escrevia", disse ele, "mas ele já havia pensado em tudo, e antecipado as objeções. Carter não descarta as questões de ninguém. Aceita que essa é a realidade de outra pessoa".

No rastro da publicação do plano, Rajeev aceitou um convite de Harvard para subir ao palco e debater a pandemia de 1918 com John Barry, autor da obra definitiva sobre o acontecimento. No dia anterior ao da conversa, ele pediu a Carter que fosse em seu lugar. Carter, de sua parte, não compreendeu inteiramente por que, de repente, ele seria lançado sob a luz dos holofotes. "Eu disse: 'Que merda. Não li o livro desse cara'; por isso, corri até uma livraria, comprei um exemplar e li naquela noite." Enquanto lia, ele viu que boa parte da mortandade descrita ocorrera na Filadélfia, que era a terceira maior cidade do país na época. Em apenas 5 semanas, no outono de 1918, morreram 12 mil pessoas. Cadáveres se empilhavam como toras de madeira à porta do necrotério municipal, outros apodreciam nas ruas. A cidade fechou as escolas, proibiu aglomerações públicas e usou máscaras — e sofreu a mais alta taxa de mortes no país. Era por isso que todo mundo pensava que o distanciamento social era um desperdício de tempo. Mas o que mais impressionou Carter foi a lentidão da reação dos líderes da Filadélfia, mesmo depois de saber que um vírus mortal espalhava-se de forma descontrolada em sua cidade. No entanto, ele também viu que outras cidades obtiveram resultados radicalmente diferentes. A doença varrera St. Louis também, por exemplo, mas com uma taxa de mortalidade que era a metade da verificada na Filadélfia. Por que isso aconteceu? Ninguém parecia saber. Historiadores médicos supunham que St. Louis e outras cidades podiam ter experimentado uma versão mais branda do vírus no ano anterior, e ficado com alguma imunidade.

Carter participaria do painel com John Barry no dia seguinte. "Tive uma interessante discussão com John Barry hoje", escreveu ele posteriormente para seus superiores na Casa Branca. "Barry não é adepto da modelagem, e acha que o fechamento das escolas seria ineficiente." Mas prosseguiu: "Encontrei no livro dele coisas que nunca teria reparado se tivesse lido antes de nossas reflexões sobre a proteção comunitária." Em seguida, Carter disse que queria ver o que conseguia encontrar por conta própria sobre o que realmente acontecera nos Estados Unidos em 1918. "Vou brincar um pouco com isso."

No dia seguinte, enviou não apenas para Rajeev, mas também para Richard e Lisa, um memorando de treze páginas, digitado em espaçamento simples: "Análise do Surto da Filadélfia em 1918". Ele havia procurado algumas das fontes originais de Barry — trabalhos acadêmicos, antigas matérias de jornal, e assim por diante — para descobrir em que ponto os diversos líderes locais tinham imposto restrições à vida social. "Eu me sentia muito como um paleontologista que descobriu um fragmento de osso e que, a partir daí, tentava reconstruir o animal inteiro", escreveu ele. "O 'registro fóssil' mais completo fornecido por Barry era para a Filadélfia. Entretanto, até mesmo esse registro era incompleto [...]. Fui capaz de descobrir outros 'registros fósseis' quando busquei novas pistas na internet." No fim, ele pôs frente a frente tanto as mortes quanto as restrições impostas para impedi-las, e viu que, quanto mais cedo fossem impostas restrições em qualquer surto, menor era o número de mortes. No caso da Filadélfia, escreveu ele, "o fechamento das escolas e das igrejas e a proibição das reuniões públicas e de grandes aglomerações ocorreram relativamente tarde na epidemia" — quase um mês depois da eclosão e uma semana antes do pico. Ele se perguntava se outras cidades teriam reagido mais depressa, e se essas reações específicas poderiam explicar a imensa variação nas taxas de mortalidade de cidade a cidade.

Dois dias depois, ele escreveu para Lisa e a informou. "Outros usam as histórias no livro de Barry para fundamentar a posição de que o controle de infecção e as medidas de distanciamento social seriam ineficazes", escreveu ele. "No voo de volta para Atlanta, examinei o livro de Barry com cuidado, e tentei reconstruir os eventos numa cidade que foi particularmente muito atingida...

a Filadélfia. A moral da história é a de que qualquer um que utiliza a experiência da Filadélfia em 1918 para defender que as medidas de controle de infecção e distanciamento social seriam de pouca utilidade precisa reconhecer como foi ineficiente a reação geral na Filadélfia, e como tais medidas foram instituídas tardiamente (a uma semana do pico epidêmico e depois de já haver dezenas de milhares, ou talvez centenas de milhares, de pessoas já doentes)."

Carter e Richard estavam novamente em ação, com Lisa ao lado, mas sem o conhecimento de seus superiores no CDC. "Ela sempre dizia: 'Por favor, vamos manter isso entre nós'", recordou-se Carter. "Todos nós tínhamos feito um pacto de sangue... Precisava haver absoluta confiança entre nós." Em breve, Lisa corria de um lado para outro dividindo-se entre seu trabalho oficial, no CDC, e a função noturna, vasculhando arquivos de jornais locais, com acesso pago do próprio bolso, para descobrir exatamente o que havia acontecido em 1918. "Eu me sentia como se estivesse numa caça ao tesouro", comentou ela. "O ouro era qualquer menção nos jornais ao fechamento de escolas e de bares, ou pedidos para que os moradores ficassem em casa." Richard, num novo emprego, dava um expediente adicional nas prateleiras da Biblioteca do Congresso, mas decidiu que deveriam trazer alguém que soubesse como criar um trabalho acadêmico. "Carter e eu éramos apenas dois bufões que não sabiam como fazer um teste de significância estatística nem que ele nos desse uma mordida", disse Richard. Carter inventou um nome para o que os dois faziam. "Epidemiologia caipira", era como chamavam.

Levou apenas alguns meses para que conseguissem reconstituir o que realmente havia ocorrido em 1918. O trabalho apareceu na edição de maio de 2007 de *Proceedings of the National Academy of Sciences*. Marc Lipsitch, epidemiologista de Harvard, coautor e amigo, fez o trabalho estatístico e as outras coisas que fizeram com

que o artigo parecesse ter sido escrito por acadêmicos de verdade.*
Sob o título "Intervenções de saúde pública e intensidade epidêmica durante a pandemia de gripe de 1918", o trabalho revelava pela primeira vez a importância do *timing*, uma questão de vida e morte, nos resultados daquele ano. As cidades que intervieram imediatamente depois da chegada do vírus tiveram bem menos casos de doença e morte. Os primeiros casos de gripes na Filadélfia foram registrados em 17 de setembro. O primeiro caso só apareceu em St. Louis em 5 de outubro — que, por acaso, também foi o dia em que o cirurgião geral dos Estados Unidos, Rupert Blue, finalmente reconheceu a gravidade da doença e recomendou que os líderes locais tomassem providências a respeito. A taxa de mortalidade em St. Louis foi a metade da verificada na Filadélfia porque os líderes de St. Louis usaram a cobertura fornecida pelo governo federal para distanciar seus cidadãos uns dos outros.

Isso não queria dizer que todos em St. Louis apreciaram as medidas. "Estamos lendo os jornais em St. Louis", disse Richard, "e eles sabem que é verdade que estão tendo uma experiência melhor do que a de outras cidades. Mesmo assim, não conseguiram manter as intervenções em vigor por mais de quatro a seis semanas". O trabalho analisava os efeitos dessa incapacidade, e demonstrou que as cidades norte-americanas que cederam à pressão dos interesses comerciais para relaxar as regras de distanciamento social

---

* Lipsitch, cujo nome constava no trabalho, achou divertido o convite para colaborar, apesar de um pouco excêntrico. "Ninguém estava pensando naquele assunto", disse ele. "Você só faz uma pergunta quando tem um motivo." Mais tarde, um monte de gente teria motivos para fazer a pergunta. Até 26 de outubro de 2020, entre os 86.622 trabalhos ranqueados vindos de *Proceedings of the National Academy of Sciences*, este era o oitavo mais citado. Lisa Koonin assinava os primeiros esboços, mas, para seu nome aparecer na publicação final, ela solicitou a aprovação do CDC. Em algum momento, ficou evidente que o processo de aprovação do CDC atrasaria a publicação de tal forma que os acadêmicos que Richard havia trazido para ajudá-los no início, e que decidiram competir no tema, acabariam publicando antes. Aquilo deixou Lisa maluca: a ideia toda tinha vindo de Carter. Por isso, ela pediu a Carter e a Richard que retirassem seu nome. "Agradecemos a Lisa Koonin pela assistência valiosa e infatigável", escreveram no final. "O nome dela deveria constar no trabalho", diz Carter.

passaram por uma grande segunda onda. Aquelas que não cederam não passaram por isso. O trabalho oferecia uma confirmação no mundo real daquilo que Bob Glass e outros modeladores matemáticos haviam descoberto em seus mundos artificiais. Independentemente da opinião que se tivesse sobre a estratégia de Contenção Dirigida em Camadas, não era mais possível dizer que não havia dados que comprovassem algum efeito. "Até então, as pessoas que detestavam nossas ideias podiam lançar cortinas de fumaça sobre a modelagem", disse Richard. "Não era possível lançar cortinas de fumaça sobre o que se passara em 1918."

A mensagem mais sutil do artigo aparecia nas entrelinhas: as pessoas têm muita dificuldade para pensar em pandemias. Por que ainda era possível, em 2006, dizer alguma coisa de original e importante sobre o que houve em 1918? Por que tinha levado mais de um século para se ver uma verdade simples sobre a pandemia mais mortífera na história da humanidade? Foi só depois que três historiadores amadores estudaram as diversas intervenções e as variadas mortalidades em cidades norte-americanas específicas que ficou evidente a importância de se adotar as medidas no tempo certo. Carter se perguntava por que tinha sido tão difícil perceber isso. Uma grande parte das respostas, decidiu ele, jazia na natureza da pandemia. Eram processos exponenciais. Se você pegasse uma moedinha de 1 centavo e dobrasse a quantidade de moedinhas todos os dias, durante trinta dias, você acabaria com mais de 5 milhões de dólares: ninguém conseguia imaginar a disseminação de uma doença com mais clareza do que imaginar moedinhas se multiplicando desse modo. "Acho que é por causa da forma como são feitas as ligações no nosso cérebro", comentou Carter. "Pegue um pedaço de papel, dobre-o ao meio, dobre-o ao meio de novo, até completar 50 vezes dobrando-o ao meio. Se um pedaço de papel tem uma espessura de 0,1 milímetro no começo, depois de dobrá-lo 50 vezes, ele fica com mais de 112 milhões de quilômetros." Mais uma vez, parece impossível. A mesma falha mental que leva as pessoas a não perceber o poder dos juros compostos faz com que fiquem cegas à importância de se interferir antes da explosão de um patógeno.

Passaram-se sete meses antes que o sistema de saúde pública dos Estados Unidos ficasse inteiramente convencido do poder do distanciamento social. A história daqueles meses tornou-se muito importante para Lisa Koonin. Ela guardou todos os e-mails e todas as versões das mais de cinquenta apresentações feitas por ela e Carter — para todo mundo, desde o Departamento de Educação até agentes de saúde pública municipais e estaduais que enchiam salões de hotéis. Ela pensava em escrever algum dia um livro sobre o assunto.

O grande tema do livro seria o poder de se ter uma boa história para contar. Lisa, Richard e Carter tinham levado algum tempo para perceber que estavam numa guerra de narrativas divergentes, e que ela seria vencida por aquele com a melhor narrativa. Pessoas da saúde pública que na realidade não sabiam tanto assim sobre o assunto, por exemplo, insistiam que, se as escolas fossem fechadas, todo tipo de coisa ruim aconteceria: haveria um aumento da criminalidade com os jovens nas ruas; faltaria comida para os 30 milhões de inscritos no programa de almoços escolares; os pais não conseguiriam sair para trabalhar, e assim por diante. A sociedade norte-americana dependia das escolas para cuidar das crianças de um modo que teria estarrecido os norte-americanos de outras épocas, como se aquela outra instituição, a família, estivesse fracassando em tal missão. "O que estava implícito na conversa era que as famílias não eram os lugares mais seguros para as crianças", disse Lisa.

Para refutar a argumentação automática sobre os custos do distanciamento social, Carter havia reunido tantos dados de tantas instâncias do governo norte-americano que um agente de saúde pública veterano que passou pela Casa Branca passou a chamá-lo de *Rain Man*. Carter mostrava aos críticos que as taxas de criminalidade, na verdade, caíam nos fins de semana, por exemplo, quando a garotada não estava na escola. *O FBI acompanha todas essas estatísticas*, dizia ele. *O crime juvenil chega ao auge às 15h30 nos dias de semana. Porque os jovens ficaram trancados o dia inteiro, e estão pirando.* Ele mostrava aos críticos exatamente quantos lares precisariam de ajuda para cuidar dos filhos — e não eram tão numerosos quanto haviam presumido. Durante os verões, apenas 2,6 milhões de crianças usavam o programa de almoço escolar: isso não sugeria que o número de crianças sem acesso a uma nutrição adequada seria bem inferior ao número de usuários do programa? Ele apresentou um levantamento que Lisa Koonin organizou, de pais com filhos atendidos pelo programa: apenas 1 entre 7, ou 2,8 milhões, dizia que teria dificuldades para alimentar os filhos se as escolas não pudessem fazê-lo. Se as escolas fechassem, concluiu Carter, o problema não seria da casa de 30 milhões, mas de menos de 3 milhões. Eles poderiam ser alimentados com uma distribuição suplementar de vales de alimentação.

Ele fez esse tipo de procedimento muitas e muitas vezes: pegar um problema que outros consideravam imenso e intransponível e encolhê-lo até parecer administrável. No entanto, não conseguia afetar os profundos sentimentos das pessoas de que não valia a pena o custo de fechar escolas ou de interferir de qualquer modo na vida social norte-americana para diminuir o avanço de uma pandemia.

Houve um momento em que ele e Richard quase desistiram. Depois, decidiram que, em vez de tentar mudar a mente das pessoas, deveriam tentar mudar os sentimentos. Ou melhor, concluíram que a forma de fazer com que os outros mudassem de ideia era tocar no coração. Carter interrompeu os apelos à razão e começou a fazer apelos à emoção — em outras palavras, parou de defender um argumento e começou a contar uma história. Sua história, no fundo, era sobre o vazio deixado pela morte de alguém, em especial quando essa morte poderia ter sido evitada e a vítima era uma criança. Ele pedia à sua plateia que procurasse imaginar a última grande pandemia como um acontecimento emocional. Ele colocou numa tela uma fotografia comovente de uma menina de 9 anos, em 1918, sorridente, vestida para ir à igreja. Depois, descrevia como ela e outras criancinhas acabariam como cadáveres, empilhadas como toras de madeira. Chegou a incluir uma foto da mãe, quando pequena, e a contar a história de sua vizinha. A mulher que morava na casa ao lado tivera quatro filhos. Depois que o terceiro havia morrido de gripe, o agente funerário disse a ela que, se o quarto filho morresse, o enterro seria de graça. A mãe de Carter, na verdade, só tinha nascido em 1928, mas ele estava convencido de que a história era real.

A história que Lisa planejava contar em seu livro seguiria num crescendo até chegar num ponto de virada, uma reunião que durou dois dias, 11 e 12 de dezembro de 2006. Transformou-se num confronto final sobre essa nova, mas também antiga, estratégia para o controle de doenças. Agentes de saúde pública de todo o país haviam se reunido, junto com poderosos do setor privado e do mundo acadêmico, inclusive D. A. Henderson, no salão de um hotel, um pardieiro perto do aeroporto de Atlanta. Os agentes municipais de saúde pública tinham sido os maiores críticos do distanciamento social e, em particular, do fechamento das escolas. Eles teriam de implementar as estratégias e lidar com as consequências.

Àquela altura, vários integrantes do CDC já tinham sido convencidos, inclusive o chefe de Migração Global e Quarentena, Marty Cetron. O apoio, porém, tinha uma condição. A condição era a de que aquelas pessoas no salão do hotel de segunda perto do aeroporto endossassem a estratégia.

Carter falou por trinta minutos para a plateia, e então passou a palavra para Marty, que, afinal de contas, era o especialista em controle de doenças. Depois de Marty concluir, os profissionais de saúde municipais começaram a manifestar a lista habitual de objeções. Foi então que Carter abaixou-se próximo a Marty e sussurrou: "Pergunte o que eles fariam." Ele havia preparado Marty para aquele exato momento. *Quantos de vocês têm filhos ou netos?*, perguntou Marty. Quase todos levantaram as mãos. *Se houvesse uma pandemia parecida com a de 1918, quantos de vocês mandariam os filhos para a escola?*

Um sujeito de algum lugar da Flórida levantou a mão, e, depois, viu que estava sozinho, e logo a baixou. "Então, só as crianças pobres que precisam do almoço deveriam se arriscar a contrair a doença e morrer para ir à escola", disse Carter. "Por que não encontramos outro jeito de alimentá-las para que também possam ficar em casa?"

Foi o momento em que Lisa percebeu que as pessoas *sentiam* a situação. Pararam de pensar como guerreiros da justiça social e se tornaram pais. Era claro que, se houvesse risco real de uma doença ameaçando a vida dos filhos, eles manteriam as crianças em casa, longe da escola! Foi aí, pensou Lisa, que aconteceu o momento em que ela e Carter se entreolharam e disseram "Ganhamos!". Foi o momento em que o CDC aceitou variadas formas de distanciamento social como uma ferramenta viável em qualquer pandemia futura, pois viram que todo mundo aceitaria.

Foi também o momento em que Carter efetuou completamente sua infiltração no CDC. Na manhã após a reunião no hotel, ele se vestiu nos trajes característicos do CDC: sandálias de cortiça, camisa larga e calças cáqui para combinar — ou não. Dirigiu até uma das instalações do CDC em Atlanta. Lá, Lisa fez sua identificação e o conduziu à sala de Marty Cetron. Marty tinha viajado para uma estação de esqui na Europa. Carter sentou-se a uma mesa e, consultando Richard pelo telefone, escreveu a nova política do CDC, que pedia distanciamento social no caso de qualquer pandemia. A natureza das intervenções dependeria da severidade da doença, claro. O CDC recomendava o fechamento das escolas, por exemplo, apenas quando se projetasse que uma nova doença transmissível seria capaz de matar mais de 450 mil norte-americanos. Mas o fechamento das escolas, o distanciamento social dos alunos e a proibição das aglomerações e outras intervenções seriam centrais para a futura estratégia de enfrentamento a pandemias nos Estados Unidos — e não apenas nos Estados Unidos. "O CDC era a principal agência de saúde do mundo", disse Lisa. "Quando o CDC publica algo, não fala apenas para os Estados Unidos: fala para o mundo inteiro."

De volta à Casa Branca, mal podiam acreditar no que havia acontecido. Gente que trabalhava no planejamento de biodefesa observou o CDC e outras agências governamentais norte-americanas com atuação nas respostas a pandemias deixando um comportamento fechado e defensivo em relação ao fechamento das escolas e ao distanciamento social e passando a se abrir para a ideia e aceitá-la. Ken Staley, que supervisionara os planejadores pandêmicos, recebeu uma chamada do CDC no fim de dezembro de 2006. "Ligaram e disseram: 'Só queremos ter certeza de que vai ficar tudo bem entre nós se a gente fizer tudo isso'", lembrou Staley. "Estavam nos perguntando se estava certo fazer aquilo... como se fosse ideia deles o tempo todo. E eu me pergunto: 'Como isso aconteceu?'; e eles respondem: 'Pois bem, estamos aqui com Carter...'" Mais tarde, Staley entendeu o que havia acontecido. "Carter estava meio infiltrado", disse ele. "Ele é meio maluco, faz esse negócio de simplesmente ficar na moita, e as pessoas até se esquecem de que ele é da Casa Branca." Quando Staley e os outros leram o que o CDC queria publicar, a única mudança que conseguiram detectar estava no título. Em vez de "Contenção Dirigida em Camadas", o CDC queria chamar a nova estratégia de "Orientação para Mitigação Comunitária". "Carter não dava a mínima para o nome", disse Staley. "Deixou que mudassem para que se tornasse a ideia deles."

Muito depois de Carter ter deixado o prédio, Lisa Koonin permanecia incrédula. "Ele era da Casa Branca!", disse ela. "E as pessoas se esqueciam de que ele não trabalhava aqui. Eu nunca tinha visto nada parecido. Nunca vi um forasteiro conseguir ficar tão por dentro do desenvolvimento de alguma política do CDC." O truque de Carter era não lembrar a ninguém de onde ele vinha, ou melhor, nem dizer nada sobre si mesmo. "Ele ficava incógnito", disse Lisa. "Não sabiam nem como pronunciar seu sobrenome. Diziam *MII-cher* ou *METCH-er*. Sempre erravam. Carter nunca corrigia ninguém." (Pronuncia-se *MÉ-sher*.) Depois que se foi, as pessoas pareciam se esquecer de que ele havia passado por lá. Em fevereiro de 2007, quando o CDC publicou a nova estratégia, se perguntassem a qualquer um no local quem a havia escrito, responderiam com o nome de alguém de dentro do CDC. Marty Cetron ou talvez alguém que trabalhava para ele.

Isso incomodava Lisa. Se um dia, durante alguma futura pandemia, a nova estratégia salvasse milhões de vidas, ninguém jamais saberia sua origem. Ela achava que deveriam saber. Por isso, na capa da publicação oficial do CDC, em letras tão miúdas que precisavam ser ampliadas muitas vezes antes de se tornarem visíveis, ela marcou as letras *TLC* (de *Targeted Layered Contention*). E guardou os e-mails de Carter. "É engraçado como a vida se desenrola", havia ele escrito num deles. "Sempre me senti um pouco como uma criança em tudo isso, mas ter o olhar de uma criança, um senso de assombro e nenhuma perspectiva arraigada para começar foi o que me permitiu dar alguma pequena contribuição. Nunca precisei desaprender nada."

*

Passados dois meses da publicação da nova estratégia para pandemias do CDC, Laura Glass, então com 16 anos, voltou a Washington, D.C., para participar de sua última competição de ciência. Competição dos Jovens Estudiosos de Epidemiologia, era assim que se chamava. A mãe tinha descoberto o certame de algum modo, e sugeriu que ela inscrevesse o projeto da feira de ciências e fizesse a viagem. Nos seus imensos painéis de isopor, ela havia aprimorado sua declaração de missão. "Seria possível que a mais antiga das estratégias, o distanciamento social, pudesse ser direcionada de tal forma a ter como alvo grupos etários específicos e zonas de alto contato infeccioso dentro de uma rede de contatos sociais, diminuindo assim a disseminação da doença?", escrevera. Nos quadros, ela descrevia aos juízes do evento todo o trabalho que havia feito. Explicou o modelo de computador que havia ajudado a desenvolver, os levantamentos feitos com os cidadãos de Albuquerque, no Novo México, e as descobertas decorrentes do trabalho com a ajuda do modelo. "Descobri que, se as escolas fecharem e as crianças na pré-escola, na escola, e os adolescentes ficarem restritos a seus lares, epidemias que teriam infectado 65% da população PODERIAM SER REDUZIDAS EM QUASE 80%", escreveu ela. "Se os adultos também restringirem seus contatos em trabalhos não essenciais, as epidemias de cepas altamente infecciosas podem ser INTEIRAMENTE CONTIDAS!"

Por algum motivo, ela não recebeu um prêmio. Os juízes nunca fizeram críticas explícitas ao fato de ela ter tido a colaboração do pai. Ela apenas sentiu um tom de desaprovação implícita. Aquilo incomodou seu pai mais do que a Laura, mas ela ainda considerou injusto. Todo mundo que chegava aos mais altos níveis de competição de ciência tinha algum mentor adulto. Por acaso, seu mentor era o próprio pai. "Não tenho nenhum ressentimento", disse ela. "Lembro-me apenas de que me fizeram um monte de perguntas difíceis, e que não as respondi tão bem quanto deveria." Um ano depois, ela foi para a universidade, e decidiu que pertencia menos às Ciências Exatas do que às Humanas. Talvez naquele momento a ciência não precisasse mais tanto dela: as descobertas no coração de seu projeto tinham se transformado em diretrizes oficiais do governo dos Estados Unidos, e saíam do CDC para se espalhar rapidamente pelo resto do mundo.

Cinco
CLARIVIDÊNCIA

Carter observou as pessoas da Casa Branca de Bush escapulirem pela porta dos fundos, uma por uma. "No fim do segundo governo, elas sabem que já acabou", comentou ele. "O que descobri depois é que todas as pessoas inteligentes saem cedo para arranjar empregos." Richard e Rajeev saíram bem antes da eleição. Depois, James Lawler se foi. Lawler era um jovem médico da Marinha que tinha se juntado ao pequeno grupo no fim do governo Bush. Sua função, entre outras, era fazer graça da situação deles. Na porta da sala, ele havia colocado caricaturas que, segundo ele, "capturavam a forma como nos viam". O retrato de Richard era o Sr. Sabe-Tudo de *As aventuras de Rocky e Bullwinkle.* Carter era um sujeito com uma tanga, à beira do rio: o João Batista da resposta pandêmica. Depois que Lawler se foi, as caricaturas se tornaram o único vestígio do antigo grupo. E, depois da eleição de Obama, o edifício inteiro foi basicamente desprovido de humanidade.

No entanto, Carter permaneceu. Não soube ao certo como aquilo aconteceu, mas seu nome apareceu numa lista de especialistas convidados para ficar por mais alguns meses assessorando a nova administração em caso de emergência. Para vender a nova estratégia da pandemia e permanecer na Casa Branca por mais tempo do que os seis meses da licença original da Administração de Saúde dos Veteranos, ele fora obrigado a abrir mão de seu trabalho de cuidar de sistemas hospitalares. Foi um sacrifício doloroso mas necessário, que o deixou sem um papel em seu antigo emprego. "Não tinha para onde ir", disse Carter. "Por isso, aceitei."

E lá estava ele, quase invisível, na mesma sala que ocupava no Old Executive Office Building desde sua chegada, com excelente vista para o Jardim das Rosas e os pousos e decolagens do *Marine One*. Observava os novos invadindo a Casa Branca para substituir os antigos que tinham saído também em bandos. "Era como voltar ao ensino médio depois da formatura", contou ele. "Os prédios são os mesmos, mas as pessoas são completamente diferentes." Todo o trabalho que ele havia feito também tinha sido arrebatado. Ele costumava ter três computadores na mesa: ultrassecreto, secreto e normal. "Vieram, tiraram todos os HDs e colocaram novos", disse ele. "Eles tiram tudo o que é seu. Todos os arquivos antigos são simplesmente reunidos e removidos. Não dá para manter nem os e-mails antigos."

Ele se assombrava com a ineficiência do governo. Tudo aquilo perdido. Milhares e milhares de arquivos, inclusive todo o trabalho que havia feito para divulgar a primeira estratégia mundial para pandemias, simplesmente desapareceram. "Fiquei chocado", lembrou ele. "Não é de espantar que queiram que as pessoas fiquem. Tudo o que sobra do trabalho é o que está nas suas cabeças."

Nem isso foi aproveitado. Carter nunca havia ficado tão ocioso na vida quanto naqueles primeiros meses da nova administração. Divertia-se ao observar como os novos aprendiam a se localizar: o novo diretor do Gabinete de Administração e Orçamento trouxe a namorada para ver seu grandioso escritório novo com uma grandiosa lareira, e fez uma fogueira imensa para impressioná-la — só que a chaminé tinha sido tapada. O prédio foi tomado pela fumaça. Carter andava com fotos dos novos, publicadas nos jornais, e tentava identificar quem era quem, como um observador de pássaros. Pela primeira vez em sua carreira, ninguém queria que ele fizesse nada. Não se tratava de uma indicação política, mas estava vinculado à administração anterior, e, por isso, presumia-se sua irrelevância. "Eu seria considerado... como se diz?... parte do *deep state*", disse ele. "Fazia parte da turma antiga." Não havia hostilidade, apenas indiferença. A turma nova sabia que ele ia embora dentro de alguns meses; então, por que se incomodar?

A funcionária que agora cuidava dele, Heidi Avery, vinda de algum lugar das profundezas da comunidade de inteligência e chamada de assessora adjunta para o presidente em questões de segurança interna, disse que a administração Obama decidira dissolver o Diretório de Biodefesa e incluí-lo em algo chamado Diretório de Resiliência. Para Carter, pessoalmente, aquilo significava apenas uma mudança de um nome banal, de que ele mal conseguia se lembrar, para outro. Em termos de resposta pandêmica, de forma mais geral, ele achou que era um grande erro: daí em diante, as doenças seriam geridas junto com todas as outras ameaças existenciais à vida norte-americana, e, ao lado de ameaças menos chamativas, acabariam relegadas a um segundo plano. O momento de terror de George Bush depois da leitura do livro de John Barry tinha levado sua administração a romper a tradição e a criar um escritório que não pensava em nada além de pandemias. Obama estava prestes a acabar com tudo aquilo. "Ela era durona", comentou Carter, referindo-se à nova chefe. "Disse que, se eu achava que era uma má ideia, deveria escrever um memorando explicando por que seria uma má ideia."

Carter escreveu o memorando sabendo que a equipe de Obama desdenharia dele, e foi o que aconteceu. Depois disso, para a grande diversão de Duane Caneva e Dave Marcozzi, os dois médicos mais jovens do departamento prestes a ser dissolvido e transferido para outro lugar, Carter se ocupou com a escrita da terceira revisão anual do plano pandêmico original. "Eles ficavam dizendo: 'Ninguém, nenhuma pessoa em toda a história da humanidade, vai ler isso'", disse ele. A cada ano, pelos próximos quatro anos, ele escreveu um desses relatórios. Tinham sido dados três anos para que as agências de governo relevantes implementassem as centenas de ações exigidas delas pelo plano pandêmico. Talvez o Departamento de Agricultura levasse apenas alguns meses para educar os criadores de aves a adotar comportamentos que minimizavam o risco de algum microrganismo saltar das galinhas criadas no quintal da granja para as crianças. Levaria anos para que o Departamento de Saúde e de Serviços Humanos renovasse a cadeia de suprimentos de vacinas para que o país não fosse dependente de ovos de galinha para preparar uma vacina para combater a gripe aviária.

Uma noite em abril de 2009, semanas antes da sua saída prevista da Casa Branca, enquanto terminava a revisão anual, Carter recebeu um telefonema de um amigo que trabalhava no Departamento de Saúde e de Serviços Humanos. Ele tinha notícias que achava que Carter deveria saber: uma segunda pessoa no sul da Califórnia tinha testado positivo para o que parecia ser um novo vírus da gripe. O primeiro caso ocorrera dois dias antes, mas ficava a mais de 150 quilômetros de distância do segundo, e as duas pessoas não tinham nenhuma ligação. Ao mesmo tempo, havia relatos perturbadores de uma gripe que matava gente jovem na Cidade do México. Se aquelas mortes fossem causadas pelo mesmo patógeno que aparecera na Califórnia, os casos assumiriam um novo tom. Velhas cepas de gripe provocavam doença esporádica. Uma nova cepa poderia matar milhões. Carter perguntou ao amigo se o vírus na Califórnia era o mesmo da Cidade do México. "Ele disse que era uma pergunta complicada", lembrou-se Carter. "Respondi: 'Deixa disso, você não poderia então me dar uma resposta complicada?'" Ele não quis; por isso, Carter ligou para Marty Cetron no CDC. Marty explicou que os mexicanos tinham enviado amostras do vírus não para o CDC, mas para o governo canadense, e que os canadenses tinham acabado de analisá-las e concluíram que sim, os jovens mexicanos tinham morrido da mesma cepa de gripe que aparecera na Califórnia. E, para falar a verdade, que aparecera no Texas também. Mais dois casos tinham acabado de ser notificados.

Carter desligou e chamou Heidi Avery. Contou à nova chefe que uma pandemia havia começado, e que deveria ser encarada como uma ameaça iminente à segurança nacional. Ela reuniu funcionários experientes da Casa Branca para uma reunião às 7 horas da manhã seguinte e pediu a Carter que fizesse um resumo da situação. No dia seguinte, ele se dirigiu à Ala Oeste, para o escritório de John Brennan, e, sentindo-se um pouco estranho pela presunção, sugeriu ao conselheiro de segurança interna que fosse convocada uma reunião de emergência da cúpula do governo para sinalizar como o presidente levava a doença a sério, e Brennan concordou. Obama havia voltado, em 17 de abril, de uma viagem à Cidade do México na qual havia apertado a mão de um homem que morreu poucos dias depois de algo que alguns suspeitavam ser gripe suína, hipótese que se demonstrou errada. Obama agora queria falar com Carter.

— Qual é o pior cenário possível? — perguntou o novo presidente.
— É 1918 — disse Carter.
— O que aconteceu naquela época?
— Na época, 30% da população se infectaram e 2% morreram. Na situação atual, estamos falando de 2 milhões de mortes.

Explicou em seguida a estratégia de enfrentamento à pandemia para o presidente. Aquela estratégia presumia que o vírus surgiria em algum lugar distante, provavelmente na Ásia, e que os Estados Unidos teriam tempo para se preparar. *Ele se antecipou totalmente ao nosso plano*, explicou Carter. *Já está aqui.* Sentia-se um pouco mal por estar despejando tudo aquilo em Obama, pois o presidente estava lidando naquele momento com uma crise financeira global, duas guerras no estrangeiro e uma luta doméstica de morte em torno da sua proposta de plano de saúde universal. Enquanto falava, Rahm Emanuel, chefe de gabinete de Obama, ergueu os olhos e disse: "E o que vem a seguir? Gafanhotos?".

Depois de soar o alarme, Carter havia dito para Heidi que queria chamar Richard Hatchett e trazê-lo de volta para a Casa Branca. Ela respondeu que providenciaria crachá e acesso para que Richard começasse a trabalhar no dia seguinte. "Assim que a pandemia chegou, ela passou a confiar em mim", disse ele. "Não sei por quê."

*

Vi as primeiras reportagens sobre uma nova linhagem de gripe suína há alguns dias, mas estava tão distante dos meus tempos de combate à gripe, andava tão escolado pelos alarmes falsos, que nem cheguei a lê-las...

Richard havia prometido a si mesmo que manteria um diário de sua vida durante os primeiros anos de cada um de seus filhos, para entregar a eles quando fossem adultos. Havia escrito um diário para o primeiro filho, e depois procrastinou com o segundo, que estava com 3 anos no início de 2009, quando Richard finalmente pôs a mão na massa. Durante o ano seguinte, ele escreveria mil palavras todas as noites, a mão, sem jamais precisar rasurar ou trocar nenhuma delas. Era como se ele caminhasse com parágrafos completamente formados na cabeça, que depois seriam ditados para si mesmo. O registro daquela sexta-feira de abril de 2009 prosseguia:

> *Esta manhã, acordei e vi um e-mail conciso de Carter Mecher, que agora é diretor de Políticas de Prontidão Médica na Casa Branca, que dizia: "Se quiser, me telefone", e fornecia o número de seu celular. A mensagem tinha sido despachada às 23h20 da noite de ontem.*
>
> *O que aconteceu foi que, durante o dia, viera à tona que um sério surto de doença respiratória no México, associada a pelo menos mil casos e talvez com até 60 mortes, principalmente em jovens adultos, tinha sido identificada não apenas como gripe, mas como gripe suína, idêntica à gripe suína no Texas e na Califórnia. Esse vírus era uma estranha combinação das gripes humana e aviária da América do Norte com a gripe suína eurasiana. Possivelmente, algum porco no México, talvez nas redondezas da Cidade do México, tenha servido como cadinho onde esse evento inédito de recombinação havia ocorrido.*

O diário de Richard tinha a intenção de ser um relato da vida doméstica. Depois do e-mail de Carter, ele se tornou um retrato detalhado, em tempo real, do funcionamento interno do governo dos Estados Unidos ao ser confrontado por um novo vírus. A história terminava sete meses depois com Richard, no Salão Oval, recebendo um pedido do presidente Obama para fazer um exame *post-mortem* da pandemia. Àquela altura, dizia-se que o país conseguira se proteger de um tiro. "Não nos desviamos de um tiro", diria Richard ao presidente. "Foi a natureza que disparou contra nós com uma espingarda de chumbinho."

Alguns meses depois do início da pandemia de gripe suína, Richard sentiu que o diário poderia se tornar um valioso documento histórico. Assim que ficou claro que a gripe suína chegaria e partiria como um imenso furacão que se dissipava antes de alcançar a terra firme, ele se tornou algo diferente. Uma mensagem numa garrafa. Uma premonição. Um alerta. Richard emergiu depois de absorver dezenas de pequenas lições e duas grandes — a primeira era muito diferente uma pandemia real daquela imaginada. "A epidemia inteira tem se caracterizado principalmente pela ambiguidade... e, em particular, pelo número de infectados", escreveu ele em 9 de maio, quase três semanas depois de ter voltado a se instalar na Casa Branca. Tudo o que tinham eram aqueles relatos, possivelmente exagerados, sobre a morte de jovens em unidades de tratamento intensivo no México. "A UTI é como um funil", disse Richard. "Ela concentra todo o mal." Mas aquele mal só contava uma parte da história. Também era preciso ver o bem. A taxa de mortalidade da infecção não tinha apenas um numerador (mortes); tinha também um denominador (infecções). Se não se soubesse o número de sobreviventes daquela infecção, não seria possível dizer qual era a letalidade daquele vírus.

Faz duas semanas que iniciamos nossa reação ao vírus, e ainda não temos ideia da força do golpe que ele poderia infligir. Há motivos para otimismo e motivos de preocupação, além de mil motivos para não confiar nas evidências dos sentidos. Chegamos a ver as barbatanas dorsais da fera uma vez, no México, mas agora ela voltou a submergir e os casos que se acumulam dizem mais sobre onde o vírus esteve do que informam para onde está indo.

Curiosamente, os mexicanos adotaram a nova estratégia pandêmica dos Estados Unidos e levaram-na adiante. Fecharam as escolas e promoveram o distanciamento social da população de outras formas que, segundo estudos posteriores, interromperiam a transmissão da doença. O CDC, por outro lado, mandou a mensagem de que cada escola norte-americana deveria tomar sua própria decisão, o que era mais ou menos como dizer que o dever de casa era opcional para um bando de alunos do sexto ano. Algumas escolas fecharam, mas a maioria ficou aberta. Os agentes locais de saúde pública que tinham o poder de fechar escolas não tinham apoio político para fazer o que precisava ser feito. Naquele momento, ficou claro para Richard e Carter que não haveria uma estratégia nacional coesa.

Carter e eu defendemos com muito afinco uma "pausa tática". O CDC achou que "não tínhamos dados suficientes". Tratava--se de uma discussão sobre o princípio preventivo versus o desejo de um cientista que não quer cometer erros, somada à aversão a riscos, que era muito característica dos burocratas da saúde pública. Aquilo estava deixando Carter literalmente maluco.

Richard ajudara a dar credibilidade a toda aquela ideia de empregar modelos matemáticos para prever doenças, e os previsores estavam se tornando especialistas bem aceitos. Em 4 de maio, a Casa Branca convidou Neil Ferguson, do Imperial College de Londres, e Marc Lipsitch, de Harvard, para apresentar o trabalho que faziam. "São os melhores do mundo; são literalmente os melhores do mundo nesse tipo de análise em tempo real", disse Richard. "Eles mostram não apenas aquilo que não se sabe, como também por que não se sabe." Os dois epidemiologistas haviam reunido dados do surto no México. Estimaram a taxa de ataque — o percentual da população mais propenso a ser infectado — por volta de 20% a 30% e a chamada taxa de letalidade, entre 0,1% e 1,8%. Era a diferença entre uma temporada de gripe ligeiramente pior do que o normal e mais de um milhão de norte-americanos mortos, entre eles muitas crianças. Com informações tão parcas assim, era preciso tomar decisões.

A nova estratégia para pandemias insistia na necessidade de fechar escolas antes que mais de 0,1% da população se infectasse. Esse volume de doença era praticamente impossível de ser detectado a olho nu: numa cidade de 100 mil habitantes, uma centena ou menos estaria carregando o vírus. Uma taxa de letalidade de 1% representava uma pandemia aterrorizante. Representava também que, no momento crítico de tomada de decisão, apenas 1 habitante da cidade entre 100 mil teria morrido. Talvez nem tivesse morrido ainda, talvez estivesse apenas estirado num leito de UTI prestes a morrer. Seria necessária uma liderança extraordinária para examinar a situação e dizer: "Fechem tudo." A decisão necessariamente seria impopular e difícil de explicar para o público. Mas era isso o que um líder precisaria fazer. E, em 5 de maio, um dia depois de os estudiosos mostrarem que a força da tempestade ainda era impossível de prever, o CDC tirou a corda do pescoço do líder.

> *O CDC se apressou a emitir orientação hoje para recomendar a reabertura das escolas. A revisão dessa orientação foi anunciada numa coletiva de imprensa em Atlanta [...]. No início do dia, eu vi a secretária [de Segurança Interna, Janet] Napolitano falando na Fox News, aparentemente sobre a gripe suína, com um letreiro que corria na parte de baixo da tela e dizia algo como "O pior já passou!". Com certeza era uma conclusão, e não algo que ela havia dito, mas está claro que se apressaram a descartar a ameaça. É estranho, como algo saído de um filme ruim de ficção científica [...]. [O diretor titular do CDC] Rich [Besser] abaixou-se e soltou a coleira sem saber se ele estava liberando um filhote ou um tigre adulto. A imprudência da decisão, diante das incerte-*

zas, foi assombrosa — na minha opinião, uma falha profunda no cumprimento da missão principal da instituição, que é resguardar a saúde pública.

A partir daquele momento, Richard e Carter passaram a ter dificuldades para obter boas informações do CDC. Imaginaram que o centro enviaria tudo o que sabia sobre a doença para a Casa Branca, só que parecia mais determinado a preservar sua visão privilegiada do surto. Diversas vezes, Richard pegou o CDC enrolando para transmitir os dados sobre a doença e as mortes causadas por aquela nova gripe. Eles tinham de se esforçar para ver o que estava acontecendo.

Vejo que a cidade de Nova York é, no momento, o principal campo de batalha. Há até 300 cadeias de infecção em potencial na cidade, e é concebível que o vírus possa explodir por aqui.

Em 17 de maio, uma semana depois que Richard escreveu essas palavras, Mitchell Wiener, de 55 anos, diretor-assistente de uma escola em Nova York, morreu da nova gripe suína. Mas era impossível dizer o que aquilo de fato significava: era uma morte. O secretário de Educação Arne Duncan tinha dito que faria o que os responsáveis pela saúde pública dissessem. Mas um grupo de especialistas dentro da Casa Branca achava que as escolas deveriam ser fechadas, e outro, no CDC, em Atlanta, achava que não deveriam. Quando Obama perguntou o que deveria fazer, Carter respondeu que ele deveria fechar as escolas até que tivessem certeza da dimensão do problema. Obama, porém, decidiu dar ouvidos ao CDC.

Alguns meses depois, o mistério seria desfeito e a guerra acabaria. Constatariam que a nova gripe era menos letal do que poderia ter sido. O CDC registraria que entre 40 e 80 milhões de norte-americanos tinham se infectado, mas apenas 12.469 haviam morrido. A recomendação deles se justificava, e a decisão do presidente Obama tinha funcionado; em breve, todos se preocupariam com outras coisas e se esqueceriam da pandemia que não aconteceu. No modo de pensar de Richard, o fato de ter funcionado não fazia com que aquela tivesse sido a decisão correta. De forma estranha, era alarmante que tivesse funcionado, pois criava uma falsa sensação de confiança no processo que a gerara. No fim de setembro, ele percebeu que outros compartilhavam o mesmo sentimento.

Uma ideia que se tornou corrente na Casa Branca é a de que teremos uma sorte extraordinária se, como parece cada vez mais provável, conseguirmos nos desviar da bala. Não será por causa da qualidade da reação. Os pré-requisitos do fracasso estavam por toda parte.

O outro aprendizado de Richard na sua segunda temporada de serviço na Casa Branca foi constatar como eram poucas as coisas que o governo conseguia fazer depressa. "Você só tem aqueles botões para apertar quando entra numa crise", disse ele. "Não recebe novos botões. Por volta de setembro, já dava para ver como havíamos posto em prática poucas coisas que eram diferentes das que fizemos no início da pandemia." A vacina, que começou a ser produzida em maio de 2009, semanas depois da detecção da nova gripe, só ficaria pronta para ser distribuída em massa no fim de dezembro. Se o vírus fosse mesmo tão letal quanto parecia a princípio, muita gente teria morrido.

Mas, de certo modo, Richard se sentiu reconfortado. O acontecimento dramatizou a importância do trabalho que haviam feito três anos antes. O governo dos Estados Unidos talvez não tivesse fechado as escolas e empregado outras medidas de distanciamento social, como o México fizera, mas essas coisas eram agora opções reais. O país tinha um novo botãozinho para apertar, e os novos especialistas poderiam decidir apertá-lo. E um especialista, pensava Richard, se destacava entre todos os outros.

Carter parece ser o único sujeito que sabe em que parte do filme nós estamos: está constantemente observando, esquadrinhando, revirando, calculando, refazendo os cálculos.

*

Quando Carter Mecher tinha 11 anos, passara por uma experiência estranha que nunca saíra de sua cabeça, e que, assim que a pandemia de gripe suína teve início, voltou a ocupar seus pensamentos. Corria o ano de 1967. O país vivia naquele nível constante de baixa ansiedade em relação a uma guerra nuclear. Alguns pesquisadores decidiram estudar como as pessoas reagiriam na prática durante um ataque nuclear. Bem no Centro de Chicago, construíram um abrigo nuclear e chamaram voluntários. Por algum motivo, a mãe de Carter havia achado uma boa ideia levantar a mão, e assim, sem que Carter compreendesse perfeitamente, ele, os pais e cinco irmãos foram levados para o abrigo. "Mal há espaço para quatrocentas pessoas", relembrou ele. "Há pisos de concreto sem travesseiros nem cobertores. Para comer, biscoitos salgados, e água com gosto de desinfetante para beber. Há uma luz que é alimentada por uma bicicleta... então alguém precisa pedalar para manter a luz acesa. Mas a bicicleta também aciona um ventilador, e é preciso escolher entre a luz e o ventilador. Faz um calor dos infernos." O único conforto permitido eram os cigarros. Por isso, a fumaça tomava conta do lugar.

Carter e a família permaneceram ali durante três dias. Os pesquisadores os rodeavam, tomando notas. "Queriam observar como seria o comportamento das pessoas", disse Carter. "Por isso, comecei a observar também." O que ele percebeu com suas observações era que nenhuma guerra nuclear seria parecida com aquela situação. "Minha mãe estaria em casa; nós, na escola e meu pai, no trabalho", disse ele. "Estaríamos todos separados. Não saberíamos como ir para o abrigo, e não iríamos para lá." Um cenário bem diferente se desenrolou em sua mente, e deixou-o com a convicção de que abrigos nucleares eram provavelmente uma ideia idiota. "Passar por aquela experiência mudou para sempre minha visão sobre esses experimentos."

Houve um sentimento semelhante no final da pandemia fajuta de 2009. As coisas se desenrolaram de modo diferente daquele que ele havia imaginado. Se tivesse que fazer tudo de novo, ainda diria a Obama para fechar as escolas. A lição que muitos aprenderam com o que houve foi que tinha sido muito inteligente não fechar escolas ou tomar o tipo de ação agressiva necessária no início de uma epidemia mortal para evitar sua explosão. "É como alguém que baixa os olhos para ver o telefone enquanto dirige e se desvia para o acostamento, mas não bate em nada", disse ele. "As lições não são tão fortes e definidas. Se a pessoa tivesse acertado uma caixa de correio ou acabado numa vala e destruído o carro, ela teria aprendido uma dura lição. Se tivesse atropelado e matado um pedestre, provavelmente não ia querer voltar para o banco do motorista por muito, muito tempo. Em todos os casos, porém, a lição é a mesma."

As pessoas não pareciam entender isso. Carter pensou que havia um lado ruim na experiência. "Experiência é cometer o mesmo erro muitas e muitas vezes, mas com confiança crescente", disse ele. A frase não era de sua autoria, mas ele gostava dela.

Quando Carter deixou sua casa em Atlanta para trabalhar na Casa Branca três anos antes, ele havia dito à esposa que estaria de volta em seis meses. Presumia agora que finalmente voltaria para casa — mas, aí, algo de engraçado aconteceu. Heidi Avery, a chefe durona, pediu que ele ficasse na Casa Branca para ajudá-la a pensar em qualquer problema que pudesse aparecer. Carter sentiu que ela talvez tivesse mudado de ideia sobre ele. No início, vinham discutindo o plano pandêmico, e ele compartilhara com ela suas ideias sobre mapas. Eram também suas ideias sobre planos, pois um plano é uma espécie de mapa: um mapa do que se planeja fazer. Ele contou uma história sobre alguns soldados que se perderam nos Alpes. "Estão no meio de uma tempestade de neve", disse Carter. "Um cara encontra um mapa na mochila. O mapa os leva à segurança." O interessante naquela história, para Carter, era que, depois que os soldados se encontraram em segurança e foram capazes de olhar o mapa com mais atenção, perceberam que não era um mapa dos Alpes, mas dos Pirineus. "Um mapa é valioso quando se está perdido", disse ele. "Fornece um ponto de partida." Havia uma analogia com seus primeiros anos na medicina, quando trabalhava numa unidade de terapia intensiva. "O paciente está se enfraquecendo bem diante de seus olhos", disse ele. "Não é possível esgotar as opções. Pois o que se pode fazer quando se acabam as opções? Você entra em pânico. Ter algo diante de si, como um mapa, um plano, uma lista de tratamentos, mesmo que não seja completamente perfeito, é melhor do que nada."

Carter concordou em ficar até o fim do primeiro mandato de Obama. Sempre que apareciam problemas urgentes que necessitavam de reflexões, Heidi Avery procurava Carter e perguntava o que ele pensava sobre o assunto. Deepwater Horizon. Fukushima. O terremoto no Haiti. "Ela dizia: 'Vá em frente e veja o que consegue descobrir; depois, volte e me conte'", lembrou-se Carter. Ela deu a ele um apelido: Batedor. Tipo: "Vá lá, Batedor, e me diga o que ninguém mais está vendo." Ela descobrira que Carter Mecher via coisas que os outros não enxergavam.

No fim de 2011, Carter finalmente retornou para a Administração de Saúde dos Veteranos em Atlanta, e as pessoas de lá logo esqueceram que ele havia trabalhado na Casa Branca, isto é, se é que elas souberam disso algum dia. Ele nunca perdeu o poder da invisibilidade, e havia ocasiões em que tinha certeza de que seus superiores se esqueciam de que ele estava ali. Voltou a ter tempo livre, e passava uma parte desse tempo pensando na próxima pandemia. "Eu me afastei daquela outra dizendo: 'Da próxima vez, não vai ser tão fácil assim'", disse ele. "Todo o esquema baseava-se na suposição de que se saberia se uma pandemia era realmente ruim. E essa era uma suposição terrível. Essa neblina, essa falta de conhecimento, é uma grande parte de tudo. Você quase precisa ser clarividente."

A mente de Carter tateava em busca da analogia perfeita, para que, na próxima vez, ele conseguisse induzir as pessoas a ter uma compreensão diferente. Administrar uma pandemia era um pouco como dirigir um carro esquisito que só acelera ou freia quinze segundos depois que se pisa no pedal. "Ou pense que é como ver uma estrela", disse ele. "É a mesma coisa. A luz que se enxerga foi emitida há muito, no passado. Quando se olha para uma doença, a doença que se enxerga é da semana anterior." O CDC tinha muita gente boa, mas, no fundo, era uma universidade colossal. "Uma instituição dos tempos de paz num ambiente de guerra", descrevia Carter. Seus integrantes eram bons em entender exatamente o que havia se passado, mas, quando chegavam a uma conclusão, a luta já havia acabado. Não tinham interesse nem aptidão para o tipo de clarividência necessária no começo de uma pandemia. No entanto, o centro abrigava agora a estratégia criada por ele e Richard. "Logo, o CDC é a autoridade, e todo mundo vai esperar sua decisão", disse Carter. "E quem vai se opor ao CDC... algum agente de saúde local?"

*

Desde que tinha lembrança, Charity Dean gostava de fazer listas. Rabiscava listas em quadros-brancos, dentro de livros, em pedacinhos de papel e, no caso de suas resoluções anuais de aniversário, até mesmo na parte de trás do retrato da avó, pendurado ao lado da sua escrivaninha, em casa. Muitas de suas listas ficavam na cabeça. Uma delas detalhava mais ou menos vinte coisas que tinham tentado interferir entre ela e seu propósito na vida.

No topo dessa lista específica encontrava-se Junction City, Oregon. Ela havia sido criada numa comunidade agrícola, numa família considerada pobre até pelos padrões locais. "Cresci com a vergonha e o constrangimento de tentar esconder como éramos pobres", disse ela. Nunca tomava banho depois das aulas de educação física, porque tomar banho significava trocar de roupa na frente das outras garotas, e sua roupa íntima tinha buracos. Suas roupas vinham de uma pilha reunida pela igreja frequentada pela família dela — pilha que seria enviada à África, pelos missionários. Sobreviviam graças a vales de alimentação. Charity achava a privação menos dolorosa do que sua incapacidade de disfarçá-la.

Essa igreja era o segundo item na sua lista mental. A igreja comandava a vida familiar, e ela aprendeu a temer seus líderes. "O fato de se tratar de uma igreja aconfessional era importante", disse ela, "pois ela se mantinha independente, diferentemente dos batistas e dos católicos, e deixavam claro que achavam que eles, e só eles, iriam para o céu. Não procuravam os pontos em comum com outras igrejas. Era divisiva e baseada no medo." Ainda muito jovem, ela sentiu que estava sendo adestrada, assim como se faria com um cão, para se tornar uma mulher sem outra ambição além de ter filhos. Aprendeu que, embora houvesse apenas uma estrada para o céu, havia muitas para o inferno. A música secular, por exemplo, que ela era proibida de ouvir. A ciência, outro exemplo. Na aula de ciências do sexto ano, quando chegou a hora de aprender a teoria da evolução, Charity recebeu um bilhete dizendo que ela precisava ir direto para a sala do diretor e esperar lá até que aquelas lições acabassem. As outras crianças que frequentavam a mesma igreja também receberam o bilhete.

O que não queria dizer que ela não aprendia coisas na igreja. Quando tinha 7 anos, missionários que haviam visitado a África vieram e falaram das pragas que testemunharam. Aquela experiência desencadeara uma obsessão: a partir daquele momento, ela quis saber tudo o que podia sobre doenças e os vírus causadores delas. Decidiu se tornar médica antes de conseguir compreender todos os motivos que a impediam de sê-lo. "Não conhecia ninguém que havia se formado num curso universitário de quatro anos de duração", disse ela. "Essa não era a vida das pessoas de Junction City." Seu orientador vocacional na escola disse a ela que as crianças de Junction City não se tornavam médicos, portanto ela deveria mudar de ideia. Em vez de mudar de ideia em relação à sua ambição, ela a guardou. "Aprendi a guardar aquele trunfo junto a mim porque ninguém acreditava nele", disse ela. No último ano da escola, ela ganhou uma tábua de salvação sob a forma de uma bolsa de estudos de uma fundação criada por um magnata local de uma madeireira, voltada para jovens cujos pais não tinham cursado a faculdade. A Fundação da Família Ford, como se chamava, ofereceu-se para pagar seus estudos na Oregon State. "Os anciãos disseram que eu estava desobedecendo ao desejo de Deus ao querer fazer um curso universitário de quatro anos de duração", lembrou-se Charity.

Foi para a Oregon State. A primeira coisa que descobriu depois de chegar e começar a fazer as aulas necessárias para a escola de medicina foi como tinha sido incrivelmente despreparada. Não havia turmas avançadas de ciência em Junction City. Ninguém ensinara a ela como estudar. Seu conselheiro acadêmico sugeriu que ela largasse a ciência e se formasse em artes. Em vez de fazer isso, ela se apaixonou completamente pela microbiologia. Aprendeu que todas as criaturas, até mesmo as mais minúsculas, evoluíam o tempo todo. A evolução não era uma questão de opinião. Tentou explicar isso para seus pais — que o cerne da questão não era se os humanos haviam evoluído ou não, mas como todo o processo tinha começado —, mas eles não quiseram dar ouvidos. Quanto mais ela aprendia sobre ciência, mais se afastava da família e da comunidade e mais pressão sentia para fazer algo que a fizesse tornar a cair nas boas graças deles. "Quando entrei na faculdade, fui excluída", disse ela. "A única forma de voltar era me casando."

Queria muito ir para a Universidade Tulane, para frequentar a escola de medicina. Passou para outras quatro escolas, mas ficou na lista de espera para Tulane. Na página da universidade na internet, viu que a instituição se gabava da diversidade de seus alunos. Escreveu uma carta para o reitor de admissões, contando sobre sua formação e perguntando a ele se a escola já havia admitido alguém como ela. "Eu era uma branca pobre do Oregon. Era tudo o que eu tinha a oferecer." Fez chocolates com o formato do estado natal e enviou-os junto com a carta. "Recebi um telefonema no dia que os chocolates chegaram", disse Charity. "Era de uma mulher que trabalhava com as matrículas. Ela disse: 'Não estou telefonando porque ele ficou balançado pelo que você enviou, mas estamos oferecendo a você uma vaga na Escola de Medicina Tulane.'"

Os líderes anciãos da igreja não ficaram felizes, mas permitiram que ela fosse para Nova Orleans desde que voltasse para Junction City e se casasse com o jovem que haviam aprovado para ela. Então, com 20 anos e um marido a quem não queria, ela se encontrava numa cidade estranha e pecaminosa competindo com estudantes de medicina que haviam concluído estudos em lugares como Harvard e Stanford. Terminou o primeiro semestre entre os melhores da turma. O marido queixou-se para os líderes religiosos que a esposa passava todo o tempo no trabalho. "Ele me disse que eu estava sendo desobediente ao me esforçar tanto", lembrou-se

Charity. "E concordaram com ele. Disseram-me que eu deveria ser uma aluna mediana. Não mais do que isso." Depois do semestre seguinte, quando as notas se mantiveram altas, os líderes enviaram uma carta instruindo-a a abandonar a escola de medicina e voltar para Junction City.

Precisou pensar no assunto, na verdade. Ainda se sentia aterrorizada. "Achei que estava escolhendo entre o céu e o inferno", disse ela. Mas, depois de refletir, ela disse ao marido que queria o divórcio. Ele logo partiu. Em seu lugar, veio uma carta dos líderes da igreja. "Dizia que eu estava morta para eles", confessou Charity. Não havia nada pior na igreja do que ser divorciada, e o rompimento não foi apenas com a igreja, mas com toda a sua comunidade. Os amigos se afastaram; as relações com a família ficaram tensas. "Decidi que preferia ir para o inferno e me tornar uma médica", disse ela. Duas vezes por mês, Charity tinha aquilo que chamava de "o sonho do casamento". No sonho, era o dia do casamento. Ela está atravessando a igreja quando percebe que tudo está errado. O noivo não é o sujeito certo. Ali mesmo, ela anuncia que desistiu e se afasta. "É a decisão que não tive a coragem de tomar", disse ela. "Sempre tomo a decisão no sonho."

Era uma aluna de medicina com 23 anos, morando sozinha, afastada de praticamente todo mundo que ela conhecera antes dos 18 anos. Ao chegar aí, Charity estava apenas no final da Parte 1 de sua lista mental dos desafios enfrentados. A Parte 2 seria mais arrepiante ainda. No entanto, ela não achava que sua lista fosse tenebrosa. Não era uma lista de queixas. Ou, pelo menos, na época em que assumira o posto de vice-secretária de Saúde Pública da Califórnia, a história tinha se tornado necessária para ela.

Davi sempre havia sido seu personagem favorito na Bíblia. Quando menino, ele teve encontros aterrorizantes com leões e ursos, mas aquilo havia lhe dado habilidades. A coragem era uma daquelas habilidades; e Charity considerava a coragem uma habilidade. Sentia-se grata pelos medos que a vida a obrigara a enfrentar da forma que ela pensava que Davi devia se sentir grato aos ursos por prepará-lo para a luta com Golias. "Aquela lista de vinte itens que superei é o motivo pelo qual eu sou uma boa agente de saúde", disse ela. "São meus ursos e leões."

No seu aniversário de 42 anos, Charity preparou sua lista de resoluções anuais. Mais uma vez, precisou encontrar forças na história que contava para si mesma. Muitas coisas estranhas e perturbadoras haviam acontecido no seu primeiro ano como vice-secretária de Saúde Pública da Califórnia. Não faltava drama naquele trabalho. Todos concordavam que ela desempenhara o papel com excelência, e estava no páreo para comandar a saúde pública no estado da Califórnia. O governador Jerry Brown foi substituído pelo governador Gavin Newsom, que dispensou o dr. Smith, o secretário de Saúde que a contratara. Charity havia passado os quatro primeiros meses cuidando do espetáculo para Newsom, certa de que cuidaria daquele espetáculo definitivamente. Newsom, porém, trouxe uma agente de saúde da cidade de Nova York, chamada Sonia Angell. Angell era especializada em doenças crônicas, como a obesidade e a diabete, mas não tinha experiência no controle de doenças transmissíveis.

Sua chegada só fez aumentar a sensação de inquietação de Charity, alimentada por sua experiência em Santa Barbara. A sociedade norte-americana não tinha capacidade de lidar com aquilo que ela sentia que estava se aproximando. "Os Estados Unidos não têm um sistema de saúde pública real", disse ela. "Têm 5 mil pontinhos, e cada um desses pontos obedece à vontade de um representante eleito."

No quarto, sentou-se para escrever as resoluções de aniversário e transferiu-as cuidadosamente para a parte de trás da fotografia da avó, pendurada ao lado de sua mesa em Sacramento. Era 21 de dezembro de 2019. Havia passado os meses anteriores perguntando a si mesma por que fora para lá, mas agora sentia uma premonição. Parecia o sentimento que às vezes tinha no início de um surto no condado de Santa Barbara. "Sempre começa com um caso e com um silêncio sinistro", disse ela. Nenhuma das resoluções dos quinze anos anteriores havia sido mais do que a expressão de seus objetivos pessoais. "Voltar a tocar piano." "Pegar a manha desse novo trabalho." "Ir para a África." Ela começou a lista daquele ano com uma meta profundamente pessoal. Depois, na segunda linha, ela fez uma previsão. "Começou", escreveu ela.

PARTE II

Seis
O TELEFONE VERMELHO

Ele havia acabado de ler as notícias, como todo mundo. Não tinha acesso especial a nenhum surgimento de doenças novas, e ninguém esperaria uma intervenção dele. Tudo o que Joe DeRisi tinha era seu novo laboratório na Universidade da Califórnia em São Francisco (UCSF) e o que parecia, para ele, uma nova arma quase mágica para caçar vírus. Joe descrevia o laboratório como "um paraíso do faça você mesmo". Falava da arma apenas como uma das coisas geniais que faziam — e ainda estavam descobrindo como e onde utilizá-la da melhor forma.

Então, Joe leu sobre o novo surto na China. Em 10 de fevereiro de 2003, o escritório de Beijing da Organização Mundial de Saúde (OMS) recebeu um e-mail sobre uma "estranha doença contagiosa" na província de Guangdong. A moléstia que se parecia com a gripe matava com uma ferocidade que a gripe nunca tivera. Acometia crianças e adultos. Infectava aqueles com conhecimento suficiente para tentar se proteger. Um médico italiano chamado Carlo Urbani, encarregado pela OMS de investigar o episódio, morreu antes de descobrir o que o vitimava. Quando Joe leu sobre o médico italiano, deixou o que estava fazendo de lado e procurou um jeito de entrar nesse novo jogo. "Entramos em contato com o CDC", contou Joe, "e dissemos: 'Temos esse negócio novo com um chip. E talvez possamos ajudar na identificação do patógeno.'"

Àquela altura, semanas depois do surgimento, o CDC desempenhava um dos papéis principais numa investigação frenética. "A princípio, desdenharam da oferta", disse Joe. Nunca tinham ouvido falar de Joe DeRisi nem de seu "negócio com um chip". Foi a última vez que Joe e seu negócio com chip seriam segredo. No ano seguinte, ele receberia uma subvenção MacArthur destinada a "gênios", e o telefone de sua sala tocaria com tanta frequência e com tamanha urgência que ele começou a chamá-lo de "telefone vermelho". Mas para o CDC, em março de 2003, Joe DeRisi não passava de mais um jovem aspirante a pesquisador de bioquímica. Quanto ao negócio com um chip que ele havia criado, fora do laboratório DeRisi ninguém tinha muito conhecimento sobre ele. "Tivemos que literalmente implorar para que o CDC nos enviasse uma amostra do vírus", disse Joe. "E finalmente nos enviaram."

A amostra se encontrava num pedaço de pulmão retirado de alguém que havia morrido da nova doença. Para surpresa de Joe, o CDC enviara o pulmão numa caixa comum da FedEx. Entrega de fim de semana. Até que um novo patógeno fosse formalmente identificado, explicou o centro, ele permanece classificado apenas como mais um pacote inofensivo com material genético. Joe percebeu tarde demais que o Centro de Recepção e Encomendas da UCSF ficava fechado nos fins de semana. Um sujeito num caminhão da FedEx transportando um pedaço de pulmão de um ser humano que falecera recentemente de uma doença mortífera de transmissão por via aérea ficaria rodando em volta do *campus*, buscando uma forma de entrar. Na manhã do sábado da entrega, Joe e seus estudantes de pós-doutorado fizeram uma tocaia nas ruas. Foi Joe o primeiro a identificar o caminhão da FedEx e detê-lo. "Cara!", gritou ele para o motorista. "Você tem uma caixa para o laboratório DeRisi?"

O motorista deu uma olhada nele. Joe, na época, tinha 33 anos, mas podia ter passado por alguém de 23 anos. Aparentemente despreocupado, radicalmente informal. Na maioria dos dias, ele usava o mesmo uniforme composto por tênis de corrida, bermudas estilo cargo e camiseta com alguma coisa aleatória estampada na frente. Poderia passar mais facilmente por um surfista, skatista ou outra categoria de pessoa com o hábito de chamar os outros de "cara" do que alguém com o laboratório de bioquímica próprio e uma nova arma para caçar vírus. A primeira impressão era enganadora. Três anos antes, ele tinha sido selecionado a dedo pelo corpo docente da UCSF para ser dispensado do pós-doutorado, estágio habitual de formação científica, e receber o próprio laboratório — porque ninguém queria que ele desperdiçasse nenhum momento da sua mente. "É uma mente sem fronteiras", comentou Don Ganem, microbiologista e médico da UCSF, que insistira na contratação de DeRisi. "É uma mente interessada em tudo e sem medo de nada. É uma amplitude de frequência difícil de ser compreendida pela maioria das pessoas."

Na verdade, a primeira impressão causada por Joe logo se esvaía. Alguma coisa que ele fazia ou dizia em geral o traía. Assim que o motorista da FedEx foi pegar a caixa — que vinha de um lugar chamado Centro de Controle e Previsão de Doenças, como ele via naquele momento —, Joe enfiou a mão num bolso da bermuda e extraiu um par de grossas luvas de segurança usadas em laboratórios. De repente, ele não parecia mais um sujeito sem qualquer preocupação na vida. Com toda a certeza, ele se preocupava muito em não tocar naquela caixa com as mãos nuas.

Naquele momento, o entregador da FedEx poderia ser perdoado por fazer a seguinte pergunta: se *esse cara* acha que precisa de luvas até para tocar na caixa, por que eu não preciso? Em vez dessa pergunta, ele fez outra: *Ei, o que tem dentro dessa caixa?*

Ah, não é nada, disse Joe.

O motorista voltou a olhá-lo.

Nunca mais vou voltar aqui, respondeu o homem.

Era bem típico de Joe. Um momento que valia por dois, como a hélice dupla do DNA. Não tinha somente um pedaço de pulmão humano, como também uma história engraçada sobre o modo como o obtivera. Então, foi trabalhar. Vinte e quatro horas depois, o laboratório havia identificado o patógeno que matara o dono do pulmão: um novo coronavírus. Em março de 2003, tratava-se de uma notícia chocante. Ninguém tinha ouvido falar de um coronavírus que causasse doença grave em seres humanos. Ele podia ser mortífero para os animais, mas sempre haviam se manifestado como resfriados comuns nos seres humanos. A OMS acabaria dando o nome à doença causada por aquele coronavírus: síndrome respiratória aguda grave, ou SARS [sigla em inglês de *severe acute respiratory syndrome*]. "Depois disso, fiquei viciado", disse Joe. "Disse que queria fazer mais daquilo."

Joe tinha a sensação de que o CDC estava estarrecido com o que o laboratório DeRisi havia feito, e com a velocidade com que o fizera. Parecia mais mágica do que ciência. O CDC acabaria identificando também o novo coronavírus. Mas seus técnicos levariam muitas semanas para fazer o que aquele bioquímico desconhecido da UCSF, sem formação em virologia, havia feito numa questão de horas. "Ninguém sabia da nossa tecnologia, nem o que andávamos fazendo", disse Joe. "Não estava na mente de ninguém." Mas agora estava. Assim como Joe.

Pouco depois da SARS, o telefone vermelho começou a soar. E também começaram a chegar cartas e e-mails com pedidos frequentemente bizarros. Por exemplo, no fim de 2003, Joe recebeu uma mensagem de um homem que alegava ser um oficial veterano da Marinha dos Estados Unidos. *Gostaríamos que viesse para Washington e falasse com os Jason*, dizia a mensagem. Era um recado curto e objetivo, e o objetivo era dizer que "os Jason" queriam que Joe explicasse como aquela nova ameaça biológica atingira furtivamente a humanidade e o modo como seu laboratório tinha sido capaz de identificá-la. "Minha primeira pergunta", disse Joe, "é quem são os Jason?". Ao pesquisar no Google, encontrou principalmente páginas dedicadas a promover teorias da conspiração. "Seja lá qual fosse o QAnon em atividade na época, isso foi tudo o que encontrei", contou Joe. "Todo aquele negócio sobre o *deep state*." Afinal, ele esbarrou numa fonte que parecia pelo menos ligeiramente confiável. Os Jason, segundo a fonte, era um grupo obscuro de cientistas e líderes militares que se reuniam em segredo em Washington, D.C. "Pensei: 'Droga, não posso recusar'", disse Joe.

Alguns meses depois, ele pousou no aeroporto Dulles, onde encontrou um SUV preto com um sujeito da Marinha no interior. Durante a viagem, o sujeito da Marinha praticamente não disse nada. "*Tudo bem, esse cara é esquisito*", disse ter pensado Joe. O carro deixou-os diante de um edifício com fachada envidraçada em Tysons Corner, Virgínia. Um homem por trás de um balcão envidraçado entregou um crachá para Joe. "Reparei que havia um código de cores, e que minha cor era diferente da cor do sujeito da Marinha", disse Joe. O sujeito da Marinha entregou Joe para um cara branco e velho. O cara branco e velho acompanhou Joe pelos corredores, dobrando esquinas, passando por postos de segurança, até que eles finalmente entraram num elevador e desceram. Em meio a um silêncio muito constrangedor, Joe reparou no nome escrito no crachá do homem mais velho: Jason. Como o cara da Marinha, ele era de poucas palavras, mas, enquanto desciam até o que pareciam ser as entranhas da Terra-Média, esse cara, que evidentemente não se chamava Jason, virou-se para

Joe e disse: "É legal, não é?" Depois que Joe concordou que, sim, de fato era legal, o velho disse: "É como descer pela toca do coelho, meu filho."

O velho não disse mais uma palavra até que chegaram no interior de um pequeno auditório. Com talvez 150 lugares, todos tomados por homens brancos e velhos, muitos de uniforme militar. "Eram generais e coisa do gênero", disse Joe. O velho entregou a Joe uma folha de papel com os títulos das muitas palestras que seriam feitas para aquele público no mesmo dia. Cada palestra tinha um código de cores, para indicar o nível de segurança exigido para ouvi-la. Antes que Joe pudesse pensar em formular a pergunta, o velho disse: "Vamos nos certificar de que você saia da sala." Foi assim que Joe descobriu que só estava liberado para ouvir a própria palestra. A apresentação que seguia a sua, ele reparou, chamava-se "O Punho Noturno". "Queria ficar e ouvir aquilo", disse Joe. "Quer dizer, quem não ia querer ficar e descobrir o que era o Punho Noturno?"

Ao caminhar para o púlpito, Joe percebeu que os espectadores na primeira fila não eram apenas mais velhos. Eram anciãos — e estavam tão próximos que dava para ler os nomes nos crachás também: Jason. Todas as pessoas naquele cômodo fingiam se chamar Jason, e Joe vivia, oficialmente, o melhor momento de sua vida. "Eu pensava: 'Isso é de verdade, isso é maneiro, essa porra saiu de um livro do Tom Clancy'", contou. Fossem quem fossem, os Jason deram a ele apenas dez minutos para explicar como ele e sua equipe na UCSF tinham conseguido identificar com tanta rapidez o virus que acabara matando centenas de pessoas em Hong Kong e na China continental. Dez minutos para descrever o que era menos uma tecnologia e mais uma visão de mundo desenvolvida durante anos na mente de Joe. Pelos títulos das palestras do dia, ele percebeu que a maioria dos cientistas era da área da física, não faziam parte da sua turma. Ficou aliviado por ter se preparado para explicar o trabalho a uma plateia de leigos, como era aquela, apesar de todo o drama.

Ele começou contando a eles sobre sua nova tecnologia. Até agora, explicou, a identificação de um novo vírus tinha sido um processo lento e tedioso. O problema com os vírus é que eles são muito pequenos. São necessários muitos vírus antes que seja possível ver alguma coisa, mesmo com um microscópio eletrônico capaz de ampliá-los milhões de vezes. O vírus extraído de um humano infectado raramente é o suficiente; por isso, os virologistas costumam pegar o que encontram e cultivar mais. Para cultivar vírus, eles precisam, em primeiro lugar, descobrir um animal em que o vírus poderá crescer. Injetam um pouquinho de vírus vivo num camundongo, por exemplo, e torcem para que ele se replique. Se o vírus não se replica dentro do camundongo, eles o experimentam em outro animal. É uma chatice simplesmente obter a quantidade necessária para ser capaz de vê-lo. Só depois é possível formar uma hipótese sobre o que aquele vírus pode ser. A hipótese precisa ser testada, e cada teste leva um dia ou mais. Se um teste dá negativo — isto é, se o virologista fez uma suposição errada —, o processo volta à estaca zero. Uma possibilidade excluída, dezenas a examinar. "É como uma pescaria", disse Joe. "Ficam apenas na esperança de ver alguma coisa que se pareça com algo que já viram antes. Mas se for uma completa novidade ou algo que nunca se viu antes? Aí mora o problema." A mente humana não era páreo para a variedade da natureza. Esta é cheia de surpresas que nenhum cientista, por mais inteligente que fosse, poderia prever. "Você começa a procurar aquilo que foi treinado a esperar encontrar", disse Joe. "E perde o que está lá." O novo chip criado pelo laboratório DeRisi não exigia que ele cultivasse vírus suficiente para ser capaz de vê-lo. O novo chip também eliminava a parte preditiva da investigação e permitia que a ciência avançasse sem hipóteses. O novo chip permitia que a mente humana escapasse de suas limitações.

O Virochip, como era chamado, era na verdade uma lâmina de vidro de microscópio. A superfície continha sequenciamentos genéticos para todos os vírus conhecidos. Essas sequências, junto com a informação genética de criaturas vivas, ficavam armazenadas num banco de dados financiado pelo governo federal chamado de GenBank, dentro do Instituto Nacional de Saúde. O GenBank é uma imensa biblioteca genética atualizada quinzenalmente por cientistas do mundo inteiro. "É como uma loja de quebra-cabeças em que se pode passear e olhar para as imagens nas caixas", disse Joe. Algumas das imagens dos quebra-cabeças estavam completas, como a imagem dos seres humanos, pois o genoma humano já tinha sido inteiramente sequenciado. Mas a maior parte das imagens era parcial, inclusive a de muitos vírus. O laboratório DeRisi tinha pegado do GenBank as imagens genéticas parciais ou completas de 22 *mil* vírus e as transferira para uma única lâmina. O material genético de qualquer vírus não identificado se combinava com qualquer material genético idêntico, pertencente a um vírus conhecido. Tudo o que era preciso fazer era lambuzar o material não identificado na lâmina e ver o que se prendia. "É como se você atravessasse uma loja de quebra-cabeças com uma pecinha, tentando descobrir a qual imagem ela pertence", disse Joe.

A equipe de Joe pegou a amostra pulmonar enviada pelo CDC, dissolveu-a e passou o material genético no Virochip. Pedacinhos ficaram presos a pedacinhos de três vírus identificados anteriormente: um coronavírus bovino, um coronavírus de ave e um coronavírus humano. "Era como peças de um quebra-cabeça de três jogos diferente", diz DeRisi. "Não combinavam. Eles nos informavam que era um novo coronavírus." A semelhança do novo vírus com outros vindos de bovinos, aves e pessoas não significava que ele viera de um bovino, nem de uma ave, nem de uma pessoa. As chamadas espécies-reservatório — o animal que abriga o vírus antes de ele passar para os humanos — permaneciam um mistério.

Obviamente, ele não viera de humanos, pois, se assim fosse, os humanos teriam alguma imunidade a ele, e não era o caso. Joe estava convencido de que ele também não vinha de bovinos, pois os vírus que ameaçavam animais rentáveis tendiam a ser muito bem estudados e conhecidos. Os investigadores acabariam recolhendo animais por toda a China até descobrirem o vírus SARS dentro de um deles, reproduzindo-se sem fazer o animal adoecer. Para surpresa de todos, o antigo lar do novo vírus era o morcego-de--ferradura. "Ninguém jamais vira coronavírus em morcegos", disse Joe. "Eles não existiam."

Para os Jason, Joe explicou como o Virochip tinha permitido que a investigação ocorresse sem palpites. Quando algum patógeno novo infectava seres humanos, não era preciso ser um especialista em virologia para adivinhar do que se tratava. Era possível abordar o patógeno sem qualquer conhecimento ou preconceito, e permitir que seus genes dissessem o que ele era. A biologia se revelava quando se dava uma oportunidade a ela.

Houve muita coisa que Joe deixou de explicar aos Jason naquele dia. Não explicou, por exemplo, de onde o Virochip havia saído. Como era uma extensão de uma máquina enorme que ele construíra com as próprias mãos quando era estudante de pós-graduação em Stanford, nem como ele também havia construído o robô que colocara as sequências genéticas de 22 mil vírus na lâmina de vidro. Não explicou que aquelas sequências eram, necessariamente, imagens apenas parciais de cada vírus, pois as imagens inteiras nunca caberiam numa única lâmina. Para maximizar a possibilidade de detectar novos vírus, ele e a equipe haviam colocado no Virochip as sequências de genes mais antigas de cada vírus conhecido — aquelas que tinham sido preservadas mesmo depois de sua evolução. Se o vírus evoluísse mais, transformando-se em algo que parecia ser inteiramente novo, era possível que mantivesse aquelas antigas sequências. Em seu pronunciamento, Joe não entrou nesses detalhes. Os Jason eram homens ocupados. Deram-lhe dez minutos para dizer o que era preciso, e tinham perguntas.

Se o vírus não identificado é novo, por que ele se prenderia em qualquer ponto do Virochip?

Sempre lhe perguntavam aquilo. Todos os vírus do planeta são geneticamente relacionados, explicou Joe, pois todos evoluíram a partir de ancestrais comuns. Se um vírus é novo, e não se combina perfeitamente com o DNA na lâmina, a lâmina ainda pode indicar a sua família. Os avós ou, pelo menos, primos distantes dele. O chip, em outras palavras, poderia ser usado não apenas para diagnosticar um vírus existente, como também para descobrir novos, como havia acontecido ao SARS. E seu poder de diagnóstico aumentava com o acréscimo de novos vírus ao chip.

E se o vírus não tivesse nenhuma relação com qualquer vírus existente na Terra? E se viesse de Marte?

Outra pergunta frequente. E mais difícil de responder de forma satisfatória. Na verdade, havia uma expressão: *a matéria escura do sequenciamento genômico.* Referia-se a material genético sem nenhuma ligação com material genético conhecido. Mas o SARS não entrava nessa categoria. Nem as outras possíveis ameaças biológicas aos humanos.

Por que o vírus havia desaparecido? Por que infectara 8 mil pessoas e matara 800, e depois havia parado? Para onde havia ido?

O primeiro surto de SARS terminou porque os infectados foram isolados depressa, evitando que outros se infectassem. Era fácil identificar quem tinha condições de infectar mais pessoas, porque ficavam obviamente doentes. Havia poucos disseminadores assintomáticos, talvez nenhum. No entanto, o vírus não havia desaparecido. "Ainda está por aí", afirmara Joe. "Ele não veio do espaço sideral. Existe uma probabilidade bem significativa de que ele possa aparecer de novo."

Em outras palavras, não era hora de deixar de lado as ameaças biológicas. Sabia-se pouquíssimo. Até mesmo no caso do SARS, muita coisa permanecia um mistério. Como era transmitido de pessoa para pessoa, por exemplo.

No outono depois do primeiro surto de SARS, a OMS publicou um relatório. Para Joe, aquele relatório era tão bom quanto qualquer história de detetive. Explorava o que havia acontecido depois que um médico residente na China continental viajara com a esposa para Hong Kong, onde compareceram a uma cerimônia de casamento. O médico morrera, e pessoas que estavam em cinco outros quartos no mesmo andar do Metropole Hotel, em Hong Kong, adoeceram. A pergunta era: como pegaram a doença? Dois meses depois do surgimento dos casos no hotel, uma equipe da OMS visitou o Metropole e o tratou como se fosse a cena de um crime. Buscaram o material genético do vírus nos carpetes, nas cortinas, e até na poeira no ar. Testaram os encanamentos e a ventilação. Tiraram amostras dos aspiradores de pó das arrumadeiras e dos armários da manutenção. Descobriram, por exemplo, que o sistema de ar condicionado do hotel fazia escapar delicadamente o ar dos quartos para o corredor. Deram atenção especial ao quarto onde o falecido médico chinês e sua esposa haviam ficado: o 911. No interior, não conseguiram encontrar vestígios do vírus. Do lado de fora, no corredor, esbarraram com a mina de ouro. Dois meses depois da morte do médico chinês, o material genético de seu assassino ainda estava por ali, num grande círculo no carpete, perto da porta.

Havia algo em comum entre os outros hóspedes do nono andar do Metropole Hotel que contraíram o vírus: para ir dos quartos até o elevador, era preciso passar diante do quarto 911. A equipe da OMS se perguntou se as pessoas tinham atravessado aquele exato lugar e, mais tarde, ao remover os sapatos, tinham se infectado. Eles concluíram também que o médico havia vomitado no carpete e depois limpado tudo sozinho, pois o hotel não tinha registros de um pedido de assistência. Mas, na verdade, aquilo era apenas uma suposição. Ninguém sabia ao certo.

Quando Joe terminou de falar, foi acompanhado para fora da sala, para não ser exposto a informações confidenciais. Ele percebeu que os Jason tinham feito um punhado de perguntas, mas não a mais importante: como podemos usar essa nova tecnologia para estar em uma posição vantajosa com relação aos vírus no futuro? Os vírus tinham uma vantagem natural sobre as pessoas. "Eles cometem deliberadamente erros no código genético", disse Joe. "Evoluíram para cometer erros. E os erros dão a eles uma flexibilidade evolucionária que não tem precedentes." Precisávamos ter a capacidade de reagir ao poder especial dos vírus, acelerando nossa capacidade de compreendê-los.

*

Foi pouco depois daquela primeira aparição de um novo coronavírus que o telefone de Joe passou a ser conhecido como telefone vermelho. "Ganhamos alguma fama durante a história do SARS, e começamos a receber chamadas não solicitadas", disse ele. "Se você já havia tentado de tudo sem sucesso, pegava o telefone e nos chamava." Os pedidos urgentes de ajuda eram classificados por ele em duas categorias amplas. A primeira se relacionava com a extinção, ou, pelo menos, uma grande mortandade, de alguma espécie animal sem valor comercial. Cobras, por exemplo.

No início de 2009, Joe recebeu uma carta de uma mulher que anexou um retrato de si mesma envolta por uma jiboia. "Ouvi dizer que você é um caçador de vírus", começava, antes de explicar que a cobra na foto era seu animal de apoio emocional. Chamava-se "Sr. Larry", escreveu ela. O veterinário da cobra ouvira uma palestra de Joe sobre o novo chip que ele havia criado para identificar vírus. Seria possível que ele o empregasse para investigar a doença misteriosa que matava cobras por todo o mundo, antes que ela atingisse o "Sr. Larry"?

Tudo isso era uma novidade para Joe. Não fazia ideia de que cobras podiam ser animais de apoio emocional, nem que andavam morrendo em grandes números devido a alguma nova doença. "Pensei: Uau, isso é uma loucura", lembrou ele. "Deixei a carta sobre minha mesa talvez por um ano. Era uma carta esquisita."

Joe adorava a ciência. Ele também achava que a ciência era um pouco mal compreendida, pelo menos do jeito que costumava ser ensinada para as crianças. Afinal de contas, o progresso científico era descrito como algo insensível, insípido. Um cientista solitário — ou uma equipe de cientistas — criava uma hipótese, encontrava um modo de testá-la. E descobria, ou não, uma nova verdade. Joe achava que os cientistas deveriam ser estimulados a olhar para as coisas sem ter nenhuma ideia sobre o que procuravam. "Há um tempo e um lugar para uma hipótese", disse Joe, "e há um tempo e um lugar para abandoná-la". Também achava que as pessoas que olhavam para as coisas sem ideias preconcebidas sobre o que poderiam encontrar eram aquelas que enxergavam o que ninguém havia visto antes. "É um dos segredos sombrios da ciência", disse ele. "Se realmente prestar atenção às grandes descobertas... tudo bem, talvez não na astrofísica, mas na medicina e na biologia... não é preciso recuar mais do que alguns passos para encontrar uma observação casual." A ciência era apenas a ferramenta da curiosidade. O progresso costumava começar quando alguém via algo inesperado e dizia: "Puxa, isso é esquisito."

E quando Joe dizia "isso é esquisito", era menos uma nota de pé de página de pouco interesse e mais como um prólogo para uma investigação. Com o tempo, a curiosidade venceu. Ele telefonou para o veterinário de "Sr. Larry". "É verdade que as cobras estão morrendo de uma doença misteriosa?", perguntou ele. "Ah, é verdade", disse o veterinário, como se todo mundo soubesse disso: os zoológicos de todo o mundo viam a população de cobras ser liquidada. "Fui então para o YouTube e digitei: 'Ei, minha cobra está doente'", contou Joe. "E todos aqueles vídeos começaram a aparecer, de toda parte do mundo. Fosse o que fosse, aquilo deixava as cobras malucas! Já viu uma píton enlouquecendo?"

Ele se pegou tentando entender o que significava uma pandemia para as cobras. Nos cinco anos que passaram desde que o laboratório DeRisi havia ajudado a identificar o SARS, o arsenal do caçador de vírus havia se expandido. Máquinas grandes e velozes de sequenciamento genômico tinham aparecido no mercado para fazer o que o Virochip fazia, mas com possibilidades ainda mais fantásticas. Em vez de passar material genético numa lâmina, bastava jogar o material genético na máquina mágica e deixar que ela descobrisse o que era. A máquina transformava o material genético em fragmentos e, de fato, devolvia um milhão de pecinhas de quebra-cabeça. Era possível então pegar as peças e ver onde se encaixavam, ao compará-las com os quebra-cabeças armazenados no GenBank. O Virochip permitira que Joe identificasse apenas os pedaços de vírus que se grudavam a ele. A nova máquina permitia que ele inspecionasse *qualquer* material genético que não se encaixava. Digamos, por exemplo que ele tivesse recebido material genético de um ser humano com uma doença misteriosa. Ele tinha condições de identificar todo o material humano na amostra e descartar essas pecinhas, pois o genoma humano já era conhecido. O que sobrava eram as pecinhas do quebra-cabeça genético que não pertenciam ao organismo humano — não apenas vírus, mas também bactérias e organismos unicelulares, e qualquer outra coisa que tivesse estabelecido residência. Joe podia então pegar aquelas pecinhas e compará-las com qualquer coisa existente no GenBank. "É como pegar essas peças e entrar num armazém gigantesco cheio de quebra-cabeças", disse Joe. "E procurar aquele jogo onde a peça se encaixa."

A nova tecnologia funcionava maravilhosamente para seres humanos e para qualquer espécie cujo genoma fosse inteiramente conhecido. As cobras não estavam entre elas. "Quem fundou o Projeto Genoma Píton?", perguntou Joe. "Ninguém!" E foi isso o que ele fez inicialmente. Levou um grupo de seus estudantes de pós-doutorado para um aquário de São Francisco, extraiu sangue de uma jiboia saudável e partiu para criar, basicamente, a imagem do quebra-cabeça de uma cobra. Assim que terminaram, ele foi capaz de extrair material genético de uma cobra que havia morrido da doença misteriosa, despejá-lo na nova máquina genética, esperar até que ela cuspisse todas as peças do quebra-cabeça e descartar tudo o que pertencia a uma imagem genética de uma cobra. "O espírito do jogo é separar tudo o que é cobra de tudo o que não é cobra, e, em seguida, examinar o que não é cobra", explicou Joe. As cobras que tinham morrido da doença misteriosa de fato abrigavam um vírus até então não identificado. O laboratório DeRisi constatou que ele pertencia à família dos arenavírus, o que era estranho. Os arenavírus foram encontrados em roedores ou, em ocasiões verdadeiramente infelizes, em pessoas. Eles causavam a febre de Lassa, a febre hemorrágica brasileira e algumas outras doenças fatais. Nunca tinham sido descobertos em cobras.

O que era mais estranho: aquele novo arenavírus de cobra tinha uma sequência genética que não fazia parte da imagem do quebra-cabeça de qualquer arenavírus conhecido. Mas se encaixava no quebra-cabeça do vírus Ebola. "O que descobrimos era, na verdade, um antigo ancestral do Ebola", disse Joe. "Os dinossauros tinham esse mesmo vírus."

Existe um padrão de provas considerável aceito na virologia, chamado coletivamente de postulados de Koch, em homenagem ao médico alemão que foi o primeiro a desenvolver os critérios, no fim do século XIX. "A única forma de provar que um vírus causa determinada doença é isolar o vírus e injetá-lo num animal saudável", explicou Joe. "Se a injeção provocar a doença, todos concordam que você provou sua hipótese." Para provar que o vírus que haviam isolado andava matando jiboias e pítons, primeiro era preciso criar aquele antigo ancestral do Ebola no laboratório, encontrar algumas jiboias saudáveis e infectá-las com o vírus. Injetar um vírus numa píton africana dava algum trabalho. As cobras não têm veias que possam receber injeções. Elas têm corações, o que talvez seja surpreendente, e é aí que o vírus deve ser injetado. Os corações das cobras não ficam parados como os corações humanos — eles viajam por todo o corpo do animal. Dar uma injeção no coração de uma cobra exige dois estudantes de pós-doutorado e um professor titular: um para segurar a cobra com punho de ferro, outro para encontrar o coração com a ajuda de uma sonda Doppler e o terceiro para enfiar a agulha nele.

Parecia exatamente o tipo de missão capaz de testar a lealdade de um aluno de pós-graduação. Os pós-doutorandos que andavam pelo laboratório DeRisi eram, por insistência de Joe, um grupo heterogêneo: biólogos, químicos, especialistas em aprendizado profundo, médicos de todas as especialidades. Mas tinham um ponto em comum: estavam dispostos a tudo. "Tento recrutar todos os tipos de pessoa", disse Joe. "Mas aquelas que são atraídas por nós não teriam qualquer restrição a participar de tudo." O professor e os alunos injetaram o arenavírus em muitas jiboias e muitas pítons. As jiboias, em seguida, ficaram doentes e morreram exatamente como as jiboias dos zoológicos do mundo inteiro. A descoberta seria uma grande vitória para as cobras — agora um zoológico tinha condições de colocar em quarentena qualquer jiboia nova e testar a presença do vírus antes de permitir que ela socializasse com as outras. Era também, em potencial, uma vitória para nós, seres humanos, pois qualquer vírus que atacava cobras poderia um dia desenvolver a capacidade de nos contaminar e, se isso acontecesse, seria bom saber exatamente do que se tratava.

Para completar, o laboratório DeRisi havia esbarrado numa descoberta surpreendente. Quando injetaram nas pítons o mesmo vírus, o ancestral do Ebola que matou as jiboias, elas sobreviveram. "As pítons são cobras do Velho Mundo e as jiboias, do Novo Mundo", disse Joe. "Esse negócio que não afetava as cobras do Velho Mundo provocava uma devastação nas cobras do Novo Mundo." Ele conjeturou: talvez as pítons tenham sobrevivido às injeções porque desenvolveram há muito tempo uma tolerância ao Ebola. Ou melhor, talvez fossem a espécie em que o Ebola ficara armazenado. "O joguinho de encontrar a espécie-reservatório tem sido fácil para o coronavírus", disse Joe. "Ninguém *jamais* descobriu como funcionava com o Ebola. Viraram de cabeça para baixo os zoológicos da África, e nunca encontraram o animal."

Havia algumas possibilidades para resolver o mistério. A menos satisfatória era ir até a África e juntar um punhado de pítons para constatar se alguma abrigava o Ebola. Por um lado, talvez fosse possível encontrar o que estava se procurando. Por outro, se não fosse encontrado, não queria dizer que não existia. Você podia simplesmente ter juntado as cobras erradas. "É a característica da ciência", disse Joe. "Os dados negativos não querem dizer grande coisa. Não se extrai muito deles." Para Joe, uma abordagem mais promissora era agarrar uma píton e injetar o vírus vivo do Ebola para ver o que acontecia. Para ver se ela sobrevivia enquanto o vírus se replicava em suas entranhas.

Como boa parte do que acontecia no interior do laboratório DeRisi, era mais fácil falar do que fazer. Havia restrições rigorosas ao uso do Ebola vivo que não abriam exceção nem para que o mais curioso dos caçadores de vírus pudesse injetá-lo no coração de uma píton. Joe pegou-se numa longa conversa com pessoas no laboratório de Fort Detrick, em Maryland, onde o Instituto de Pesquisas Médicas de Doenças Infecciosas do Exército dos Estados Unidos estudava ameaças biológicas. Era o mesmo laboratório de onde o antraz havia saído, ainda em 2001. Era lá que trabalhava o cientista que, em 2008, cometera suicídio depois de ser apontado como o provável remetente das cartas que continham antraz que mataram cinco norte-americanos. Era o único laboratório dos Estados Unidos capaz de fazer o que Joe queria fazer.

Concordaram que seria útil encontrar o animal que abrigava o Ebola. Mas também acharam que "era um experimento maluco", como explicou Joe. A conversa demorou meses. "Examinaram todas as possíveis decisões com todas as coisas ruins que poderiam acontecer", disse Joe. "Chegaram a uma questão, que era... sem sacanagem... 'O que acontece se você injeta o vírus vivo do Ebola na cobra, volta mais tarde e descobre que há um buraco na gaiola e que a cobra desapareceu?'." A primeira resposta de Joe para essa pergunta havia sido: "Você sai correndo!" No fim das contas, o laboratório assustador do Exército norte-americano concordou em assumir os riscos. Um corajoso cientista do Exército acertou o coração de pítons com uma agulha que continha o vírus vivo do Ebola. E as cobras sobreviveram — não tiveram sequer um nariz entupido. Até mesmo as pítons domésticas cumpriam a primeira condição de qualquer espécie-reservatório. No entanto, não bastava que as cobras sobrevivessem. Era preciso que o Ebola vingasse. O laboratório do Exército foi procurar o vírus nas entranhas de cobras, mas, antes que pudessem encontrá-lo, ele foi fechado por violações de segurança. Seus trabalhadores "deixavam de garantir sistematicamente a implementação da biossegurança e dos procedimentos de contenção compatíveis com os riscos", segundo o relatório do CDC ao Congresso. E, assim, o mistério permaneceu sem solução "Lamentamos um pouco não termos terminado", disse Joe. "Mas as questões de segurança não tinham qualquer relação com minhas cobras."

De qualquer modo, era um dos tipos de ligação urgente recebida pelo telefone vermelho: *Pode me ajudar a descobrir o que está matando todos esses animais?* Havia um segundo tipo de chamada, mais urgente do que a primeira. A voz do outro lado da linha dizia: *Esta pessoa está morrendo, e não sabemos por quê.*

*

Michael Wilson era um estudante de medicina da UCSF em 2007, época em que ouviu pela primeira vez uma palestra de Joe DeRisi. O assunto era o modo como o laboratório DeRisi havia ajudado a identificar o vírus SARS original. "A maior parte das palestras da escola de medicina não é cheia de suspense", disse ele, "mas a dele era empolgante". Wilson foi fazer a residência no Massachusetts General Hospital. Sua área era a neurologia, mas ele tinha um interesse particular pelas doenças do cérebro, em especial as causadas por infecção. Só nos Estados Unidos havia mais ou menos 20 mil casos anuais de encefalite. *Encefalite* parecia um diagnóstico, mas era simplesmente uma descrição, uma palavra bonita para inflamação no cérebro. Milhares de casos de encefalite por ano deixavam de ser diagnosticados: os médicos nunca chegavam a descobrir o que havia matado o paciente. No Mass General Brigham and Women's Hospital, Wilson teve muitas conversas estimulantes com colegas e médicos mais velhos. "Uma boa parte do tempo, a conversa terminava com um 'Pois bem, essa foi uma ótima discussão, mas ainda não temos nenhuma pista de o que a pessoa tem'."

Em algum momento durante a residência, Wilson percebeu que, se quisesse se tornar um neurologista especializado em doenças infecciosas, ele passaria muito tempo abrindo mão da esperança. "Havia um fascínio com aqueles pacientes", disse ele, "mas também um certo niilismo". Perto do fim, ele decidiu que Joe DeRisi e a ferramenta que ele criara e que identificara o vírus SARS talvez pudessem ajudar. "Escrevi dois e-mails para ele durante a residência, e não obtive resposta", recordou-se Wilson. "Não atraí sua atenção." Por intermédio de um amigo em comum, um neurologista famoso, Wilson conseguiu fazer uma visita a Joe em seu laboratório na UCSF. ("Ao falar com Joe", dissera o neurologista famoso, "você fica com a sensação de que os olhos dele estão prestes a disparar relâmpagos".) Sentado no escritório de Joe, Wilson compreendeu por que Joe não havia respondido a suas mensagens. "Olhei por cima de seu ombro para a tela do computador, e a caixa de mensagens tinha mais de 13 mil e-mails não lidos", lembrou-se Wilson. Mas assim que Wilson explicou o problema, Joe imediatamente liberou a presença de Wilson no laboratório e concordou em ajudá-lo a descobrir o que estava infectando o cérebro das pessoas. No fim da reunião, Joe também disse: "Aliás, tem mais coisas por vir."

"O que está querendo dizer?", perguntou Wilson.

"Você vai ver", disse Joe.

Joe então colocou Michael Wilson com Mark Stenglein, o pós-doutorando que havia assumido a frente das investigações sobre as cobras no laboratório DeRisi. Em pouco tempo, Wilson percebeu que aquele laboratório estava para a ciência assim como a Fábrica de Chocolate de Willy Wonka estava para as guloseimas. "Uma vez por semana", lembrou Wilson, "Joe vinha passeando pelo laboratório, dizendo: 'Acabei de receber um telefonema.' E era alguma coisa sobre uma cobra, um urso-polar, ou um papagaio. Embora fosse imprevisível, era completamente previsível." Como os relâmpagos.

Não muito depois da chegada de Wilson, Joe recebeu um telefonema de um amigo em Wisconsin. Esse amigo, neurologista, tinha um paciente, adolescente, à beira da morte numa UTI por causa de alguma misteriosa doença do cérebro. O médico enviou para o laboratório DeRisi uma amostra do liquor cefalorraquidiano do jovem, e o laboratório executou o mesmo truque feito com as pítons mortas. Levou menos de um dia para que os cientistas descartassem o material genético humano e identificassem o que sobrava: a bactéria *Leptospira*, que, em raros casos, provocava em humanos uma doença chamada leptospirose. Depois, descobriram que o garoto havia viajado para Porto Rico e nadado num lago de águas mornas. Mas no hospital de Wisconsin ninguém percebera a relevância do fato. Havia uma cura para a leptospirose: a penicilina. Havia também uma lei que impedia que laboratórios sem certificações médicas formais do CDC — laboratórios como o DeRisi — relatassem resultados para médicos. Até que recorressem ao CDC, o garoto estaria morto. Joe teve uma reunião com o bioético residente da UCSF — era esse seu cargo —, e o que ele disse deve ter sido convincente. Joe disse ao amigo o que ele havia descoberto, o amigo deu penicilina para o garoto, e, uma semana depois, o adolescente saiu andando do hospital. Chegou a mandar um vídeo. *Aí, vocês, obrigado por salvarem minha vida...*

Esse tipo de acontecimento feliz se desenrolou com alguma frequência durante os três anos e meio que Michael Wilson passou no laboratório DeRisi. Mas o telefone vermelho era terrivelmente errático, e a grande verdade era que, quando as pessoas faziam a ligação, ela costumava vir tarde demais. As chamadas só aconteciam depois que algum médico, desesperado por ajuda, lia sobre o laboratório DeRisi. Ou, o que era mais frequente, depois que algum conhecido de Joe ou Michael Wilson encontrava alguém que sabia de alguém com problemas. Se por acaso você estivesse morrendo de uma doença do cérebro desconhecida, suas chances de sobrevivência aumentavam se você tivesse, no máximo, dois graus de separação de Michael Wilson ou de Joe DeRisi. "Joe chamava aquilo de Plano dos Amigos e Familiares de Michael Wilson", disse Wilson, "mas era na verdade o Plano dos Amigos e Familiares de Michael e Joe".

O caso da chinesa foi um bom exemplo. Só ouviram falar dela porque a mulher acabou internada num hospital da UCSF, em que foi tratada por médicos que eram amigos de Michael e de Joe.

Na versão de Joe, a história começou em julho de 2014, quando uma mulher de 74 anos, que não falava inglês, procurou o Hospital

Chinês de São Francisco. Tinha febre e se sentia trêmula. Os médicos suspeitaram de uma doença urinária, lhe deram antibióticos e mandaram que voltasse para casa. Três semanas depois, em 1º de agosto, a mulher apareceu no Centro Médico de St. Mary com febre, tosse e perda de visão. Dessa vez, os médicos fizeram uma ressonância magnética. A imagem do cérebro sugeria que ela havia sofrido múltiplos pequenos derrames. Deram a ela anticoagulantes, para diminuir o risco de novos derrames, e mandaram-na para casa. Dois dias depois, ela chegou carregada pelos parentes, comatosa, num dos hospitais da UCSF. Os médicos voltaram a colocá-la no aparelho de ressonância magnética: subitamente, as varreduras mostravam morte celular generalizada em seu cérebro. Havia pouco do órgão a ser salvo. No entanto, os médicos da UCSF fizeram tudo a seu alcance para salvá-lo. Deram medicamentos caros, que liquidavam infecções fúngicas, e outros mais caros ainda, que liquidavam parasitas. Em apenas uma manhã, deram a ela o que equivalia a 150 mil dólares em medicamentos. Nada fez o menor efeito.

No dia 15 de agosto, retiraram um pedaço de seu cérebro e não encontraram nada de anormal. Uma semana depois, em 22 de agosto, fizeram uma nova biópsia, e dessa vez descobriram que todos os vasos sanguíneos do cérebro da mulher estavam mortos. Ninguém sabia o motivo.

E foi apenas dois dias depois, em 24 de agosto, 45 dias depois de a mulher entrar pela primeira vez num hospital e três semanas depois de chegar à UCSF, que alguém teve a ideia de ligar para o telefone vermelho. Quatro dias depois, ela estava morta. A conta do hospital chegou a 1.000.100 dólares, e ninguém entendia por que não a arredondaram para 1 milhão. E sua doença também não estava clara. Ao olhar para o cérebro da mulher, os patologistas decidiram que as criaturinhas que destruíram as células cerebrais saudáveis eram células humanas do sistema imune, que fizeram tudo o que podiam para atacar alguma infecção não identificada. A causa da infecção era o mistério.

O laboratório DeRisi submeteu o liquor cefalorraquidiano da mulher à máquina de genes. Horas depois, ela devolveu uma imagem, decomposta em minúsculos pedacinhos. Entre as 19 milhões de sequências genéticas no liquor, apenas 1.863 não eram humanas. Mil oitocentas e sessenta e três peças de um quebra-cabeça que não pertencia ao interior do cérebro humano. Quando comparadas às imagens existentes, 1.377 não se combinavam com coisa alguma. Mas outras 486 se encaixavam perfeitamente nas imagens conhecidas de um patógeno chamado *Balamuthia mandrillaris*.

A imagem do quebra-cabeça do *Balamuthia* estava incompleta. Seu genoma tinha sido sequenciado apenas parcialmente. A ameba havia sido descoberta em 1986 num mandril morto, no Parque de Animais Selvagens de São Diego; daí o seu nome. Desde então, tinha sido definida principalmente pelo pouco conhecimento existente. Tão pouco se sabia que um patologista experiente fitara uma imagem e confundira com células do sistema imunológico humano. Havia sido detectada algumas dezenas de vezes desde a sua descoberta — numa dessas ocasiões, em uma menina de 4 anos, morta. Ninguém sabia o que ela comia quando não estava consumindo o cérebro de mandris ou de humanos. Ninguém sabia, na verdade, como ela infectava as pessoas. Quando lhe pediram que explicasse o que fora encontrado, Joe disse apenas: "*Balamuthia* é uma ameba, devora o cérebro e não tem cura."

Àquela altura, Michael Wilson vira o laboratório DeRisi fazer mágica tantas vezes que ele quase não se impressionava mais. O que chamou sua atenção foi o que Joe fez em seguida: "Ele podia ter parado por ali", disse Wilson. "Podia ter dito 'Aqui está, descobrimos o que era', como poderia ter dito 'Descobrimos um vírus de cobras' e ido em frente. Mas ele não parou por aí." Depois de identificar e isolar *Balamuthia*, Joe se perguntou se o laboratório poderia também encontrar uma cura. Afinal de contas, se o laboratório DeRisi não encontrasse a cura para *Balamuthia*, quem encontraria? Nenhuma empresa farmacêutica se daria ao trabalho. Uma cura para *Balamuthia* não seria lucrativa. Havia apenas um punhado de casos a cada ano.

Joe pediu à sua equipe que testasse todas as drogas que tinham sido aprovadas pela FDA ou pelos reguladores europeus. "Sem esquisitices russas", explicou Joe. Os pós-doutorandos sujeitaram *Balamuthia* a 2.177 drogas que eram inofensivas aos seres humanos. A cada dia, retiravam a ameba de seu lugar numa prateleira no interior da geladeira mais perigosa do mundo e viam se alguma substância poderia matá-la. "É um trabalho assustador", confessou um dos estudantes. De repente, deixou de ser. Porque uma das drogas aprovadas de fato matou a ameba. Chamava-se Nitroxolina. Joe e os pós-doutorandos registraram suas descobertas por escrito e publicaram o resultado no *mBio*, periódico de microbiologia, em outubro de 2018.

A história demonstrava uma série de pontos. Em primeiro lugar, ela indicava como os incentivos eram pervertidos no interior do complexo médico-industrial. Era possível dispender mais de 1 milhão de dólares em medicamentos sem haver a certeza de que impediriam uma morte. Ao mesmo tempo, dentro de algumas semanas, mas tarde demais para salvar a pessoa, um pós-doutorando mal pago era capaz de encontrar uma cura barata. Outra coisa era que, mesmo quando se achava que o problema tinha sido resolvido, ele não estava resolvido. Dois anos depois que Joe e seus pós-doutorandos publicaram as descobertas sobre *Balamuthia*, a FDA ainda precisava aprovar a Nitroxolina, que há muito fora liberada pelas agências europeias como tratamento. O site do CDC continuava a recomendar um antigo tratamento (outra daquelas 2.177 drogas) que o laboratório DeRisi demonstrara que não fazia nada além de criar efeitos colaterais desagradáveis.

E isso significava que cidadãos norte-americanos poderiam morrer e morreriam de *Balamuthia* sem saber do que sofriam, nem imaginar que havia uma cura. A menos que, de alguma forma, tivessem ouvido falar do telefone vermelho.

Essa foi a grande conclusão que Joe tirou da história: aquilo que ele chamava de problema de fim de percurso na ciência médica. As corporações só se interessavam naquilo que dava dinheiro. Os acadêmicos se interessavam por qualquer coisa digna de publicação, mas, assim que concluíam o artigo, tendiam a perder o interesse. Ao governo cabia preencher as lacunas, mas o governo norte-americano estava confuso com Joe. Ele havia visitado o CDC para explicar a nova tecnologia genômica, e fora recebido com olhares vazios e entediados. Na FDA, havia uma mulher — um único ser humano — tentando fazer a curadoria da literatura acadêmica para que médicos e pacientes pudessem ter acesso fácil a novos conhecimentos. Tinha assumido a tarefa por conta própria. Ninguém lhe pedira isso. "Com frequência, são os indivíduos que põem a mão na massa, e nem estão fazendo isso como parte das tarefas de seu emprego", disse Joe. "Essas pessoas estão dispersas nas organizações, tentando compensar as deficiências no sistema." O telefone vermelho podia salvar uma vida, caso a ligação fosse feita a tempo. O sistema tinha se configurado de tal maneira que, na maioria das vezes, a ligação nem era feita.

*

No primeiro dia de janeiro de 2020, Joe DeRisi passava pelo aeroporto de Guangdong a caminho do Camboja. Além de seu laboratório na UCSF, ele comandava agora uma instituição nova e peculiar chamada Chan Zuckerberg Biohub. Criada com uma doação de 600 milhões de dólares do fundador do Facebook e sua esposa, a pediatra Priscilla Chan, a instituição tinha se proposto a cumprir um objetivo absurdo: eliminar todas as doenças do planeta até o fim do século XXI. Chan então tinha perguntado a si mesma: quem seria realmente capaz de fazer uma coisa dessas? Quando estudava medicina na UCSF, ela havia assistido a uma palestra de Joe DeRisi. E pensou: *ele* poderia fazer algo assim.

Naquele momento, Joe voava para o Camboja para plantar a semente daquilo que ele esperava se tornar, um dia, uma rede mundial para a detecção de doenças. "Um radar de alerta precoce para patógenos emergentes", como ele o chamava. Era uma ideia que havia interessado o governo norte-americano no passado. O plano original para pandemia, concebido pela Casa Branca de Bush, gerou um programa chamado Predict [Prever], que se propunha testar animais do mundo inteiro para determinar quais seriam portadores de vírus que poderiam acabar passando para as pessoas. O governo Trump zerara os fundos do programa; por isso, o Predict, no fim das contas, fracassara em prever qualquer coisa. Aquilo não perturbava tanto Joe, pois ele achava que a Biohub, ao usar tecnologia genômica, tinha encontrado uma forma mais simples e prática de concretizar os mesmos objetivos: identificar qualquer vírus novo no momento em que se manifestasse em seres humanos. Quando aparecesse alguma criança num pronto-socorro cambojano com uma febre de origem desconhecida, os médicos locais, recém-treinados por Joe no emprego da tecnologia genômica, seriam capazes de descobrir no mesmo instante qual seria sua causa. Se não tivesse sido visto antes em humanos, eles também saberiam.

O lar natural de um projeto global tão ambicioso assim era o governo dos Estados Unidos ou a OMS. A ausência de prevenção a pandemias era outro exemplo de deficiência no sistema. Em comparação com os benefícios esperados, seus custos seriam triviais, mas nenhuma empresa — ou pessoa — tinha o incentivo para enfrentar o problema. "Fomos ao CDC e tentamos convencê-los. Tivemos uma recepção bastante fria", disse Joe. "E a gente dizia: 'Vamos arcar com os custos!' E eles ficavam surpresos: 'Isso é esquisito.' Basicamente não se importavam. Ao sair, eu acho que já sabia que teríamos de fazer tudo sozinhos."

No fim, a Biohub fez parceria com outra organização sem fins lucrativos, a Fundação Gates, para de fato formar uma rede global de comunicação veloz de doenças infecciosas. Joe calculava que o sistema estaria em funcionamento em 2022. Não seria perfeito: a China permaneceria como um buraco negro, pois os chineses tinham se recusado a participar. Mas Joe achava que conseguiriam ver o que precisavam dentro da China, criando mecanismos nos países vizinhos. Era o motivo pelo qual o Camboja era importante e por que ele estava a caminho. Ficava perto da China, e atraía turistas chineses. Se um novo vírus um dia saísse da China, o Camboja provavelmente seria uma de suas primeiras escalas.

Ele passou dez dias em Phnom Penh e arredores, e partiu se sentindo bem em relação à capacidade de seus amigos para operar a máquina de genes. Foi o voo para casa, em 10 de janeiro de 2020, que ele considerou perturbador. Voltou a trocar de avião em Guangdong — província da qual viera o médico chinês que tinha sido o superespalhador de SARS. O aeroporto estava transformado. Havia agora montes de seguranças usando máscaras. Exigia-se que cada passageiro entrasse, um por um, numa cabine de acrílico para verificar se tinha febre. "Não estavam de brincadeira", disse Joe. "Pensei: o que está acontecendo?" Nunca havia visto antes uma cabine para verificar febre, e, ao entrar, ele teve uma estranha sensação na boca do estômago. "Pensei: essas pessoas sabem de alguma coisa que não sabemos."

Sete
O EPIDEMIOLOGISTA CAIPIRA

Os dois tinham trabalhado juntos na Casa Branca fazia mais de uma década, mas sempre que Richard Hatchett queria destrinchar algum problema, seu primeiro impulso era escrever para Carter Mecher. Richard tinha se mudado para Londres em 2017 a fim de dirigir uma nova e interessante organização, a Coalition for Epidemic Preparedness Innovation [Coalizão para Inovações em Preparação para Epidemias]. A CEPI, como ficou conhecida essa coalizão, fora financiada por governos europeus, pela Fundação Gates e por outros donos de grandes fortunas com o objetivo de desenvolver novas vacinas e maneiras mais rápidas de produzi-las. Em 8 de janeiro de 2020, Richard discutia uma série de assuntos com Carter quando este de repente mudou o rumo da conversa. Sua mente havia se afastado da tarefa que lhe fora designada para outra, mais nova e interessante. "Mudando de assunto", escreveu ele, "li que uma nova cepa do coronavírus foi isolada na China".

Fazia nove anos que Carter voltara a Atlanta. Tinha deixado a Casa Branca no fim do primeiro mandato do presidente Obama e retornado a seu emprego na Administração de Saúde dos Veteranos. As pessoas a seu redor ou nunca souberam onde ele havia trabalhado nos seis anos anteriores, e em qual cargo, ou logo se esqueceram disso. Ninguém jamais mencionou a Casa Branca ou pandemias. Como havia desistido da administração de hospitais, a Administração o chamava apenas de "consultor médico sênior", o que significava, basicamente, que ele podia fazer tudo o que quisesse, sempre que quisesse. "De certa forma, eles esqueceram que Carter existia", disse Richard.

Vez ou outra alguém lhe designava uma tarefa, mas, em essência, Carter pesquisava problemas e buscava soluções dentro do órgão por conta própria. Ele ficou curioso em saber, por exemplo, como os funcionários dos hospitais administrados pela Administração de Saúde dos Veteranos utilizavam sua licença médica, e notou que o número de dias de afastamento por doença do pessoal de enfermagem correspondia em sua maioria aos surtos de gripe — de modo que era possível utilizar os surtos de gripe para prever a redução do número de enfermeiros. Por muito tempo, Carter trabalhou para tornar os hospitais mais eficientes. Logo após seu retorno, o serviço de saúde para veteranos encontrava-se em maus lençóis, depois de reclamações de veteranos quanto a longas demoras no atendimento: um homem na fila de espera para uma consulta com um cardiologista morrera de ataque cardíaco antes de ser atendido. "Então a pergunta é: por que isso está ocorrendo?", indagou Carter. "Será que os médicos estão ocupados e sobrecarregados demais, em número insuficiente, ou será um problema de ineficiência?" Ele encontrou uma mulher chamada Eileen Moran, que vinha trabalhando em uma maneira de avaliar o desempenho dos médicos desse serviço. Ela não era muito popular com a chefia. "Eles queriam desqualificá-la", contou Carter, "mas dei uma olhada no trabalho dela e pensei: 'Mas isso é ótimo!'". Carter uniu-se a Moran para criar um sistema que permitia à administração verificar quando os veteranos deixavam de receber os devidos cuidados, se o problema era causado pela falta de médicos ou por uma deficiência na forma como esses médicos exerciam a medicina.

Tudo isso fazia parte de um problema maior que ele desejava combater, um problema enfrentado por qualquer grande órgão governamental: como alocar recursos. Todos os anos, o Congresso destinava mais de 100 bilhões de dólares a instituições voltadas para a assistência aos veteranos, e várias pessoas nessas instituições exigiam valores acima dos recebidos no ano anterior. A chefia não tinha como saber quem estava de fato se matando de trabalhar e necessitava de mais ajuda e quem estava fazendo corpo mole. "Acabava levando quem tinha mais contatos", disse Carter. "Observei tudo isso e odiei a situação" — em especial, o fato de alguns utilizarem a própria ineficiência para criar a aparente necessidade de receber mais, enquanto outros, capazes de fazer muito com muito pouco, recebiam, em consequência, ainda menos. "Isso destruía o espírito empreendedor", comenta Carter. "E me fez desejar inventar um sistema capaz de revelar o que estava acontecendo."

De qualquer modo, ele nunca ficou ocioso. Ao final de cada ano, tinha sempre material suficiente para encher as quatro ou cinco páginas de seu relatório de autoavaliação. Na verdade, porém, gerenciava a si próprio. "Acho que eles me perderam de vista completamente. Graças a isso, tive muito mais liberdade para agir."

Fora da Administração de Saúde dos Veteranos, porém, algumas pessoas de seus tempos de Casa Branca não o tinham perdido de vista. Tom Bossert, por exemplo. Como conselheiro adjunto de segurança nacional de George W. Bush, ele tinha visto Carter e Richard reinventarem o planejamento estratégico em tempos de pandemia, reinterpretarem a maior pandemia da história da humanidade, ressuscitarem a ideia de que uma sociedade poderia controlar uma nova doença usando o isolamento social em suas várias formas e, em seguida, de algum modo, levarem o CDC à conclusão de que tudo aquilo havia sido ideia deles. Donald Trump relegara ao ostracismo quase todos os nomes associados a qualquer ex-presidente, mas abrira uma exceção para Bossert, a quem nomeara como principal conselheiro de segurança nacional. "Minha função era a de chefe de gestão de riscos para o país", disse Bossert. "E deveria ter sido conhecida dessa maneira." Após sua nomeação, Bossert montou uma equipe para lidar com riscos biológicos e, de imediato, convidou Richard Hatchett e Carter Mecher. *Só quero que saibam que, se um dia jogarem merda no ventilador, meu primeiro telefonema vai ser para vocês*, disse. Ele considerou contratar Carter e Richard para a Casa Branca nos primeiros dias do governo Trump, de modo que, se irrompesse algum surto de doença, eles pudessem pegar um voo imediatamente e dar início aos trabalhos.

Em 9 de abril de 2018, porém, Trump contratou John Bolton como seu conselheiro de segurança nacional, e, no dia seguinte, Bolton demitiu Tom Bossert e rebaixou ou demitiu todos da equipe de ameaças biológicas. A partir desse momento, a Casa Branca de Trump viveu segundo a regra tácita observada, pela última vez, no governo Reagan: a única séria ameaça ao estilo de vida norte-americano vinha das outras nações. A preocupação das administrações de Bush e Obama com outros tipos de ameaça foi deixada de lado. Bolton reformulou a Casa Branca para se concentrar em países estrangeiros hostis, e não em desastres naturais ou doenças; em pessoas ruins, e não em acontecimentos ruins. "Num mundo de recursos limitados, é preciso escolher", disse uma fonte anônima da Casa Branca ao *Washington Post*.

Então, no dia 8 de janeiro de 2020, quando digitou o e-mail para Richard no qual mencionava o novo coronavírus na China, Carter não estava instalado na Casa Branca, nem mesmo no serviço de saúde dos veteranos, mas sentado à escrivaninha com tampo de cerejeira próxima a seu quarto. Talvez não estivesse de cuecas, mas pode ser que sim.

Carter e Richard nunca tinham de fato deixado de trabalhar juntos. Em torno deles, um pequeno grupo se formara. Sete homens, todos médicos. Todos jovens, alguns uma geração mais jovem que Carter, prestes a completar 65 anos de idade. A maioria tinha participado da guerra no Iraque, e todos, em uma ou outra ocasião, trabalharam com Carter na Casa Branca. Todos, à exceção de Rajeev Venkayya, que fora o responsável por levar Carter e Richard para a Casa Branca e agora desenvolvia vacinas para uma das maiores indústrias farmacêuticas da Ásia, tinham servido nas Forças Armadas. Duane Caneva e James Lawler vinham da Marinha; Matt Hepburn e Dave Marcozzi, do Exército. E todos tinham um papel a desempenhar, caso surgisse uma pandemia. Lawler, por exemplo, dirigia o Global Center for Health Security [Centro Global para Segurança Sanitária], da Universidade de Nebraska. Qualquer norte-americano infectado por um novo patógeno mortal provavelmente seria enviado a essa instituição, financiada pelo governo federal, a fim de ser estudado e tratado. O centro tratara, por exemplo, alguns pacientes vítimas do Ebola.

Há mais de uma década, os sete médicos se reuniam sempre que uma ameaça biológica surgia. Síndrome respiratória do Oriente Médio, Ebola, zika: nos bastidores, de um jeito ou de outro, todos haviam tomado parte no estudo de cada um desses surtos. Em rajadas de telefonemas e e-mails, tinham tentado descobrir o que estava acontecendo e o que cada um poderia fazer para influir na situação e salvar vidas. Eles podiam ser confundidos com uma sociedade secreta — caso o cabeça do grupo não demonstrasse tanta insistência e felicidade em compartilhar seus pensamentos com qualquer um que pedisse sua opinião. Receberam um apelido: *Wolverines*. Um velho colega, durante o governo Bush, disse essa pérola, e o apelido acabou pegando.*

---

* Referência ao filme *Amanhecer violento*, de 1980, que mostra uma Guerra Fria distópica. Na história do filme, os soviéticos conseguiram invadir os Estados Unidos. Alguns alunos norte-americanos do ensino médio atuam na resistência em montanhas perto de Denver. Eles se autointitulam Wolverines [glutões], em homenagem à mascote da escola. Carter nunca soube até que ponto parecia um guerrilheiro — e quem eram os soviéticos na analogia —, mas achou engraçado o grupo ter um apelido.

Carter mencionou o novo coronavírus em seu e-mail a Richard, com cópia para outros cinco médicos, e depois desapareceu. Os colegas ficaram perplexos. Carter não se preocupara em avisar que viajaria com a esposa para um lugar remoto escolhido pelo filho para sua festa de casamento. Os demais logo notaram sua ausência. Carter era sempre o primeiro a lançar-se ao estudo de qualquer novo surto de doença e a apresentar comentários originais, do mesmo modo como decifrara a pandemia de 1918. Ele não tinha treinamento formal em epidemiologia, virologia ou em outro campo relevante. Possuía apenas faro para obter dados e a habilidade de espremer o significado destes. No início de cada surto, Carter voltava para a UTI. Em crises, ele tinha o dom de adivinhar o que estava acontecendo quando ainda restava tempo para tomar alguma providência. "A maioria de nossos telefonemas começa assim: 'Carter, o que você acha?'", contou Duane Caneva, que em janeiro de 2020 era o médico-chefe do Departamento de Segurança Nacional. "Ele é uma espécie de sábio em relação a todos esses assuntos."

Depois de nove dias de silêncio de Carter, em 18 de janeiro, o mundo ainda prestava pouca atenção ao que parecia ser um pequeno surto local. A OMS dizia não haver "nenhuma confirmação de transmissão de pessoa para pessoa" do vírus, e o governo chinês permitiu que 40 mil famílias em Wuhan se reunissem para uma celebração anual, com bufê e tudo. Como Carter ainda não dera sinal de vida, James Lawler interveio. "Hoje, li relatórios, ainda não confirmados, citando mais dezessete casos em Wuhan", escreveu aos colegas. "Então comecei a pensar e incorporei o Carter. É provável que essa coisa seja muito maior do que estamos vendo?"

Aquele foi o primeiro dia em mais de uma semana desde que os chineses haviam anunciado novos casos. O número total de infectados aumentara de 45 para 62, a maioria em Wuhan. Fora da China, dois casos já tinham sido identificados em pessoas que haviam voltado de Wuhan — uma na Tailândia e a outra no Japão.

Lawler mencionou esses dois casos e perguntou: quais as chances de haver menos de cem casos em toda a China se já se sabia que pelo menos dois viajantes de rotas internacionais, provenientes de Wuhan, haviam sido infectados? Ele então se lançou a um cálculo num pedaço de papel, no estilo Carter, o que significa que era tanto risível em termos acadêmicos quanto fantasticamente esclarecedor. Epidemiologia caipira.

Lawler começou observando que os chineses tinham feito 131 milhões de viagens internacionais em 2017, o ano mais recente para o qual encontrou registros. Wuhan tinha 11 milhões de pessoas, um pouco menos que 1% da população do país. Seus cidadãos talvez fossem mais cosmopolitas que o chinês médio e, portanto, mais propensos a viajar para o exterior, então Lawler deduziu que eles poderiam ter feito proporcionalmente mais viagens. Em seguida, fez alguns cálculos e estimou que, num período de duas semanas, os habitantes de Wuhan faziam cerca de 15 mil viagens internacionais. Então supôs que as pessoas que haviam permanecido na cidade, onde o coronavírus estava à solta, tinham no mínimo tanta possibilidade de estarem infectadas quanto as que tinham viajado para fora do país. "Minha estimativa é que, durante as duas primeiras semanas do mês, houve, no mínimo, 3 mil casos em Wuhan", escreveu. "E isso pressupondo que todos os viajantes infectados estivessem sendo identificados, o que, obviamente, não corresponde à realidade."

Foi um modo engraçado de abordar o problema: a princípio imaginando como Carter Mecher o faria. Para abordar um problema da perspectiva de Carter, não era preciso se preocupar em encontrar uma resposta perfeita. Talvez jamais houvesse uma resposta perfeita. *Até hoje* ninguém sabe o número de pessoas infectadas em Wuhan no dia 18 de janeiro de 2020, embora todos concordem ter sido bem superior a 62. (Em março de 2020, um epidemiologista matemático em Hong Kong publicou um artigo no qual estimou que, em 23 de janeiro, havia entre mil e 5 mil habitantes de Wuhan infectados.) Contudo, uma vez superada a forçosa imprecisão, chegava-se a um lugar melhor — um lugar onde os pacientes em estado crítico podiam não apenas ser estudados, mas também tratados. Era nesse lugar que os Wolverines precisavam estar. Num lugar onde pudessem dizer a si mesmos que tinham razão, embora estivessem um pouquinho errados. Mas eles teriam de chegar rápido a esse lugar, a fim de entrar em ação.

No dia seguinte, o primeiro norte-americano testou positivo para o novo vírus. Um homem na faixa dos 30 anos que viajara uma semana antes de Wuhan para Seattle. Apesar disso, o governo dos Estados Unidos não demonstrou nenhum sinal de alarme. A única ação tomada pelo CDC foi emitir um alerta de viagem e examinar viajantes da China entrando nos Estados Unidos para verificar se apresentavam febre. "É só uma pessoa chegando da China, temos a situação sob controle", disse o presidente Trump. "Vai ficar tudo bem." Quando ele pronunciou essas palavras, encontrava-se no Fórum Econômico Mundial em Davos, na Suíça. Assim como Rajeev Venkayya e Richard Hatchett. "Rajeev e eu tomamos café da manhã juntos hoje", escreveu Richard aos outros membros do grupo, "e ficamos imaginando alguém indo buscar Carter em uma floresta, caverna ou em uma remota e tempestuosa planície, meio que como Rey saindo à procura de Luke...".*

E foi então que Carter afinal se materializou. "Você e Rajeev devem estar especulando se estou em algum lugar distante", escreveu a Richard. "Me pegaram a caminho de casa [...]. Concordo com sua estimativa preliminar. Em termos comparativos, cerca de 1% dos norte-americanos viajam para fora dos EUA todos os meses. Talvez os surtos de doenças precisem de um aviso como os que existem em certos retrovisores: as coisas são bem maiores do que parecem."

---

* Outra referência cinematográfica, *Star Wars: episódio VIII — Os últimos jedi*.

De volta à escrivaninha de casa, Carter reuniu as estatísticas oficiais da China: número de casos, hospitalizações, mortes. Comparou-as com toda e qualquer informação que conseguiu encontrar em blogs e jornais chineses. Foi um processo lento, pois grande parte da informação encontrada estava em chinês. "Eu não fazia ideia do que era aquilo", disse. "Era tudo ininteligível para mim. Meu computador não parava de alertar: 'Este site é perigoso!'" Ele havia copiado e colado o que encontrara no Google Tradutor só para verificar do que se tratava. Algumas eram notícias de falecimentos. Carter constatou que as datas das mortes relatadas pelas autoridades todos os dias à meia-noite estavam mais atrasadas que as datas nos relatórios locais — ou seja, as 37 pessoas mortas em Wuhan em 23 de janeiro, segundo as notícias, haviam morrido antes do que os comunicados oficiais sugeriam. O tempo era importante. "Eu estava tentando entender a idade da luz das estrelas", disse Carter. O tempo médio da infecção à morte era de aproximadamente duas semanas, portanto as mortes nos davam uma noção de quanto a doença tinha se propagado nas duas semanas anteriores. Se, além disso, os chineses demorassem a notificar as mortes, o atraso e o múltiplo eram ainda maiores. Carter percebeu que, embora o governo chinês viesse anunciando apenas um punhado de casos duas semanas antes, agora se comportava como se fossem em número muito maior. "Lendo folhas de chá", escreveu a seus colegas Wolverines. "A China está construindo um hospital de quarentena em Wuhan com mil leitos — em cinco dias. Também convocaram a ajuda dos militares [...]. Logo me lembrei dos militares convocados a Tchernóbil."

Ele não estava trabalhando sozinho, ou pelo menos assim julgava. Todos os Wolverines contribuíam. Richard Hatchett estava em contato constante com seu amigo Neil Ferguson, líder na criação de modelos epidemiológicos do Imperial College, em Londres. Ferguson tinha estimado o R0 em 3 — o que significa que, no início do surto, cada pessoa infectada estava infectando outras três. Era chocante: durante a gripe mais contagiosa já registrada, a que dera origem à pandemia de 1918, a taxa de transmissão inicial era de 1,8. O ciclo reprodutivo era de cerca de uma semana. Se tivéssemos trezentos casos uma semana atrás, teríamos novecentos casos hoje. Se esses trezentos casos houvessem de fato sido identificados um mês atrás, teríamos 24.300 casos hoje. Em determinado ponto, a questão tornou-se puramente matemática, mas para calcular era preciso algumas adivinhações a respeito da velocidade exata com que o vírus se movia.

Carter aceitou o fato de que ninguém teria um quadro completo e evidente da velocidade de propagação do vírus até que fosse tarde demais, e então se propôs a gerar os cálculos mais imprecisos e parciais possíveis. Sua abordagem foi uma combinação peculiar de análises e analogias. "Recorremos a padrões", disse ele. "É exatamente isso o que as analogias fornecem. Mas precisamos atenuar isso, pois vemos padrões que, na verdade, não estão ali. As analogias são atalhos — o equivalente a buracos de minhocas dedutíveis que me levam rapidamente do ponto A ao ponto B." Na verdade, ele estava perguntando: *com qual outro vírus este mais se parece?* A primeira resposta óbvia era que o mais próximo parente genético conhecido desse novo vírus era o SARS original de 2003.

Naquela primeira noite, Carter não dormiu. Criou uma planilha na qual listava, lado a lado, os casos notificados e o número de óbitos nas primeiras 44 horas dos dois surtos de SARS. Eles eram tão similares — o mesmo número de casos identificados e óbitos nos mesmos dias — que, a princípio, foi impossível distingui-los. O SARS original havia infectado 8 mil pessoas e matado 800 antes de ser contido. Esse novo SARS apresentava estatísticas oficiais similares, mas ele viu sinais de que tais dados induziam ao erro. O novo SARS se espalhava muito mais rápido de país a país que o original, por exemplo. Também estava suscitando um comportamento bastante diferente do governo chinês. Em 23 de janeiro, as autoridades fecharam Wuhan e proibiram a entrada e a saída da cidade. "Isso ressalta o aspecto levantado muitas vezes por Richard de como é difícil saber até que ponto um surto é grave ou brando enquanto ele está acontecendo", escreveu Carter. "Posso estar errado, mas este não parece brando." Então ele se voltou para a pandemia de 1918. "Wuhan = Filadélfia. Felizmente, estamos observando e aprendendo como St. Louis [...]. Em breve estaremos correndo montanha acima para escapar do incêndio."

Em 24 de janeiro, o CDC anunciou o segundo caso nos Estados Unidos. A mulher tinha viajado para Wuhan. No dia seguinte, 25 de janeiro, os chineses relataram 2.298 casos, 446 a mais que quatro dias antes. "Epidemias não se comportam desse jeito", escreveu Carter. Os novos infectados não quintuplicam em cinco dias. Ele suspeitou que os chineses estivessem atualizando as notificações. Ainda assim, o repentino salto no número de casos era impressionante. Carter observou que o governo chinês começara a construir outro hospital gigantesco em Wuhan, dessa vez com 1.300 leitos — em 1918, os funcionários do governo também tinham aberto novos hospitais na Filadélfia. Além disso, ele leu a notícia de que um proeminente médico especializado em ouvido, nariz e garganta em Wuhan tinha morrido vítima do novo vírus. Isso pôs fim à ideia, ainda contemplada, de que as infecções seriam causadas por humanos que haviam tido contato com animais, e indicava a furtividade do vírus: mesmo pessoas cientes da necessidade de usar equipamentos de proteção podiam ser infectadas. "Isso ligou sinais de alerta", contou Carter. "Podia ter sido negligência no controle da infecção, ou podia ser algo mais preocupante." Ele encontrou outro artigo, a respeito de um homem chinês identificado como fonte da infecção para vários outros, mas que não apresentara nenhum sintoma. Se aquilo fosse verdade, os casos não apenas estavam sendo subnotificados, mas podiam ser indetectáveis.

Reunidas, as histórias que ele cavou de fontes públicas ajudaram a explicar por que o governo chinês estava se comportando como se o vírus estivesse se espalhando muito mais rápido do que os números declarados, mas também mais rápido do que o SARS original. O que Carter não conseguia entender era por que faltava ao governo norte-americano a mesma urgência. "Suspeito que um número significativo de indivíduos infectados passou pelo monitoramento do CDC sem ser detectado, e é provável que já tenham infectado outros", escreveu em um e-mail aos Wolverines. "Já estamos muito atrás da curva e o incêndio está subindo a montanha, mas ainda não chegamos ao ponto do vale em que é possível ver o fogo..."

Seu cérebro não parava. O fogo era sua metáfora favorita para expressar a dificuldade das pessoas de acordar para uma ameaça que crescia de modo exponencial. Um incêndio em particular havia cativado sua imaginação e a de Richard anos antes, ao lerem sobre o episódio. Ele ficou conhecido como o incêndio de Mann Gulch, nome da área em Montana que queimara em 1949. Uma década antes, o serviço florestal norte-americano havia criado uma equipe de bombeiros paraquedistas de elite. Certa tarde de agosto, quinze jovens, a maioria entre 17 e 23 anos, pularam de paraquedas para apagar um incêndio que acreditavam ser simples e de pequenas proporções. Eles pousaram às 16h10 e começaram a descer para Mann Gulch, tendo às costas suas pesadas mochilas e machados Pulaski. Não se conheciam e, durante a caminhada, dividiram-se em grupos menores. À direita havia uma colina íngreme; à esquerda, um riacho. O incêndio de que tinham sido encarregados de apagar estava do outro lado do riacho e não representava perigo, ou assim eles imaginavam. Não havia muitas árvores, apenas matagal, mas eles não conseguiam enxergar adiante. Cerca de 1,5 quilômetro abaixo do barranco, o riacho corria para o rio Missouri. O plano era caminhar até o rio, atravessar o riacho e tentar apagar o incêndio. O rio atrás deles seria sua rota de fuga.

A PREMONIÇÃO

Mas, ao se aproximarem do rio, eles se depararam com a impressionante visão: o fogo. O incêndio ultrapassara o riacho e agora bloqueava a passagem da equipe para o rio. E o pior: movia-se pelo mato na direção deles. Um segundo antes, o incêndio estava invisível; no segundo seguinte, transformara-se em uma aterrorizante parede de chamas de cerca de 10 metros de altura. Eram 17h45.

Eles tentaram fugir, mas a única rota de fuga ficava no alto, acima da colina íngreme. Mais tarde, investigadores mediram a inclinação da colina: 76%. O incêndio tinha um vento de cauda de cerca de 50 a 60 quilômetros por hora, e aumentava em termos exponenciais. O fogo se espalha mais rápido em descampados do que em florestas. Mais tarde, os investigadores também estimaram que o incêndio se movia a quase 2 quilômetros por hora quando os jovens se depararam com ele. Dez minutos depois, às 17h55, viajava a cerca de 10 quilômetros por hora. Um minuto depois, às 17h56, os ponteiros do relógio de um dos jovens se derreteram — foi assim que os investigadores determinaram a hora exata em que dez dos quinze rapazes morreram queimados, alguns ainda carregando suas pesadas mochilas e seus machados.

Os outros cinco escaparam. Três tinham largado os machados e conseguido chegar ao topo da colina, embora um deles tenha morrido no dia seguinte, em consequência das queimaduras. O quarto também faleceu um dia depois. O quinto, o líder do grupo, um homem de 33 anos de idade apelidado de Robert Dodge, sobreviveu.

A história dele era a mais interessante, pelo menos para Carter. Às 17h55, com o fogo a apenas um minuto de distância e correndo em sua direção numa velocidade ainda maior, ele provocara um segundo incêndio acima da colina que precisava subir. Quando o fogo queimou a grama à sua frente, ele caminhou até ela e atirou-se nas cinzas quentes. Ele tinha instruído seus homens a abandonar as mochilas e os machados e segui-lo para dentro do incêndio que havia causado. Ou eles não o ouviram ou acharam que tivesse perdido o juízo: de qualquer forma, não o conheciam direito nem tinham motivos para confiar nele. Só Dodge ouviu e sentiu o incêndio principal passar pelas laterais de seu corpo, deixando-o ileso.

Até aquele momento não se tinha conhecimento de um bombeiro que tivesse agido dessa maneira, mas esta passou a ser uma estratégia reconhecida no combate a incêndios na grama, sendo denominada "rota de fuga". O acontecimento cativou de tal forma o escritor Norman Maclean, mais conhecido por seu livro *A River Runs Through It* [Um rio passa por ele], que ele escreveu *Young Men and Fire* [Os jovens e o incêndio], sobre o episódio. O assunto interessou de tal modo a um médico chamado Don Berwick, mais conhecido talvez por ter dirigido o Medicaid e o Medicare durante parte do governo Obama, que ele chegou a fazer uma palestra a respeito. Ao assistir à palestra, Carter pensou: o incêndio de Mann Gulch não tem a ver com incêndios, ou pelo menos não apenas com incêndios. Tem a ver também com pandemias. Com os incêndios era possível aprender lições para combater uma doença feroz. Ele anotou os ensinamentos:

Não é possível esperar até que a fumaça desanuvie: uma vez que se consegue ver com clareza, já é tarde demais.

Não é possível correr mais rápido que uma epidemia: no momento em que você começa a correr, ela já o alcançou.

Identifique o que é importante e abandone todo o resto.

Descubra o equivalente a uma rota de fuga.

O incêndio de Mann Gulch capturou a dificuldade que as pessoas têm de imaginar o crescimento exponencial, mesmo quando suas vidas dependem disso. "Somos reativos e tendemos a intervir apenas quando as coisas estão piorando", escreveu Carter. "E o que subestimamos é a velocidade com que as coisas ruins se movem."

À meia-noite do dia 26 de janeiro, as autoridades chinesas anunciaram 2.700 novos casos e 80 novas mortes. "Pensei no H1N1 de 2009", escreveu Carter às seis horas da manhã seguinte, "e me lembrei de como usamos a pandemia de 1918 como modelo em nossa cabeça (o filme), e uma das lições que aprendi foi que, da próxima vez, devia ser muito cauteloso para não me aferrar a um único modelo (filme em minha cabeça), e sim usar uma gama de modelos. Quase caí na mesma armadilha dessa vez ao me concentrar no SARS. Levantei os dados do H1N1 de 2009, mas não os examinei com a devida atenção. Finalmente, fiz isso na noite passada". O que ele viu nesses dados foi que, embora o número de mortes fosse muito semelhante ao número no estágio inicial do surto de SARS, a velocidade com que a doença se movia não era nada parecida. Ela se movia muito mais rápido, a exemplo de como a gripe suína tinha se movido. "O filme não é o SARS. E o caso averiguado não deve ser o SARS, pois se parece mais com o H1N1."

Era como se ele tivesse levado o vírus a uma loja de roupas para descobrir qual calça lhe servia melhor. O H1N1 era compatível com esse novo vírus em termos da velocidade com a qual se movia. Havia boas e más notícias nesse aspecto. A boa notícia era que isso significava que o número de pessoas que sobreviviam ao vírus era muito maior do que o conhecido. A má notícia era que o vírus infectaria, e mataria, um número muito maior de pessoas do que o SARS original. Carter encontrou um estudo feito pelo CDC, depois do surto, dos casos de gripe suína que não foram detectados ou registrados em 2009. Os números eram impressionantes. Para cada caso registrado, havia de dezoito a quarenta casos sem registro. Ele então se perguntou: e se, no momento, as autoridades sanitárias em todo o mundo estivessem detectando apenas um em dezoito a quarenta casos? "Ontem tivemos 2.700 casos e oitenta mortes", escreveu Carter. "Vamos supor que o número real de casos seja dezoito a quarenta vezes maior, ou seja, de 48.600 a 108.000." As oitenta mortes eram o resultado de número menor de infecções que haviam ocorrido cerca de duas semanas antes: para estabelecer o coeficiente de letalidade do vírus, era preciso saber quantos casos tinham ocorrido. Carter fez alguns cálculos aproximados, utilizando uma taxa de transmissão de 2, num cenário mais brando, e de 3, num cenário mais severo — ou seja, a cada semana, o número de casos ou duplicava ou triplicava. "O número de casos duas semanas antes seria ¼ ou ⅑ de 48.600-108.000, ou seja, 5.400-27.000", escreveu, provavelmente já fazendo o cálculo mental. "Então, oitenta mortes com um denominador de 5.400-27.000 casos projetados duas semanas atrás nos dão uma taxa de letalidade de 0,3% a 1,5%. Mas são estimativas muito rudimentares."

Ele não tinha ilusões de estar envolvido em nada parecido com um estudo acadêmico. Apenas tentava aprender o bastante a respeito do vírus para tomar decisões a respeito. Por exemplo, poderia ajudar o diretor do serviço de saúde dos veteranos a preparar o maior sistema hospitalar do país para a ofensiva. Os outros Wolverines também tinham decisões a tomar, e, quanto mais rápido as tomassem, mais vidas seriam salvas. Matt Hepburn, por exemplo, passara grande parte da década anterior na unidade de pesquisa de elite do Departamento de Defesa, trabalhando no desenvolvimento de vacinas.* Ele precisava saber se jogaria o peso dessa colossal agência na busca de uma vacina contra o coronavírus. Para tomar essa decisão, ele, assim como os demais Wolverines, dependiam quase inteiramente da sabedoria coletiva do grupo e dos curiosos talentos de Carter Mecher. "Nós sabíamos que nada disso jamais poderia ser publicado", disse Carter. "Estávamos apenas tentan-

---

* Hepburn acabaria encarregado do desenvolvimento da vacina para a Operation Warp Speed.

do entender o que estava acontecendo. Para que pudéssemos agir. Não estávamos fazendo isso para o governo federal. Estávamos fazendo isso *uns para os outros*."

Ainda assim, não era possível ignorar o governo federal. Em 29 de janeiro, eles viram o governo repatriar norte-americanos de Wuhan. O primeiro grupo foi para a Base Aérea March Reverse, no condado de Riverside, na Califórnia; o segundo, no início de fevereiro, para quatro lugares distintos, um deles uma base da Guarda Nacional nas proximidades de Omaha, onde permaneceram em quarentena. A Guarda Nacional de Omaha ficava a uma curta distância de carro do Centro Global para Segurança Sanitária, o centro dirigido por James Lawler onde eram tratados os norte-americanos infectados com novos e misteriosos patógenos. Lawler descobriu, incrédulo, que o CDC não planejava testar nenhum dos recém-chegados, a menos que apresentassem febre. Todos os estrangeiros que partiam de Wuhan a caminho de seus países de origem estavam sendo testados antes de embarcar no avião, uma atitude que o CDC julgava adequada. Os alemães, australianos e japoneses haviam testado todos os seus cidadãos repatriados de Wuhan, e descobriram que de 1% a 2% tinham sido contaminados, embora muitos não apresentassem qualquer sintoma: os testes em Wuhan não haviam identificado nenhum portador da covid-19. Lawler telefonou para o CDC com o intuito de saber se poderia testar os norte-americanos que se encontravam em quarentena perto de seu hospital — por nenhuma outra razão, exceto certificar-se de não os deixar circulando enquanto ainda estivessem disseminando o vírus. "Havia pouquíssima informação para defender a quarentena de catorze dias", disse ele. "Com toda a certeza há pessoas com períodos de incubação de 21 dias. Achei que precisávamos saber se estavam contaminadas ao chegarem aqui, ou disseminando o vírus quando fossem embora." Ele e sua equipe já haviam criado o próprio teste, com base no teste criado pela OMS, e, portanto, não solicitaram a assistência do CDC, apenas sua aprovação.

O CDC enviou um de seus epidemiologistas para visitar James Lawler. No fim da reunião, o sujeito disse que precisava verificar o procedimento com Atlanta. "No dia seguinte, recebi uma ligação dele, em pânico", narrou Lawler. "O assunto fora levado diretamente ao diretor do CDC, Robert Redfield, e ele afirmou: 'Você não pode fazer isso!' Eu perguntei: 'Por quê?' Ele respondeu que eu 'estaria fazendo pesquisa em pessoas confinadas'." Pouco importava que os 57 norte-americanos em quarentena *quisessem* ser testados: o CDC proibiu. E Lawler nunca entendeu o real motivo das objeções. Queriam evitar a descoberta de casos para não desagradar a Donald Trump? Estavam preocupados que, caso testassem pessoas sem sintomas e encontrassem o vírus, debochassem da exigência de testar apenas pessoas sintomáticas? Estavam constrangidos ou receosos de que outros, além do CDC, procedessem à testagem? Nesse caso, por que não faziam eles próprios os testes? Fosse qual fosse a razão, 57 norte-americanos passaram catorze dias em quarentena em Omaha e depois saíram sem saber se tinham sido infectados ou se poderiam infectar outras pessoas. "Não há chance de 57 pessoas recém-chegadas de Wuhan não estarem disseminando o vírus", comentou Lawler.

Nesse momento, Carter calculou que a taxa de letalidade do novo patógeno — o percentual de pessoas contaminadas que iria morrer — situava-se em algum ponto entre 0,5% e 1,1%, e que, se o governo não testasse a população, entre 20% e 40% dos norte-americanos seriam contaminados. O plano que ele e Richard haviam concebido e repassado ao CDC em 2006 classificava as pandemias de modo que as fazia parecer furacões, considerando o número de norte-americanos que morreriam em consequência dos vírus, caso estes não fossem controlados. Uma doença que se acreditava que matasse menos de 90 mil pessoas enquadrava-se na "Categoria 1" e exigia o confinamento em casa dos comprovadamente doentes. A Categoria 5 (projeção de mais de 1,8 milhão de mortes) e a Categoria 4 (projeção de mais de 900 mil mortes) exigiam que o CDC recorresse a todas as medidas disponíveis: isolamento dos doentes, cancelamento de todas as reuniões públicas, incentivo ao trabalho remoto, imposição do distanciamento social e fechamento de escolas por até doze semanas. Depois de seu cálculo aproximado, Carter concluiu que, caso o governo falhasse em intervir, o vírus mataria entre 900 mil e 1,8 milhão de norte-americanos. "É difícil acreditar no tamanho projetado do surto", escreveu.

Segundo o plano da pandemia, o governo federal deveria ao menos ter preparado o país para a completa sequência de intervenções. Mas não preparou. Até onde Carter podia ver, o governo federal nem trabalhava com empenho para acompanhar o rastreamento do vírus. "Uma última consideração antes de me deitar", escreveu na noite de 27 de janeiro. "Temos cinco casos confirmados nos EUA. Estimamos que o verdadeiro número possa ser dezoito a quarenta vezes superior (digamos de cem a duzentos doentes já nos EUA, e nós conhecemos apenas cinco deles)." Nesse momento, o CDC disse ter cem pessoas sob investigação. Até então, uma de cada sete pessoas testadas tinha contraído o vírus.

Para descobrir as cem ou duzentas pessoas que Carter imaginava já estarem perambulando pelos Estados Unidos, o CDC precisaria testar sete vezes mais que esse número, ou seja, entre 700 e 1.400 pessoas. "No momento, estamos em fase de contenção", escreveu Carter. "Pensem nos casos que pipocaram pelos EUA como brasas capazes de começar um incêndio. Como parte da estratégia de contenção, encontramos essas brasas o mais rápido possível e, em seguida, as erradicamos. Essa estratégia só funciona para casos chegando de fora ou muito próximos das cadeias de transmissão [...]. Também exige inacreditável vigilância, o que é exaustivo. Como o território onde as brasas podem surgir é tão vasto, é fácil perder uma delas. E é importante saber onde a brasa cai — se num lago, num estacionamento de asfalto/concreto, em um gramado ou em algumas folhas muito secas ou em palhas de pinho. É apenas uma questão de sorte onde essa brasa vai cair, iniciando um incêndio que começa a se espalhar."

No dia seguinte, Richard respondeu a Carter com uma pergunta. Como chefe da CEPI, Richard tinha o poder de direcionar centenas de milhões de dólares a empresas com novas ideias a respeito de como produzir vacinas de maneira mais ágil. Era interessante observar, e Richard observou, que o livre mercado não demonstrava interesse em financiar essas empresas em seus estágios iniciais. A unidade de Matt Hepburn no Departamento de Defesa havia disponibilizado recursos para a maioria delas, quando ainda não passavam de um brilho nos olhos de seu fundador. Agora a CEPI estava em condições de ajudá-las a acelerar suas vacinas por meio de testes e ensaios.

Eles haviam identificado uma empresa inglesa/sueca na área de Boston chamada Moderna, com um nome esquisito, AstraZeneca, e várias outras como promissoras candidatas a desenvolver uma vacina. Quanto antes o dinheiro da CEPI fosse despachado, mais cedo as pessoas seriam vacinadas e mais cedo qualquer pandemia chegaria ao fim. Quatro dias antes, logo após Carter gerar seu primeiro parecer acerca do vírus, a CEPI havia enviado subsídios à Moderna para cobrir os custos dos dois primeiros estágios de estudos clínicos. "A situação na CEPI pegava fogo; meu cabelo já estava chamuscado e eu já me encontrava à beira do precipício", recorda Richard. Se o novo coronavírus se transformasse em uma reprise da gripe de 2009 — se a natureza apenas atingisse os seres humanos com outra arma BB —, o dinheiro teria sido desperdiçado e seus donos se revoltariam. A CEPI corria riscos. E tinha a possibilidade de desempenhar um papel importante em futuras pandemias, sentia Richard. "Segurando o dilema aqui pelos dois chifres", escreveu ele para Carter. "Agradeceria se pudesse botar seu cérebro para trabalhar e descobrir a maneira mais prudente de proceder."

Carter já tinha opinião formada a respeito desse tipo de decisões. Achava que deveriam ser abordadas da mesma forma como um médico intensivista trata um paciente que se agarra à vida. Imagine o que quer que esteja pensando em fazer, ou não fazer, e se pergunte: qual decisão, caso esteja errado, lhe causará maior arrependimento? Richard aceitou o conselho e nunca mais pensou no assunto. A CEPI acabou distribuindo mais de 1 bilhão de dólares a vários fabricantes para acelerar o desenvolvimento de uma vacina. Mas quase ninguém mais em cargos de autoridade parecia pensar da mesma maneira. "Ando lendo comentários de pessoas perguntando por que a OMS e o CDC parecem estar subestimando a situação", escreveu Carter. "Não sou especialista em saúde pública, mas, não importa de que ângulo se olhe, a situação parece ruim."

Em 31 de janeiro, o governo dos Estados Unidos afinal agiu — quer dizer, mais ou menos. Proibiu a entrada de estrangeiros no país e exigiu que todo e qualquer norte-americano regressando da China fizesse uma quarentena de catorze dias. "Praticamente impedimos a entrada de quem chega da China", disse o presidente Trump. A esta altura, pensou Carter, o vírus já está tão espalhado nos Estados Unidos que o foco em viajantes estrangeiros era uma manobra sem sentido. "É perda de tempo", escreveu depois do anúncio de Trump. "É como proteger sua porta de entrada de intrusos enquanto eles levam suas coisas pela porta dos fundos."

Quatro dias depois, em 4 de fevereiro, um médico de doenças infecciosas da Administração de Saúde dos Veteranos chamado Michael Gelman escreveu para Carter. Gelman fazia parte de um pequeno grupo de médicos da administração que, ao começarem a trabalhar no local, esbarraram em Carter por acaso e perceberam que, sempre que tinham um problema insolúvel, acabavam recorrendo a ele. Todos sabiam que Carter não se intrometeria a menos que solicitado, mas, uma vez que pedissem sua ajuda, sua mente iria, de um jeito ou de outro, passar por cima do que quer que estivessem fazendo. A primeira vez que Gelman escreveu para Carter foi para perguntar se ele poderia ajudá-lo com um problema complicado relativo à administração do hospital. "Trinta e sete minutos depois de eu ter escrito, ele respondeu com uma longa, perfeita e ponderada resposta", disse Gelman. "Ele é o vampiro à porta, esperando com toda a paciência do mundo o convite para entrar."

Gelman queria saber o que Carter pensava do novo coronavírus. Carter já tinha escrito a seus superiores na administração sobre ondas de doença na população dos veteranos idosos nas seis cidades com mais voos provenientes da China: Nova York, Los Angeles, Chicago, São Francisco, Seattle e Atlanta. (Ele havia checado as escalas de voos desde o início de dezembro.) Carter achava que os hospitais tinham propensão a ampliar o alcance do vírus, pois não estariam preparados. "Segue o cenário para o qual eu me prepararia e o porquê", escreveu Carter para o jovem médico, numa mensagem que também compartilhou com os Wolverines. E prosseguiu:

> É bastante provável que não tenhamos detectado a transmissão em comunidades dos Estados Unidos e em mais de outros 26 países com casos confirmados em viajantes. À exceção das pessoas evacuadas de Wuhan, ninguém examinava os assintomáticos. Alguns devem ter escapado de nossa avaliação e de nossa vigilância em curso. Levará tempo até esses números crescerem a um nível ou sinal que reconheçamos. No presente momento, vamos começar a procurar pacientes sintomáticos que tenham viajado para a China, monitorar os contatos próximos, e encontrar transmissão esporádica entre

tais contatos — em especial contatos na mesma residência, como os casos ocorridos na Califórnia e em Illinois (ambos transmissão entre marido e esposa). Mas isso é como o desviar de atenção dos mágicos — não estamos vendo o que não podemos ver porque não estamos procurando. Cedo ou tarde, a transmissão que agora está latente e fora do alcance de nossa visão levará a alguém sofrendo de pneumonia em uma sala de emergência em algum lugar nos EUA. A equipe pesquisará se houve algum histórico de viagem e, ao descobrir não ter havido nenhuma viagem recente, tratará o paciente como se ele tivesse contraído pneumonia dentro de sua comunidade.

Então, ele explicou que, caso os médicos não procurassem o vírus, só o encontrariam quando já fosse tarde demais, o que levaria a um momento dramático no futuro, quando o povo norte-americano acordasse para a conscientização de já ter sido contaminado.

Será como quando o mágico diz: olhe para cá! E nos sentiremos arremessados em uma situação inesperada; nesse momento, correremos para reagir e expedir às pressas novas diretrizes para o monitoramento e a definição de casos suspeitos. Haverá urgência em implementar intervenções sociais não farmacêuticas, tais como fechamento de escolas e distanciamento social, e, quando o fizermos, vamos nos dar conta de que, assim como na China, a doença em nossa comunidade é bem maior do que supúnhamos. E então nos daremos conta de que agora estamos no equivalente às 17h45 do incêndio em Mann Gulch.

*

O que se faz às 17h45 no incêndio de Mann Gulch? Como alguém reage à visão de uma parede de chamas de 9 metros de altura correndo em sua direção? Funcionários dos departamentos estaduais e municipais de saúde ainda não tinham teste, que ainda estava sendo criado pelo CDC. O próprio CDC apenas testava com moderação. Com tão pouca capacidade de testes, argumentou Carter, vocês deveriam ser mais inteligentes a respeito de como realizá-los. E levantou uma hipótese: os hospitais nas cinco maiores cidades norte-americanas deveriam testar todos que aparecessem com sintomas semelhantes aos da gripe. "Vamos imaginar que saímos numa expedição de pesca. Por que não nos concentramos em onde achamos que os peixes estejam?" Carter começou a localizar relatórios de tais casos em hospitais e a mapeá-los, comparando-os com os números de anos anteriores — e logo percebeu estranhos desvios em Seattle e na cidade de Nova York. Esses desvios, suspeitou, seriam casos erroneamente diagnosticados como gripe. O de Seattle se provaria enganoso, mas o de Nova York, mais tarde ficou evidente, revelaria casos não detectados, provavelmente a maioria, se alguém tivesse se dado ao trabalho de testar os pacientes.

Carter ainda mantinha contato regular com Tom Bossert, conselheiro de Segurança Nacional de Trump, e achou que ele poderia servir de instrumento para entregar mensagens à Casa Branca. Bossert tinha sido próximo de Trump e, mesmo depois de John Bolton ter extinto seu cargo, continuou acreditando que contava com a confiança do presidente, seguindo a ideia de Trump confiar em alguém. Mas Bossert tinha ido a público e refutado a ideia apregoada pela Casa Branca durante as primeiras audiências de impeachment — de que os ucranianos, e não os russos, tinham interferido na eleição de 2016. A partir desse momento, morreu para a Casa Branca. Bossert vinha lendo os escritos de Carter Mecher e tentara repetidas vezes entrar em contato com pessoas próximas a Trump, mas, como disse, "continuava sendo barrado". O que quer que estivesse acontecendo na Casa Branca, tudo se passava sem o auxílio das pessoas que Bossert julgava qualificadas para aconselhar o presidente. "Os elos tinham sido rompidos", disse. "Nenhuma das pessoas encarregadas, nos últimos quinze anos, de pensar a respeito da pandemia participavam das conversas. Eles eram o *deep state*."

Carter desabafou sua crescente frustração em um e-mail aos Wolverines. "Continuo enfrentando problemas na Administração de Saúde dos Veteranos. Os líderes evitam o uso do termo 'pandemia' e relutam em implementar pontos fundamentais do plano para enfrentamento de pandemias por isso não ser uma", escreveu. "Eles não vão dizer essa palavra [...]. Esperam ver o termo usado pelo CDC e pela OMS. O CDC insiste em afirmar que não se trata de uma pandemia [...]. Minha resposta é que uma pandemia não é definida pelo que está acontecendo nos EUA, mas, sim, pelo que está acontecendo no mundo (*pan* = todos, *demia* = povo, todos os povos) [...]. Sei que, embora não seja sua intenção, o CDC está criando problemas para os burocratas que sofrem do mal da obediência."

Ele, Richard e outros médicos tinham passado anos criando e vendendo as ideias que iriam, caso rapidamente adotadas, evitar a morte de um grande número de norte-americanos. Essas ideias eram úteis, mas ninguém com autoridade parecia disposto a usá-las. "Estávamos enlouquecendo", disse Carter. Todos os Wolverines percorreram suas listas de contatos para procurar o que Carter chamou de "vértices de alto valor", pessoas capazes de influenciar a política norte-americana. Rajeev Venkayya tinha sido colega de turma de medicina de Amy Acton, diretora do Departamento de Saúde Pública de Ohio e um atalho direto para o governador desse estado, Mike DeWine. Dave Marcozzi, agora na Universidade de Medicina de Maryland, estava apenas a alguns passos do governador do estado, Larry Hogan. James Lawler conhecia o governador de Nebraska, Pete Ricketts. Matt Hepburn tinha a consideração de pessoas no topo do Departamento de Defesa. Lisa Koonin se aposentara do CDC, mas poderia ajudar Carter a encontrar uma brecha e talvez até conseguir marcar uma reunião com o diretor. E todos conheciam Bob Kadlec, o diretor de um obscuro, mas possivelmente poderoso órgão do Departamento de Saúde e de Serviços Humanos, a Agência de Prontidão e Resposta. Fora Kadlec quem, no fim do governo Bush, apelidara Carter e os outros de "Wolverines".

O objetivo era encontrar ao menos um estado disposto a tomar a dianteira, implementar uma resposta agressiva ao vírus, estabelecer as intervenções sociais esboçadas no plano da pandemia e desencadear um efeito dominó. "Tínhamos de transformar uma ideia em epidemia", disse Carter. Em determinado momento, Duane Caneva se deu conta de que tinha algo a acrescentar. Ele trabalhara na unidade de choque traumático para fuzileiros navais no campo de batalha em Faluja e não se abalava com qualquer coisa, mas também tinha consciência dos próprios limites. Embora tivesse trabalhado com Carter Mecher e James Lawler na Casa Branca de Obama, nunca se julgara de fato no mesmo patamar. "Aqueles eram os caras que eu considerava nossos especialistas nacionais em pandemia", afirmou. "Não eu." Duane era diretor médico executivo no Departamento de Saúde e de Serviços Humanos desde o governo anterior. Sua unidade na Casa Branca dedicava-se a detectar e evitar ameaças biológicas, químicas e nucleares a norte-americanos e auxiliar os estados em caso de emergências médicas. Ao ser convidado para o cargo no governo Obama, contratara quase duzentas pessoas. O governo Trump havia destruído o departamento, despachando setores para diferentes lugares e negligenciando outros por completo. Em meados de 2019, Duane se viu mais ou menos por conta própria, lutando com problemas tais como de que modo prestar atendimento médico ao crescente número de mexicanos e centro-americanos detidos pelo Serviço de Imigração e Controle de Fronteiras.

No fim de janeiro e início de fevereiro, Duane fora convidado à Casa Branca para participar de encontros do Conselho de Segurança Nacional para discutir o que fazer, em caso de necessidade, a respeito do novo surto em Wuhan. Ele ficou inquieto com a falta de compreensão, e até mesmo de informação, durante essas reuniões. Para ele, era ao mesmo tempo surpreendente e previsível que Carter Mecher, sentado à escrivaninha em sua casa em Atlanta, tivesse uma visão mais clara de um vírus na China do que qualquer outra pessoa do governo dos Estados Unidos. "O CDC continua dizendo que a resposta será baseada em dados, mas não está recolhendo os dados", disse Duane. "E qualquer dado que obtivessem seria um indicador defasado. Eram eles quem ditavam as regras, mas precisávamos de alguém diferente ditando-as." Se o governo dos Estados Unidos sequer tentaria salvar o povo norte-americano do vírus, os estados precisavam agir.

Em seus dois anos no Departamento de Segurança Nacional de Trump, Duane empreendera uma série de negociações, muitas das quais litigiosas, com vários funcionários públicos em estados que possuíam fronteira com o México. Um deles o impressionou como o tipo indicado para pegar um estado inteiro e transformá-lo em um exemplo que pudesse liderar a nação. "Acabei de falar ao telefone com a dra. Charity Dean", escreveu Duane, em 6 de fevereiro de 2020, a seus colegas Wolverines, antes de explicar quem era ela e por que lhe enviara todos os e-mails do grupo escritos no mês anterior. "Ela concorda que estamos em Mann Gulch."

Oito
EM MANN GULCH

> Para nós é fácil supor que, como resultado da ciência moderna, "conquistamos a natureza", e que ela agora se resume a praias para crianças e a parques nacionais onde os poucos ursos-pardos remanescentes receberam injeções de tranquilizantes e foram removidos para longe dos limites florestais, supostamente para a segurança deles e a nossa. Mas deveríamos estar preparados para a possibilidade, mesmo se formos acompanhar bombeiros modernos em Mann Gulch, de que o terror do universo ainda não tenha sido fossilizado e de que suas explosões ainda não tenham cessado.
>
> — NORMAN MACLEAN, *Young Men and Fire*

Já tinha começado. Charity era médica e, embora não se julgasse cientista, julgava ter uma mente científica. Não acreditava que nem ela — nem ninguém — tivesse poderes místicos para prever o futuro. Sabia que a mente humana pregava peças. Ouvira a respeito do efeito de ancoragem, do viés de confirmação e todo o resto. Ao mesmo tempo, não podia negar que esses sentimentos incipientes que vez por outra a assaltavam e a persuadiam tanto quanto dados. Seu estremecimento inicial na clínica Thomashefsky tinha sido assim. Bem como sua primeira resposta para o estudante da Universidade da Califórnia em Santa Barbara que podia, ou não, ter sinalizado um surto de meningite. Em 21 de dezembro de 2019, se alguém lhe tivesse perguntado o que exatamente havia começado, não saberia responder, mas já tivera essa sensação antes.

Um quadro se formara em sua mente: uma onda gigantesca. Um tsunami. "É um pressentimento", disse ela. "A consciência de que algo ameaçador está logo ali na esquina. Como quando a estação do ano muda e você pode sentir o outono no ar pouco antes de as folhas mudarem de cor e o vento esfriar. Sei de coisas antes que elas aconteçam, embora não possa precisar os detalhes."

Ainda assim, quando Duane Caneva lhe telefonou, foi pega de surpresa. Não eram amigos — muito pelo contrário. O antagonismo entre os dois datava de seus primeiros dias no novo emprego como a número dois do Departamento de Saúde Pública da Califórnia, no fim de 2018. Ela tinha saído de carro de Santa Barbara para um Airbnb em Sacramento e, naquele mesmo dia, recebido instruções do então governador, Jerry Brown, para dar meia-volta e se dirigir ao sul, para a fronteira entre os Estados Unidos e o México e, na verdade, entrar em guerra com o governo Trump. Um relatório informando sobre a aproximação de uma grande caravana de possíveis imigrantes deslocando-se do México na direção de São Diego chegara à mesa do governador. A agente de saúde local em São Diego havia declarado que se tratava de um problema federal, mas, naquele momento, o governo dos Estados Unidos parecia mais disposto a exaltar o problema do que a solucioná-lo. Charity tinha ouvido dizer que Trump podia estar tentando usar essas novas levas de imigrantes vindo do México como arma para uma guerra de relações públicas entre os dois países. Quando o espaço nos abrigos para migrantes acabou, funcionários do Serviço de Imigração e Controle de Fronteiras levaram essas pessoas a cidades no meio da noite e as abandonaram lá. "Eu tinha ouvido dizer que Trump estava tentando provocar uma crise", afirmou Charity. "Tentando voltar o povo contra os imigrantes. Era apenas um rumor. Mas quando cheguei lá descobri que era tudo verdade. Eles estavam despejando famílias inteiras em esquinas às duas da madrugada. Tentavam provocar um desastre."

Sua incumbência era mitigar os riscos de saúde causados pelos recém-chegados. Era época de gripe. Casos de tuberculose resistente a medicamentos podiam quase ser contabilizados como um produto de exportação de vários estados mexicanos. Charity nunca deixou de se preocupar com a varíola e a rubéola. A rubéola tinha uma taxa de transmissão impressionante — algo em torno de 12 e 18, isto é, cada pessoa contaminada transmitia a doença para outras doze ou dezoito. Em São Diego, voluntários recolhiam os imigrantes das ruas, onde os agentes da imigração dos Estados Unidos os abandonavam, e os levavam à Igreja de Nossa Senhora de Guadalupe, que oferecia abrigo. Na igreja, Charity encontrou centenas de refugiados cansados, assustados e obviamente doentes. Todas as noites, contaram os voluntários da igreja, chegavam entre 25 e 125 pessoas. "Era o caos", informou Charity. "Os corredores estão lotados de famílias sentadas no chão. Mães e bebês que, por sinal, foram mantidos em jaulas." Ela percebeu como as crianças pequenas eram quietas e paradas. "Crianças de três anos de idade não se comportam assim", disse. "Todas pareciam em choque."

A princípio, ela estava mais preocupada com o olfato do que com o que via. Só pelo odor, ou pela falta dele, pôde ter quase certeza de que não havia ninguém com gangrena ou infecções bacterianas. "É impossível sentir o cheiro dos vírus", disse ela. "Mas as pessoas doentes têm um cheiro diferente — você sabe que o cheiro do seu filho muda quando está doente." Ela precisou estabelecer um sistema de atendimento rápido, sem as tradicionais fontes de ajuda. Os únicos suprimentos médicos disponíveis tinham sido trazidos pelos voluntários da igreja de suas próprias casas. O governo dos Estados Unidos sob o comando de Donald Trump, naturalmente, não prestaria nenhum auxílio. O condado de São Diego não queria se envolver com o problema. Charity ligou para a Cruz Vermelha, mas descobriu que ela tampouco tinha interesse em ajudar. (Mais tarde, ficou sabendo que não pretendia ofender seus doadores republicanos.) O problema dizia respeito ao estado da Califórnia, e nesse momento era *ela* o estado da Califórnia. Por fim, Charity conseguiu entrar em contato com um amigo, um executivo da Direct Relief, uma gigantesca organização sem fins lucrativos sediada em Santa Barbara cuja missão é prestar ajuda a populações afetadas por catástrofes. Cuidar de pessoas doentes e famintas presas ao cruzar a fronteira entre os Estados Unidos e o México não fazia parte das atribuições da ONG, mas ela conhecera o executivo — e o considerava uma alma generosa. "Eu lhe perguntei se não estaria disposto a enviar suprimentos e dinheiro, mesmo sem receber o devido crédito."

Ele disse que sim. Então, ela encontrou uma clínica em São Isidro disposta a aceitar os doentes graves. Em seguida, a Jewish Family Service, uma organização sem fins lucrativos, ofereceu-se para ajudar — e Charity ficou impressionada com o número de misericordiosas sociedades beneficentes privadas norte-americanas esforçando-se para compensar a crueldade dos agentes públicos do país. Ela própria se tornou uma força de misericórdia. Em teoria, não devia examinar pacientes. Contudo, levava seu estetoscópio e começou a examinar as crianças. "Basta escrever CLÍNICA MÉDICA numa tabuleta, prendê-la na porta e pronto", contou. Como aprendera no estágio com o dr. Hosen, a primeira coisa a fazer era conhecer a história dos pacientes. "De onde você é?" era a principal pergunta. As respostas dos pacientes lhe permitiam checar os dados de vacinação em seus estados de origem e determinar as doenças transmissíveis às quais eram mais vulneráveis.

Seu novo sistema de saúde para imigrantes foi um grande sucesso. (Continuaria operacional dois anos após sua criação.) Na época, Charity não sabia, mas as autoridades federais que haviam criado o problema (que ela resolvera) perceberam o que ela havia feito. Poucos meses depois, Charity recebeu um e-mail do Departamento de Segurança Nacional solicitando seu comparecimento às reuniões semanais da equipe para discutir assuntos relativos à fronteira. Após a morte de algumas crianças mexicanas numa unidade do Serviço de Imigração, o Congresso pressionava o governo Trump e pedia explicações quanto ao sistema de saúde na fronteira dos Estados Unidos com o México. Não havia um sistema, ao menos nenhum que alguém se desse o trabalho de descrever em uma audiência do Congresso. O Departamento de Segurança Nacional localizara Charity Dean e, em pânico, lhe perguntara como conseguira fazer aquilo, pois queriam reproduzir o sistema em outros lugares. "Eles passaram de torcer por uma crise para 'Ai, merda, precisamos evitar que as crianças morram'", contou Charity.

A essa altura, ela sabia que o governo Trump vinha *despachando* imigrantes do Texas para a Califórnia em aviões-cargueiros, de modo a tensionar o sistema que ela havia engendrado e, ao mesmo tempo, tirar vantagem disso. Ela falou ao telefone com o tal de Duane e um outro colega, um tipo durão e intimidante do Texas que começou a conversa em tom condescendente explicando-lhe como administrar surtos e depois tentou negar a existência dos voos. "Nesse ponto eu disse: *Vá se foder. Eu estive lá. Eu vi.*" Alguns dias depois, os voos cessaram. Charity nunca soube o motivo.

Assim, quando Duane Caneva entrou em contato, ela não pensou nele como um aliado. "Eu o via como um soldado da tropa de Trump", disse. Sem dúvida, não estava preparada para o que ele tinha a dizer. "Sua voz estava diferente de todas as outras vezes em que conversamos", contou Charity. "Falava baixo, em tom vacilante. Pensei: *Ai, meu Deus. Ele está aprontando alguma coisa ilegal!*" De repente, surgiu um outro Duane. Um Duane que lhe disse fazer parte de um pequeno grupo, informal, quase secreto, de médicos que haviam trabalhado na Casa Branca durante o governo Bush e Obama e agora estavam espalhados, embora ainda permanecesse influentes. Esse Duane agora trabalhava, *sem a permissão da Casa Branca*, na coordenação de uma espécie de resposta à pandemia nacional. "Ficou claro que ele sabia estar fazendo algo que podia deixá-lo em maus lençóis, e a *mim* também", disse ela. Ele precisava de ajuda, explicou. Queria que ela transmitisse um recado desse grupo secreto de médicos ao governador do estado mais populoso do país. Ele deveria assumir a dianteira, pois a Casa Branca com certeza não o faria. "Eu fiquei surpresa", disse Charity. "Então havia um grupo — um grupo de emergência — que se reunia durante pandemias?"

Ela refletiu e concluiu que, fosse lá o que Duane estivesse fazendo, não devia ser ilegal, apenas um ato de grande insubordinação. E, além disso, era a admissão de que ela podia ser útil. "O simples fato de me telefonar era um ato de humildade, o que me fez pensar que o assunto devia ser importante", disse. De qualquer modo, esse novo Duane Caneva não era um soldado da tropa de Donald Trump. Ele fazia parte da resistência. Caso descoberto, provavelmente seria demitido. Ela adorava pessoas corajosas — sempre fora atraída pela coragem. "Eu não sabia que ele podia ser corajoso." Depois do telefonema, Charity leu a volumosa quantidade de e-mails retransmitida por Duane — páginas e mais páginas de percepções relativas ao vírus que, apesar do que declarava o CDC, ela suspeitava que já vinha se espalhando no país. "Li todos os e-mails antigos trocados pelo grupo", contou. "Devorei-os como uma morta de fome."

Naquele momento, o mundo nunca lhe parecera tão de ponta-cabeça. Ela havia vendido uma casa que adorava e deixado Santa Barbara com os três filhos pequenos, só para seu ex-marido decidir que preferia que as crianças ficassem em Santa Barbara. Ela estava preparada para abrir mão de muitas coisas por um novo emprego, mas não dos filhos. E, no fim das contas, não era o emprego dos sonhos. Trabalhar para o estado da Califórnia não era como trabalhar para o condado de Santa Barbara, só que em maiores proporções e melhores condições. Em poucas ocasiões tivera de se esforçar. A crise na fronteira em São Diego fora uma exceção.

Na maior parte dos dias, sentia-se aprisionada a uma escrivaninha em meio a uma enorme e anônima burocracia. Muitas vezes, o trabalho parecia banal. Impessoal. Limitado. Ela queria mesmo passar os dias resolvendo tediosos problemas de licenciamento e certificação dos hospitais da Califórnia? E mais: ninguém dentro da operação de 4.500 pessoas que constituíam o Departamento de Saúde Pública da Califórnia sabia o que o outro fazia. As pessoas acharam esquisito ela ter tentado aprender. Charity fora instalada em uma sala no sétimo andar, em uma ala com o restante dos diretores. Nas primeiras semanas em Sacramento, saltava do elevador em andares aleatórios e percorria as salas apresentando-se, querendo descobrir quem fazia o quê, e convidando as pessoas a tomar um café no sétimo andar sempre que desejassem. Sua breve exploração acabou quando uma atenciosa colega a puxou de lado e disse: *Acho que você está deixando as pessoas constrangidas.* O pessoal do sétimo andar não ficava andando pelos outros andares. Depois disso, ela parou de saltar do elevador em pisos aleatórios.

O aspecto mais desconcertante do emprego, sem dúvida, era sua nova chefe. Charity tinha imaginado que substituiria sua antiga chefe, a dra. Karen Smith, quando esta deixasse o cargo. Fora por isso, para início de conversa, que ela a convidara a trabalhar ali. A médica tinha deixado o cargo em junho de 2019, e, durante alguns poucos meses, Charity assumiu suas funções. Porém, em outubro, voltara ao cargo original. O novo governador, Gavin Newsom, quebrou a tradição de nomear uma agente sanitária do departamento para administrar o estado da Califórnia. Em vez disso, trouxe Sonia Angell, ex-funcionária do Departamento de Doenças Não Transmissíveis do CDC. Angell não possuía experiência nem na Califórnia nem em doenças contagiosas. Seu emprego mais recente fora no Departamento de Saúde Pública da cidade de Nova York na área de doenças cardíacas. Somente mais tarde, em agosto de 2020, na coletiva de imprensa na qual anunciou o abrupto pedido de dispensa de Angell, sem informar o motivo da saída, foi que Newsom explicou, em parte, o que o levara a recrutá-la: seu trabalho na correção da injustiça racial na assistência médica. Charity soube tempos depois que nunca tinha sido uma forte candidata ao cargo. "Foi uma questão política", diz um funcionário sênior do Departamento de Saúde e de Serviços Humanos. "Charity era jovem demais, loura demais, Barbie demais. Eles queriam uma pessoa de cor." Sonia Angell era identificada como latina.

A primeira coisa que Karen Smith pediu a Charity que resolvesse foi uma crise na fronteira entre os Estados Unidos e o México. A primeira coisa que Sonia Angell lhe pediu foram instruções sobre como acertar a hora no relógio de seu telefone fixo. Charity nunca tinha usado o telefone fixo, não fazia ideia de como o relógio do aparelho funcionava, mas a nova chefe disse que sem ele não conseguiria saber a hora, e, portanto, o relógio precisava funcionar. Enquanto Charity tentava resolver o problema do telefone, pensou com seus botões: *Essa não é minha função*. E acabou chamando alguém que entendia daquilo para tratar da questão. Ela também encontrou para a nova chefe uma costureira, um cabeleireiro e uma lavanderia, e... bem, a princípio acreditou que a nova chefe lhe pedia esse tipo de coisa numa tentativa de forjar um vínculo de amizade. Lutou para afastar o pensamento de que podia ser apenas para lembrá-la de seu lugar. Charity não era uma pessoa do tipo que precisa ser lembrada de seu lugar, e ficou ainda mais inquieta quando pessoas em funções subalternas começaram a aparecer em sua sala para se queixar da nova chefe. "Depois de um tempo, comecei a me sentir uma personagem do filme *Meninas malvadas*", contou. "Decidi engolir em seco e fingir que estava tudo bem."

E assim o fez, dias a fio. À noite, a deglutição não era tão simples. Ao longo do último ano, inventara uma historinha para si mesma: tinha deixado para trás tudo o que amava em Santa Barbara em nome de um objetivo. Alguma coisa estava a caminho, e ela estaria em posição de enfrentá-la. Mas a história não se sustentava mais. "Eu tinha renunciado a tudo para vir para cá e assumir esse cargo", disse. "E andava pensando: puta merda, por que fiz isso?"

E então veio o vírus. Charity começara a acompanhar os acontecimentos em Wuhan no início de janeiro, mais ou menos na mesma época em que Carter Mecher mencionou o vírus a seus colegas Wolverines. Assim como ele, decidira aprender tudo que estivesse a seu alcance acerca do vírus e, assim como ele, ficou surpresa com o pouco que havia a descobrir. "Sou a pessoa número dois em saúde no maior estado do país", disse. "Sou especialista em doenças transmissíveis e treinada para controlá-las. E não tenho para onde olhar." Não havia nenhum lugar onde pudesse encontrar um apanhado confiável para fazer qualquer espécie de previsão a respeito de como o vírus poderia progredir na Califórnia: suas taxas de transmissão, de letalidade, de pessoas passíveis de internação. Ela queria saber quanto tempo transcorria desde o momento em que as pessoas eram infectadas até o momento em que transmitiam o vírus (o período de incubação), e quanto tempo se passava desde o momento em que eram contaminadas até o início dos sintomas, quando saberiam da necessidade de se isolar. "O patógeno perfeito tem um longuíssimo período de infecção e um longuíssimo período de incubação, pois, quanto mais tempo demora para se apresentar, mais difícil é rastreá-lo", explicou. Uma das razões pelas quais a rubéola era altamente transmissível era que a vítima da doença já estava contaminada quatro dias antes de saber estar doente. Esse vírus novo era um pouco parecido, a julgar pela maneira como os chineses reagiam a ele. "A China se comportava como se ele fosse o patógeno perfeito", afirmou.

Assim como Carter, Charity começou a fazer pesquisas no Google e a ler jornais chineses. "Eu sabia que precisava me aproximar o máximo da fonte", disse. O Twitter foi um grande recurso: em meados de janeiro, alguém tinha postado um vídeo de autoridades chinesas *soldando* as portas de casas em Wuhan para manter em isolamento as pessoas infectadas. "Parecia bastante real, mas eu não sabia se podia acreditar naquilo." Muitos meses antes, ela substituíra o governador Newsom, de última hora, atendendo a um pedido dele, na função de anfitriã de uma delegação de proeminentes médicos chineses. Eles discutiram, entre outras coisas, pandemias e a maneira de combatê-las. "Perguntei a mim mesma: 'Espere aí, o que levaria esse grupo de médicos a, digamos, mandar soldar as portas de prédios de apartamentos com suspeitas de casos?'", comentou Charity. "Quero dizer, trancar pessoas dentro de prédios para morrer não fazia parte de seus planos operacionais." Ela leu revistas científicas, como *Journal of the American Medical Association* e *The Lancet*, e todas as publicações com artigos curtos a respeito da situação em Wuhan. Encontrou informações fragmentadas. Sabia que jamais conseguiria a informação necessária para agir — ou melhor, que, quando a obtivesse, já seria tarde demais. "Os dados eram muito duvidosos, mas o trabalho é este: usar informações dispersas de fontes não confiáveis para tomar decisões", disse. "E eu não estava apenas em busca de dados. Estava em busca de todas as pequeninas pistas de que havia algo errado."

Em pouco tempo, Charity formou uma ideia aproximada do comportamento do vírus em Wuhan — o número efetivo de reprodução R, as taxas de hospitalização e de letalidade. Usando esses dados, calculou sua propagação na Califórnia. Supondo que o primeiro caso de transmissão no estado tivesse ocorrido no início de janeiro, e usando uma taxa de transmissão de 2,5, ela desenhou uma curva epidemiológica na lousa em seu escritório. A curva descrevia os próximos cinco meses, com as infecções no eixo y e os meses no eixo x. Ao terminar o desenho, Charity viu que a curva se assemelhava a uma onda gigantesca. Um tsunami. Caso o governo não tomasse nenhuma medida para mitigar a propagação do vírus, em junho, aproximadamente, 20 milhões de californianos teriam sido infectados, 2 milhões necessitariam de hospitalização e 100 mil morreriam. Isso sem contar aqueles que faleceriam de doenças às quais era possível sobreviver, caso houvesse leitos disponíveis nos hospitais.

Ela apagou o desenho e refez o cálculo com pressupostos mais otimistas, porém ainda plausíveis. "Os números pareciam uma loucura. O que eu estava fazendo naquela lousa era aceitar o crescimento exponencial dos números." Segura de que sua chefe não iria querer ouvir esses dados, Charity esperou uma semana para mencioná-los. Uma semana depois, sua chefe ainda não estava pronta para receber as notícias. "Comecei a dizer que isso podia ser um grave problema e que deveríamos preparar um plano, mas Sonia não me deixou terminar. Ela me interrompeu e disse: 'Se isso for mesmo importante, o CDC vai nos dizer.'" O CDC, como sabia Charity, já tinha seu mantra: "o risco para o povo norte-americano é muito pequeno". Nancy Messonnier, uma funcionária sênior do órgão, vivia dizendo isso, e Sonia Angell repetiu a frase com frequência até o fim de fevereiro. "Ela estava esperando o CDC acionar o alarme de incêndio", contou Charity. "Mas o CDC não sabe como acionar alarmes de incêndio. Na verdade, não há alarme de incêndio neste país."

Na terceira semana de janeiro, Charity Dean, assim como Carter Mecher, não acreditava que o risco para o povo norte-americano fosse pequeno. Ela achava que o vírus já vinha se espalhando em termos exponenciais dentro dos Estados Unidos.* Era como se ela, e tão somente ela, tivesse detectado o incêndio em Mann Gulch, e ninguém mais se mostrasse disposto a dar meia-volta e correr. Ela

---

* A primeira morte causada por covid-19 registrada nos Estados Unidos ocorreu em Seattle no dia 28 de fevereiro. No fim de abril, o condado de Santa Clara reclassificou duas mortes ocorridas anteriormente depois de deduzir que também haviam sido causadas pela covid-19. A primeira ocorrera em 6 de fevereiro e a segunda em 17 de fevereiro. Ambos os pacientes teriam sido infectados pelo vírus mais ou menos um mês antes de morrerem. Como nenhuma das vítimas tinha viajado para fora da região, ficou claro que o vírus já vinha circulando na Bay Area no início de janeiro.

solicitou um levantamento a todos os hospitais da Califórnia para ter ideia de quantos leitos ainda poderiam ser colocados em quartos com pressão negativa, ou seja, quartos que não permitiriam que o ar exalado por um paciente escapasse. Verificou a capacidade dos necrotérios. "Todo mundo se esquece dos necrotérios", disse. "É a parte que jamais é incluída nos sistemas de saúde, nos preparativos para respostas a desastres." Ela ia dormir à noite pensando na necessidade de definir locais para sepultamentos em massa. "Um alarme foi acionado dentro de mim em meados de janeiro. Todo meu ser ganhou vida."

Ela encontrou o antigo plano para enfrentamento de pandemias e espanou a poeira. Viera do CDC, e, como todos os documentos do CDC, era primoroso. "Eles deviam mudar de nome", disse. "Não deveriam se chamar Centro de *Controle* e Prevenção de Doenças, mas Centro para *Observação e Preparação de Relatórios* sobre Doenças. Nisso são muito bons." Ela não fazia ideia de quem escrevera o plano, ou o que o levara a fazer isso, mas ele era extremamente útil, como ponto de partida, para qualquer um que esperasse mitigar danos causados por qualquer doença sem a ajuda de antivirais ou vacinas. "Foi de fato útil, porque basicamente dizia: 'Estamos em 1918. Não há contramedidas médicas. O que fazemos? Eis as ferramentas.'" Ninguém estava lhe pedindo que escrevesse um plano de batalha para o estado da Califórnia, mas ela queria estar preparada, caso isso acontecesse.

Em 20 de janeiro, o vírus virou notícia na televisão. Charity aproveitou a oportunidade para levar o assunto à chefe, sem rodeios. "Eu sabia que precisava manter um equilíbrio", disse. "Não podia demonstrar saber algo que ela não sabia, nem disparar um alarme que ela não desejava disparar." Não demorou muito para Charity se dar conta de que fracassara em encontrar esse equilíbrio. Angell a proibiu de usar a palavra "pandemia" e ordenou que apagasse os cálculos e a curva de tsunami na lousa. "Ela me disse que eu estava assustando as pessoas", declarou Charity. "Eu respondi: 'Merda, mas elas *deveriam* ficar assustadas.'"

A partir daquele momento, Charity se viu excluída dos e-mails e das reuniões. "No governo, nada disso é feito de maneira explícita", disse. "É preciso ser sutil. Ela me deixou fora de tudo. Me excluía por completo com a justificativa: 'Essa não é a sua área.'" Durante as primeiras semanas de janeiro, Charity não tinha dormido bem nem se alimentado de modo adequado. "Eu ficava deitada na cama tentando prever os acontecimentos. Quais cidades seriam isoladas primeiro? Quais pessoas deixaríamos morrer?" Em 22 de janeiro, seu coração começou a bater de um jeito estranho, e ela consultou um cardiologista, que diagnosticou arritmia, recomendou um monitor cardíaco e a aconselhou a pegar leve. "É como Noé construindo a arca", disse Charity. "Todo mundo pensa que você enlouqueceu de vez."

Para o bem e para o mal, estava lendo na ocasião — ou melhor, relendo, repetidas vezes — um trecho do segundo volume da biografia de Winston Churchill escrita por William Manchester. O livro descreve os anos 1932-1940, quando Churchill, desprovido de poder, observava, com crescente frustração e raiva, o primeiro-ministro inglês, Neville Chamberlain, minimizar a ascensão de Adolf Hitler. *Sozinho*, era o subtítulo do livro. Charity estava menos interessada na Segunda Guerra Mundial e mais nos acontecimentos que levaram a ela. O livro permanecia em sua mesinha de cabeceira fazia dezoito meses. Ela continuava fixada na preparação do acordo firmado entre Chamberlain e Hitler em Munique, em 30 de setembro de 1938. Para evitar a guerra com a Alemanha, Chamberlain cedera à exigência de Hitler de anexar uma região pertencente à extinta Tchecoslováquia. Chamberlain tinha voltado para casa e fora recebido por uma multidão delirante e temporariamente agradecida. Em seu discurso, o primeiro-ministro afirmou que a Grã-Bretanha alcançara a "paz com honra". Churchill havia preparado sua declaração em resposta propondo menos estardalhaço. "Ao senhor foi dada a escolha entre a guerra e a desonra", afirmou. "O senhor escolheu a desonra e terá a guerra." Churchill tampouco tinha dados, mas, ao contrário de outros, foi capaz de enxergar a ameaça representada por Hitler, pois não estava cego pelo desejo de paz.

Uma história que Charity iniciara por prazer se tornara algo diferente. Ela não apenas lia o livro, mas o investigava, da maneira como investigaria um surto de tuberculose. No fim de janeiro, havia marcado metade das frases das páginas que falavam sobre os momentos anteriores à declaração de guerra da Grã-Bretanha e rascunhara comentários em cada margem. "*Chamberlain acusou Churchill em público de falta de DISCERNIMENTO?*", anotou. "*Os líderes com pior discernimento afirmam, cheios de presunção, ter o melhor.*" Um pouco mais adiante: "*Não fique preparando um relatório de paz quando é preciso bombardear a merda da Alemanha!*" (Chamberlain passara os poucos dias anteriores ao início da guerra redigindo um relatório no qual defendia sua estratégia de apaziguamento.) Em seguida: "*Não haverá ovação de pé quando ficar provado que você tinha razão.*" E, por fim, "*Churchill também era um dragão*".

Vez por outra, ela se perguntava se a tendência a estar *sempre* em alerta vermelho, *sempre* tensa, com os olhos virados para a esquina, atenta ao que poderia aparecer, podia ser classificado como neurose. "Passei a vida inteira me preparando para a guerra", disse Charity. Agora, ela via com clareza que o inimigo atacava, mas ninguém parecia perceber a urgência da situação. Para onde quer que olhasse no governo, via líderes como Churchill e Chamberlain. A tendência de quem governava em tempos de paz era tentar evitar ou, pelo menos, encobrir conflitos. Quem era talhado para o comando nos campos de batalha não encontrava espaço para ocupar posições de autoridade, pelo menos até que o público em geral percebesse uma ameaça. À essa altura, quando as pessoas tivessem conhecimento suficiente sobre uma doença transmissível para ficarem aterrorizadas, a fase mais crítica da guerra já teria terminado. Charity havia passado a vida se preparando para esse momento, em que atacaria o vírus e o conteria antes que ele arrasasse a Califórnia. No entanto, nunca ocupara papel menos relevante desde que entrara para o serviço público como subchefe do Departamento de Saúde Pública do condado de Santa Barbara. "Eu estava me sentindo imprestável e inútil", confessou. "Parecia que nada do que eu fazia tinha a menor importância."

Todos nós criamos histórias mentais para contar a nós mesmos. Ainda que não as reconheçamos de maneira explícita, estamos o tempo todo recontando, editando ou atualizando narrativas para explicar ou justificar o motivo de termos passado nossa existência na Terra de tal ou tal maneira. Uma década antes, na história que passava em *loop* na mente de Charity Dean, ela se colocara no papel de vítima. Tinha todos os motivos para isso. Todas as coisas terríveis que um homem pode fazer com uma mulher, à exceção de tentar matá-la, algum homem já tinha feito com ela. Depois do parto difícil do terceiro filho, ela parara de consumir álcool de maneira normal e passara a consumi-lo em excesso. A bebida podia tornar mais satisfatória a história que contava para si mesma. É como coçar um machucado até sangrar. A sensação é tão boa. Esse pensamento perpassava sua mente mesmo quando se coçava. Em determinado momento, ela percebeu que, se não parasse de coçar a ferida, acabaria morrendo. Algo muito, muito terrível, acontecera com ela: os detalhes não vêm ao caso. Naquele momento, ela vira o incêndio aumentando em termos exponenciais, indo direto para cima dela. Como resposta, havia criado uma rota de fuga. E essa rota de fuga era uma história.

Nessa nova história que contava para si mesma, nunca era apenas a vítima. Não importava o que tivesse acontecido, ela carregava parte da responsabilidade. Se tinha ou não culpa, isso não vinha ao caso. A nova história teve o efeito bastante prático de mudar o foco dos outros para si mesma e das coisas que fugiam do seu controle para as que podia controlar. Nessa nova história, ela viera à Terra com um objetivo, e cabia-lhe não apenas adivinhar qual seria esse propósito, mas não se deixar distrair enquanto tentava cumpri-lo. A nova história foi reforçada depois que ela aceitou o emprego como agente local de saúde pública. Seu tema era a bravura, o que a compeliu a reconhecer os momentos em que fazia ou deixava de fazer algo por medo. A coragem, aliada a seus interesses e suas habilidades naturais, a transformara numa heroína. Ela acreditava que essa narrativa, ainda por cima, havia salvado sua vida.

Logo o propósito de Charity ficou claro, e não apenas para ela própria, mas também para todos que a observavam em ação: ela viera à Terra para travar batalhas e guerras contra doenças. Para salvar vidas e, quem sabe, até um país inteiro. Deixara seu emprego como agente de saúde do condado e fora trabalhar para o estado, pois sentia que algo importante se aproximava e precisava estar lá para enfrentá-lo. Pouco antes de ir embora, confidenciou a uma amiga ter a sensação de que ainda acabaria na Casa Branca. Quando a amiga, perplexa, lhe perguntou por que imaginava isso, respondeu: "Porque preciso resolver esse problema, quando ele surgir."

E algo importante havia de fato surgido, como fantasiara em sua história. Mas seu escritório ficava a 15 metros de onde realmente precisaria estar para desempenhar o papel que julgava necessário. A sensação de impotência a atingira com toda a força. Ela estava agora reduzida a rabiscar cálculos em sua lousa em casa, à noite. No fim de janeiro, ao entrar no prédio e pegar o elevador para o sétimo andar, perguntava ao universo: "Por que não me deixa fazer meu trabalho?" A amargura que julgava ter conseguido afastar retornara. Sentiu um desespero que não sentia havia uma década. "Eu era a única pessoa no Departamento de Saúde Pública do estado que dizia que aquilo era uma pandemia", contou. "Eu não conversava com mais ninguém. Não podia provar que não estava louca."

*

E então, do nada, no dia 6 de fevereiro, Duane Caneva telefonou e pediu a Charity que desse uma olhada num monte de e-mails antigos. Por algum motivo impossível de imaginar, ele havia rotulado o grupo de "Amanhecer Violento". (O primeiro título provisório fora "Vingadores".) Por mais absurdo que aquilo soasse, os personagens logo começaram a se projetar, um deles mais do que os outros. "Aquele cara, o Carter", comentou ela. "Pela maneira como interagiam com ele, dava para ver que era considerado o guru." Com a ajuda dos outros — que consistia basicamente em cutucar e provocar —, Carter escrevera algumas longas e curiosas missivas. Nelas, Charity encontrou um reflexo dos próprios pensamentos. Eram textos incrivelmente inteligentes, perspicazes e... intermináveis. "Fiquei me perguntando como ele encontrava tempo para escrever tudo aquilo", recordou-se. "A pergunta que eu me fazia enquanto lia os e-mails era: será que esse cara não tem um emprego? Ele havia escrito um texto de cerca de duas mil palavras a respeito da diferença entre as respostas da Coreia do Sul e do Japão. Ele trabalhava na Administração de Saúde dos Veteranos, em Atlanta. Mas, sem sombra de dúvida, ele era o cara. O sujeito com as respostas."

Ela leu os nomes das outras seis pessoas que participavam da troca de e-mails. Todos do sexo masculino. Nunca tinha ouvido falar de nenhum deles, então sua primeira providência foi procurar os nomes no Google. Eram todos médicos, e pelo menos dois tinham trabalhado no governo Trump. Então a ficha caiu ao ler os nomes de Carter Mecher e Richard Hatchett. "Porra, foram esses caras que escreveram o artigo!"* Ela se sentira inspirada pela reinterpretação que a dupla havia feito dos acontecimentos de 1918. A conclusão correspondia à sua experiência em Santa Barbara. Intervenções sociais, se realizadas logo no início, podiam ter efeitos gigantescos na transmissão da doença — inclusive contê-la. Semanas antes, ela imprimira aquele artigo e o anexara a um abarrotado fichário de três furos que havia criado. Sua bíblia nerd. Tudo em sua bíblia nerd municiava o argumento que sua chefe a impedia de expressar: o vírus já chegara aos Estados Unidos e poderia muito bem levar a uma pandemia semelhante à de 1918. Caso quisessem evitar um grande número de mortes, era melhor começar a trabalhar agora mesmo.

Três dias depois, em um sábado, Duane a convidou para participar de uma teleconferência. Ela não tinha respondido aos e-mails. Tudo que escrevia de sua conta de e-mail profissional podia se tornar público, e ela se preocupava com o que poderia acontecer caso alguém suspeitasse que entrara em uma conversa extraoficial com o governo Trump. Aprendera, de outras batalhas, que tudo que dissesse, mesmo em privado, tinha grande chance de acabar no *Los Angeles Times*. Informou a Duane que participaria da teleconferência apenas para ouvir, não para falar. "Fiquei nervosa, com medo de ser demitida pelo simples fato de participar da ligação."

Essa primeira chamada — e todas as outras, como logo descobriria — começou com Duane Caneva pedindo a Carter Mecher que compartilhasse com eles seus pensamentos mais recentes. "Os e-mails eram fascinantes", contou Charity, "mas, assim que Carter começou a falar, tive certeza de que tinha encontrado a pessoa cer-

---

* Um dos dois artigos escritos pela dupla sobre a pandemia de 1918, e não o plano para enfrentamento de pandemias. Charity só descobriria que Carter e Richard tinham redigido o plano original para o país vários meses depois, e por outra pessoa. Carter e Richard nunca mencionaram o assunto.

ta. "Eu nunca tinha ouvido de mais ninguém as ideias que ele compartilhava sobre o momento atual; nem de especialistas da área de saúde, nem do CDC, nem dos epidemiologistas do Twitter e dos canais de televisão a cabo, que a faziam pensar em proprietários de terras que, na verdade, nunca tinham arado o campo ou sequer tirado leite de uma vaca. Carter propunha utilizar os pacientes com sintomas parecidos com os da gripe que dessem entrada nas salas de emergência de todos os Estados Unidos como ferramenta rápida para descobrir onde o vírus estava. Bastava pegar esses números e compará-los com as médias sazonais para identificar possíveis focos de surtos, e então confirmá-los por meio de testes. "Até o momento, só identificamos dois casos nos quais um viajante transmitiu a doença (e, em ambas as circunstâncias, o contato era muito próximo e vivia na mesma residência: a esposa)", escreveu ele mais tarde, e prosseguiu:

> Manter uma vigilância mais abrangente pareceria impraticável e desnecessário. Essa conclusão está correta até se tornar errada. O problema que vejo nessa abordagem é que a única maneira de reconhecermos a transmissão comunitária é rastreando os contatos de um caso conhecido (derivado da triagem de passageiros) à procura de uma cadeia ampliada de transmissão. Mas presumir que esteja tudo bem é negar a possibilidade de a doença já ter entrado na comunidade, ainda que esteja escondida e não tenha sido diagnosticada, em função de um impasse qualquer. Estamos no meio de uma temporada de gripe. Esses casos podem ser parecidos com gripe e ser confundidos. Quando os pacientes apresentam febre e problemas nas vias respiratórias inferiores e os testes de gripe dão negativo, ainda assim o CDC não os testa para o novo vírus. Então como encontrar algo que alguém se recusa a procurar por acreditar que não pode estar ali?

Para demonstrar a viabilidade de sua ideia, Carter havia coletado uma série de números — havia cerca de 5 mil hospitais nos Estados Unidos, e 25 mil pessoas por dia davam entrada com sintomas parecidos com os da gripe, então cada hospital só precisaria testar cinco pessoas por dia. Se isso parecesse muito complicado, era possível pegar um atalho ao verificar os hospitais em que o número de pessoas com sintomas parecidos com o da gripe crescia enquanto o número de pessoas testando positivo para gripe caía. (Exatamente o que estava prestes a ocorrer na cidade de Nova York, embora ninguém percebesse até ser tarde demais.) "Ele soava como um mecânico de automóveis", mencionou Charity. "Tudo o que dizia era simples, mas eu continuava pensando: *Ah, meu Deus, quanta perspicácia!* Ele não parecia querer a luz dos refletores, mas o lugar de seus pensamentos era exatamente ali."

Ao mesmo tempo, ela não compreendia por que tinha sido convidada a participar. Mas adivinhou o motivo depois de ouvir uns dois terços da conversa, quando Duane, ignorando o combinado, lhe pediu que falasse. Pelo jeito como Duane falava dela, Charity se deu conta de que ele, e eles, sabe-se lá como, tinham metido na cabeça que ela estava preparando uma resposta para a pandemia na Califórnia. Eles também pareciam acreditar que, se tomasse as decisões acertadas na Califórnia, o estado podia ser usado para orientar a resposta no país inteiro. "Eles sabiam que o CDC não tinha autoridade legal para encabeçar uma resposta à pandemia, mas achavam que os estados tinham", disse. "E achavam que eu comandava a linha de frente da saúde pública na Califórnia."

Embora tivesse planejado ficar quieta, Charity mudou de ideia. "Eu não aguentava mais", disse. "Ali estava um grupo de pessoas que, durante quarenta minutos, demonstrava pensar, é claro, como eu. E era evidente que eles desejavam ouvir o que eu tinha a dizer." Duane Caneva não era um joão-ninguém. Era o diretor do Departamento de Segurança Nacional. Estava colocando seu emprego em risco. Por que ela não deveria agir assim? Mesmo a contragosto, começou a explicar aos homens como, do seu ponto de vista, o mundo funcionava. Começou explicando que os agentes de saúde pública na Califórnia, assim como em alguns estados norte-americanos, gozavam de real autonomia. Ela não podia obrigá-los a fazer o que ela desejava, mas precisava guiá-los. "Nós sabemos o que o vírus fará", gostava de dizer. "Mas não sabemos o que os seres humanos farão." O que os seres humanos fariam, tinha certeza, era o que seriam orientados a fazer, caso fossem bem orientados.

À medida que explicava o papel crítico dos departamentos de saúde pública locais, e a necessidade de apoio estadual e federal aos agentes em sua interação com as comunidades, seu público se voltou contra ela. "Eles não quiseram aceitar a verdade", disse. Qualquer pessoa da esfera federal está tão distante do caos que é o CDC que não faz ideia do que seja. Eles quiseram acreditar que o CDC, ou o estado, podia obrigar as autoridades de saúde locais a fazer o que eles decidissem. Você sabe por que eu acho que não quiseram aceitar a verdade? Porque é aterrorizante demais. Caótica demais. Ruim demais. Os funcionários federais têm dificuldade para digerir a ideia de que quem está de fato no comando é um joão-ninguém municipal."

Na verdade, estava contando a eles a realidade que tinha visto ao trabalhar em departamentos de saúde pública locais. Não havia *sistema* de saúde pública nos Estados Unidos, apenas uma colcha de retalhos formada por agentes municipais e estaduais subordinados, em maior ou menor escala, a autoridades de saúde locais designadas. Três mil e quinhentas entidades separadas e carentes de recursos nos últimos quarenta anos. Sim, esses joões-ninguém locais podiam ser guiados por um chefe que respeitassem — digamos, alguém do CDC, ou uma autoridade sanitária estadual que soubesse o que estava fazendo. Mas o CDC havia demonstrado inúmeras vezes que, uma vez iniciado o tiroteio, não saberia para onde correr.

No momento, o órgão supervisionava o retorno de norte-americanos da China, e isso oferecia a Charity um exemplo de sua incapacidade. Muitos haviam passado por aeroportos na Califórnia, e ela constatara a inaptidão com que o CDC lidava com eles. Não se preocupara, por exemplo, em testá-los — nem mesmo os recém-chegados de Wuhan. Quando agentes de saúde locais decidiram rastrear esses possíveis norte-americanos infectados, com o objetivo de se certificar de que estavam obedecendo às regras de quarentena, descobriram que os agentes do CDC que os haviam recebido na chegada nem tinham se dado ao trabalho de anotar seus endereços. Quando os agentes de saúde ligaram para o CDC a fim de explicar a dificuldade de localizar certo John Smith, quando o CDC tinha anotado seu endereço como "Aeroporto Internacional de Los Angeles", o órgão respondeu: "Então não o procure." De que adiantavam todas essas restrições de viagem às pessoas que chegavam de Wuhan se o governo federal as perderia de vista depois de seu retorno?

O CDC agora fazia teleconferências com as agências de saúde pública das cidades cujos aeroportos tinham recebido voos da China. A chefe de Charity tentara impedi-la de conversar com o CDC, mas ela conseguira participar da primeira dessas chamadas. Ela fez uma pergunta rude ao funcionário mais graduado do órgão que participava da reunião. *Como pode continuar afirmando que os norte-americanos correm pouco risco de contrair o vírus se nem estão testando as pessoas?* Recebeu como resposta o silêncio, e então ele passou ao próximo tópico. "A pergunta mais importante é quantos casos não detectados estão por aí em nossa comunidade", disse Charity, "e nós não sabemos".

Charity achava que o vírus já estava se espalhando, rápido e invisível. Por suas tentativas de disparar o alarme na Califórnia, sua nova chefe a proibira de participar de discussões a respeito do assunto. Na verdade, não havia nenhuma liderança no estado ou no governo federal. Ela sabia que os agentes de saúde sem pulso forte se submeteriam ao CDC, pois assim não seriam cobrados por tomar decisões difíceis, porém os melhores profissionais não agiriam assim. Ao menos alguns da Califórnia, pensou, teriam peito para agir por conta própria. "Os pequenos vão se revoltar", avisou os Wolverines. Cedo ou tarde, algum agente de saúde local conceberia um teste e sairia à caça do vírus — e surpreenderia todo mundo ao encontrar muito vírus espalhado, transformando o estado da Califórnia, o CDC e o governo federal em motivo de chacota. Isso, pelo menos, é o que ela teria feito, se ainda fosse uma agente de saúde local.

Esse foi o único momento em seu breve discurso em que os homens a interromperam. Eles não podiam — ou não queriam — acreditar que, em meio a uma crise, um agente de saúde local não se submeteria ao CDC, ou, caso este tivesse dormido no ponto, ao estado da Califórnia. "Você sabe com quem está falando?", perguntou Charity. "Eu já fui essa agente de saúde local." Depois disso, eles a deixaram continuar, e, quando ela terminou, deu-se conta de que dissera o que lhe vinha à mente, como jamais pretendera. Não lhes havia dito o que pensava da nova chefe, ou do CDC. Tentara apenas descrever as ações do CDC sem oferecer sua opinião. Ainda assim, havia levado ao conhecimento do grupo que, por piores que fossem seus prognósticos, a situação era ainda pior. Questionou-se quanto tempo demoraria até suas palavras se espalharem e ela se encontrar em uma situação delicada com seus superiores por ter ignorado a hierarquia e operado sem autorização. "Aquilo foi intenso", disse.

Logo após a primeira chamada, James Lawler foi convidado pelo Departamento de Saúde e de Serviços Humanos a realizar uma viagem ao Japão para remover os 430 cidadãos norte-americanos a bordo do *Diamond Princess* e despachá-los em aviões de carga. Ainda que não trabalhasse para o órgão, ele não pensou duas vezes.

Ligou para seu amigo Michael Callahan, um Wolverine honorário, e propôs que o acompanhasse. Depois de guardar uma pilha enorme de capacetes de pressão negativa em sete gigantescas bolsas, os dois partiram para o Japão na manhã seguinte. Diante disso, a decisão de participar daquele grupo de nome ridículo se tornou bem mais fácil para Charity. "Fez com que eu gostasse deles", disse. "Tratava-se de ação, não de relatórios técnicos." Ela ainda não sabia direito o que esperar daqueles homens, o que eles esperavam dela e o que fariam com o que ela dissera. Mas logo um deles lhe enviou uma mensagem: "De onde você vem???" Outro começou a se referir a ela como "Wolverette". "Gostamos dela desde o início", declarou Carter. "Ela é uma fera."

Nove
O N6

Os nomes no cabeçalho dos e-mails do grupo Amanhecer Violento cresciam tanto em número quanto em importância. Charity pensava nisso como "o show de Carter", e percebeu que, apesar de prover a maior parte do material interessante, Carter Mecher não exigia atenção especial. Nunca dizia "Olhem para mim!", mas sempre "Olhem para isso!". O público das análises de Carter acabaria incluindo agentes de saúde de vários estados e um grupo de funcionários e ex-funcionários do governo Trump, incluindo Tom Bossert; o diretor nacional de Saúde Pública, Jerome Adams; e o médico de Trump na Casa Branca e depois assessor presidencial, Ronny Jackson. Uma pequena multidão do Departamento de Saúde e de Serviços Humanos também se uniu ao grupo, entre eles Bob Kadlec, que dirigia a Agência de Prontidão e Resposta, órgão responsável pelas emergências médicas. Charity viu homens em posição de destaque pegarem ideias e dados gerados por Carter e os repetirem em programas de televisão e no Twitter como se fossem deles. "Estão todos passando Carter para trás", disse, mas Carter não parecia dar a mínima importância. Pelo contrário, dizia a todos para pegarem o que quisessem e insistia que não reivindicava nada que tivesse escrito.

Depois começaram os telefonemas. As pessoas se voltavam para os e-mails a fim de ver a mente de Carter trabalhando e, durante os telefonemas, sempre nos fins de semana, sentiam-se mais seguras para expressar seus pensamentos secretos, que poderiam envolvê-las em confusões públicas. Charity estranhou um pouco a situação, pois não ficava nada claro quanto a quem participava desses telefonemas nem tampouco se era mesmo seguro dizer alguma coisa. "Havia sempre umas catorze pessoas que nunca se identificavam", contou. "Eu nunca tinha certeza de quem estava escutando." Tempos depois, soube que Tony Fauci, funcionários da Casa Branca e membros da força-tarefa do presidente contra o coronavírus costumavam participar das ligações.

Por algum mecanismo que Charity jamais compreendeu por completo, as coisas que ela dizia nesses telefonemas podiam surtir efeitos reais. Durante uma conversa, em meados de fevereiro, ela protestou contra a exigência imbecil do CDC de que, para se qualificar para um teste de covid-19, um norte-americano precisava estar na UTI e ter viajado à China. A doença já estava se espalhando pelos Estados Unidos; havia, sem sombra de dúvida, pessoas portadoras do vírus que não tinham viajado para a China nem apresentavam sintomas. Como a doença seria controlada se os agentes de saúde locais não podiam testar pelo menos as pessoas que apresentavam sintomas parecidos com os da gripe? Mais ou menos uma semana depois de seu desabafo, o CDC mudou a definição de quem deveria ser testado e incluiu pessoas com sintomas graves mesmo sem histórico de viagem. "A modificação apareceu em uma nota de rodapé com fonte no tamanho oito", contou Charity. "Parecia passivo/agressivo." "Bom trabalho, Charity", escreveu Carter naquele mesmo dia, no fim de um de seus longos e-mails para o grupo. "Eles acabaram de acrescentar sua nota de rodapé."

O que Charity não conseguia imaginar era de que maneira o que ela dizia nas ligações chegava aos ouvidos dos tomadores de decisão, se é que isso acontecia — e quem eram eles. Em determinado momento, ela perguntou a Lawler: "Quem está encarregado dessa pandemia, James?" "Ninguém", disse ele, "mas, se quiser saber quem está mais ou menos encarregado, somos mais ou menos nós".

*

Para o novo e crescente grupo de pessoas mais ou menos encarregado da pandemia, Carter voltou a explicar as constatações que havia feito com Richard, Lisa, Bob e Laura Glass catorze anos antes. "Quero mostrar alguns *slides* que ajudarão a explicar o que queremos dizer com detecção precoce e intervenções por camadas", começou, em um e-mail no início de fevereiro. Em seguida, explicou os efeitos do fechamento de escolas, do distanciamento social e de todo o resto. Conduziu os participantes mostrando os diferentes resultados na Filadélfia e em St. Louis, e que eles deveriam pensar em Wuhan como sendo a Filadélfia e os Estados Unidos como o país correndo o risco de se tornar St. Louis.

Ele foi direto à sua analogia favorita. "As intervenções são como extintores de incêndio", escreveu. "Serão eficientes se o incêndio for descoberto a tempo (digamos, apenas uma fumacinha no fogão). Mas, uma vez que o fogo tenha se espalhado e metade da casa esteja em chamas, não adiantarão de muita coisa. O problema de implementá-las tarde demais é que teremos todos os aspectos negativos e poucos benefícios, de modo que a rapidez é fundamental. O desafio é implementá-las antes que a situação piore." Quando as pessoas se dessem conta do fogo queimando a casa, precisariam de muito mais que um simples extintor de incêndio. O truque era aprender a sentir o cheiro da fumaça.

Para Carter, era essa a beleza do *Diamond Princess*. As autoridades norte-americanas se mostravam incapazes ou relutantes em sentir o cheiro da fumaça. Muitos pareciam assistir aos acontecimentos em Wuhan como se fossem mais uma daquelas coisas bizarras que aconteciam no Oriente. *Não é estranho que os chineses tenham criado mil leitos de hospital em apenas um fim de semana?* Verdade seja dita, os dados do país asiático eram questionáveis e possivelmente duvidosos. Mas a visão do incêndio a bordo do *Diamond Princess* não podia ser mais clara. "Os 2.666 passageiros têm idade semelhante (e provavelmente comorbidades semelhantes) à população que encontramos em asilos e casas de repouso", escreveu Carter. "Os 1.045 tripulantes representam a população jovem e saudável."

Carter obteve o itinerário do navio e reconstituiu o que acontecera a bordo, dia após dia. O *Diamond Princess* tinha zarpado de Yokohama em 20 de janeiro. Cinco dias depois, ancorara em Hong Kong, onde um passageiro de oitenta anos desembarcou. No dia 1º de fevereiro, ainda em Hong Kong, o passageiro testou positivo para o novo coronavírus. Os portos onde o navio de cruzeiro atracaria cancelaram as autorizações para desembarque. Em 5 de fevereiro, o *Diamond Princess* voltou para a baía de Tóquio e seu porto de origem. Dois dias depois, o primeiro passageiro testou positivo; passados outros dois dias, foram confirmados mais 61 casos de infecção. "Pensem nisso", escreveu Carter em 9 de fevereiro. "Se aquele senhor de oitenta anos tivesse voado para os EUA, ficado aqui cinco dias, e depois pegasse um avião de volta para casa e descobrisse que tinha o novo coronavírus, vocês acham que teríamos identificado os 61 casos com a nossa abordagem habitual? Prestem atenção nos detalhes. Esse homem nem era chinês. Sequer seria qualificado, segundo nossos critérios, para ser testado. Teríamos perdido o grupo inteiro."

Nesse momento não havia essencialmente nenhuma testagem para covid-19 nos Estados Unidos. A FDA, agência federal norte-americana que faz parte do Departamento de Saúde e de Serviços Humanos, ainda insistia que os agentes de saúde municipais e estaduais deviam aguardar os kits de teste fornecidos pelo CDC. E o CDC continuava afirmando que o risco de os norte-americanos contraírem o vírus era muito baixo. O país inteiro desconsiderava o que o epidemiologista caipira vislumbrara em Wuhan. Os japoneses, no entanto, não ignoraram a doença. Estavam alertas. Tinham os próprios laboratórios e iriam usá-los para testar todos a bordo do navio de cruzeiro. Até então, Carter se sentia um homem vasculhando uma caverna escura com a ajuda de um fósforo; os japoneses estavam prestes a ligar os refletores. A caverna era o navio de cruzeiro, mas não apenas ele. A caverna, pensou Carter, era sua própria mente. O quadro de Wuhan que ele havia esboçado graças aos noticiários não era a realidade em si, mas uma versão distorcida da realidade por forças além de seu controle. "Estávamos o tempo todo fazendo triangulações, o tempo todo nos lembrando de que nossos modelos mentais podiam estar errados — para não cometermos o mesmo erro de antes", disse. "Havia tantos paralelos no que dizia respeito à segurança do paciente e erros." A estratégia que ele havia usado para reduzir erros fatais nos hospitais norte-americanos, de estratificação e sobreposição parcial de defesas, era agora aplicada a seus próprios pensamentos.

Claro que ele sabia que um navio de cruzeiro preso na baía de Tóquio com 3.711 pessoas a bordo, confinadas em suas cabines, era um ambiente social artificial. Um vírus a bordo de um navio se espalharia de modo diferente do que aconteceria, por exemplo, em uma cidade norte-americana. Mas ainda assim poderia dizer muita coisa sobre o que poderia causar numa cidade norte-americana — e, ainda mais importante, sobre seu grau de letalidade. Pela primeira e talvez única vez no cálculo do percentual de infectados que haviam morrido, eles poderiam ver não apenas o numerador comum, mas também o real denominador. Saberiam exatamente quantas pessoas tinham sido infectadas.

Ao longo dos três dias seguintes, o número de casos a bordo do navio subiu de 61 para 135. Os números chocaram até mesmo Carter. "É inacreditável", escreveu. "Estamos tão atrás da curva." Ele comparou os primeiros dez dias do surto de gripe suína em 2009 com o que acontecera no navio de cruzeiro. A gripe suína fora assustadora justamente pela velocidade com que se espalhava; esse novo vírus era mais rápido ainda. Ao longo dos dez dias seguintes, os números cresceram de modo exponencial. Em 16 de fevereiro, quando Lawler e Callahan evacuaram 329 norte-americanos do navio, a conta chegou a 355. Em 19 de fevereiro, quando os dois primeiros passageiros morreram, 621 pessoas estavam contaminadas. Dois dias depois, no dia 21, Carter encontrou no site do Instituto Nacional de Doenças Infecciosas do Japão um relatório de campo contendo as informações relativas ao navio. "Não entendo por que ninguém presta atenção a isso", comentou. "É uma mina de ouro."

O grau de detalhamento do relatório no que dizia respeito à propagação do vírus era uma novidade. Ele descrevia não apenas quantas pessoas haviam sido infectadas, mas também a idade, quando haviam apresentado os primeiros sintomas e o número de pessoas com quem dividiam cabine. Revelava, ainda, que 51% daqueles que haviam testado positivo eram assintomáticos. Carter examinou esse número com cuidado, pois a infecção em muitos casos era recente, e eles ainda poderiam desenvolver sintomas. De qualquer forma, era um número impressionante. Até aquele momento, não havia estudos sobre a transmissão por pessoas assintomáticas.

O navio de cruzeiro mostrava quão furtivo podia ser o vírus, mas também ajudava a explicar o que parecia, em Wuhan, ser uma fantástica taxa de transmissão. "A única maneira de entender as coisas é por meio de histórias que conto a mim mesmo", escrevera Carter para seu novo público de completos desconhecidos alguns dias antes, como desculpa para lhes contar de novo sobre o incêndio de Mann Gulch. "O que me preocupa é que o que aconteceu no navio é uma prévia do que vai acontecer quando o vírus se infiltrar no sistema de saúde norte-americano (para não falar nas populações institucionais de alto risco, como as casas de repouso). Não tenho certeza se as pessoas compreendem o que se entrevê no horizonte. Lembram-se da história sobre Mann Gulch? Estamos na fase equivalente a mais ou menos 17h44. Prevejo que, quando chegarmos às 17h45, haverá caos e pânico para que se possa tomar alguma providência. Duvido que às pressas faremos melhor do que fizeram naquele navio."

O relatório proporcionou a Carter um quadro mais completo e acurado do comportamento do vírus dentro de uma comunidade. Aqueles novos dados lhe permitiriam a comparar a realidade com seu modelo mental — a narrativa que vinha construindo desde que começara a xeretar sites da China. A taxa de incidência no *Diamond Princess* fora de 20%. Em um mês, uma em cada cinco pessoas confinadas em seus quartos havia sido infectada. Essa provavelmente seria a taxa de incidência mais baixa ao longo de um período de tempo mais extenso, em um cenário mais natural. E correspondia a seu modelo mental. Restava calcular a taxa de letalidade.

Em Wuhan era complicado, se não impossível, saber quantas pessoas tinham sido infectadas. Naquele momento, a situação também era complicada no navio, pois a maioria das pessoas que viria a morrer ainda não tinha morrido. Talvez a situação se estendesse por três semanas, e Carter não achava que tinha três semanas. Ele voltou a recorrer à epidemiologia caipira. Os doentes graves eram rapidamente internados em unidades de tratamento intensivo, raciocinou, fosse no Japão, fosse nos países de origem para os quais haviam retornado. Carter acompanhou as notícias dos doentes e rastreou como a doença progredia. Era uma caça estranha e quixotesca, mas no final ele obteve uma contagem acurada do número de passageiros no *Diamond Princess* que fora parar em UTIs. Também sabia as taxas de letalidade de pacientes em UTIs por parada respiratória: entre um quarto e metade morria. Ao supor que os passageiros do *Diamond Princess* internados em UTIs morreriam na mesma proporção dos demais, ele obteve uma ideia aproximada da letalidade da nova doença antes de as mortes de fato ocorrerem.

A taxa de letalidade da infecção no navio, segundo os cálculos de Carter, variava de 1,5% a 2%. Embora os passageiros do navio fossem mais velhos do que a média da população norte-americana, era possível, a partir desses números, atribuir diferentes taxas de letalidade a diferentes grupos etários nos Estados Unidos, e assim foi feito. Uma vez concluídos os cálculos, Carter encontrou uma taxa de letalidade de 0,5% a 1%.

A epidemiologia caipira usada em Wuhan teria previsto os resultados no *Diamond Princess*. "Acho que esses dados são acurados o suficiente para convencer as pessoas de que a coisa vai ser feia e de que precisaremos adotar uma ampla gama de intervenções sociais", escreveu Carter em 28 de fevereiro. "Resta saber quando." Em 1918, St. Louis tinha decretado intervenções sociais uma semana após o surgimento dos primeiros casos na cidade, assinalou. A Filadélfia tinha esperado três semanas. E já havia cidades nos Estados Unidos atrás de St. Louis, e talvez até mesmo da Filadélfia. "Deveríamos estar tratando esse assunto como tratamos acidentes vasculares cerebrais e síndromes coronárias agudas, onde tempo = tecido", escreveu Carter. "Nesse caso, tempo = transmissão."

Ele tinha o modelo mental correto do vírus. A falha estava em seu modelo mental dos Estados Unidos e de sua liderança. A cada dia tornava-se mais evidente a relutância dos governantes de tomar providências com base no que ele tinha visto. Em 26 de fevereiro, o presidente Trump anunciou em uma entrevista coletiva que apenas quinze norte-americanos tinham sido infectados pelo vírus, e que, "quando se tem quinze pessoas, e em dois dias essas quinze pessoas chegaram a quase zero, isso quer dizer que fizemos um trabalho fantástico". Na noite seguinte, ao responder a perguntas depois de uma reunião com líderes afro-americanos na Casa Branca, declarou apenas: "Isso vai desaparecer. Um dia, como num milagre, vai desaparecer." Já o CDC encontrava-se uns cinco passos atrás de onde deveria estar. No dia 1º de março, o CDC anunciou que os Estados Unidos iriam monitorar todas as pessoas chegando de países com sintomas do vírus. "Eu não perderia um segundo sequer com restrições ou monitoramento de viagens", escreveu Carter. "Temos quase tanta doença aqui quanto há nos países da Europa."

Cada minuto podia ser contabilizado em vidas perdidas. No entanto, uma semana depois de Carter ter obtido todos os dados necessários para ratificar seu modelo mental da ameaça, nada havia mudado. "Eu percebo a confusão em pessoas muito inteligentes", escreveu no início de março. "Elas ouvem que mais de 80% dos infectados apresentam sintomas leves e que a taxa média de letalidade é da ordem de 0,5%. E então consideram que será um surto brando." Para "ajudar as pessoas a enxergar o que é percebido como um surto brando", ele fez mais cálculos. Usando as suposições mais conservadoras sugeridas pelo navio de cruzeiro — uma taxa de incidência de 20% e uma taxa de letalidade de 0,5% a 1% —, chegava-se a um total de 330 mil norte-americanos mortos.

Carter era conciliador por natureza — o tipo de pessoa que, depois de ter a traseira do carro atingida, fica achando que pisou o freio rápido demais. Sempre examinava qualquer problema ou disputa do ponto de vista do outro. Não era fácil levá-lo ao estado de espírito no qual se encontrava em meados de março. "Estou vendo muitos endereços de e-mail do Departamento de Saúde e de Serviços Humanos neste grupo", escreveu no dia 11. "Vocês têm permanecido em silêncio durante a maior parte das discussões ao longo das últimas semanas. Insisto que leiam o artigo que acabei de enviar e apresentem um resumo a seus chefes [...]. A história se lembrará por muito tempo do que fizemos e do que deixamos de fazer neste momento crítico. É tempo de agir. Já passou da hora de permanecer em silêncio. Esse surto não vai desaparecer sozinho, como num passe de mágica."

Ele gostava de se imaginar duas semanas à frente, no futuro, olhando para trás, para aquele momento, e se perguntando: sabendo o que sei agora, o que gostaria de ter feito na época? Nos primeiros estágios de uma pandemia, a pergunta era bastante pertinente. Ao menos quando a taxa de transmissão do vírus é conhecida, não é tão difícil saber o que será possível constatar dentro de duas semanas: algum múltiplo das infecções de hoje. Mas se não há o desejo ou a capacidade de realizar testes de detecção do vírus, esses números podem ser verdadeiramente assustadores. A Itália ilustrava bem esse argumento. Em 20 de fevereiro, três casos de covid-19 tinham sido descobertos em todo o país. Nenhum dos infectados estava gravemente enfermo. Em 13 de março, o número de casos chegara a 17.660 pessoas, das quais 1.328 em tratamento intensivo e 1.266 mortas. "Qual teria sido a orientação do CDC à Itália em 21 de fevereiro?", escreveu Carter. "Como o CDC teria descrito o que estava acontecendo na Itália? Esses números se enquadrariam na definição de ampla transmissão na comunidade? Duvido. O CDC e o modelo do CDC teriam recomendado pagar para ver o que aconteceria."

Ele enviou e-mails a funcionários do CDC, "mas todos ficaram de bico fechado. Era uma caixa-preta". Em 15 de março, após o CDC sugerir que reuniões com mais de cinquenta pessoas fossem evitadas nas próximas oito semanas e que as escolas permanecessem abertas, Carter perdeu as estribeiras. "O fato de o CDC não querer cinquenta pessoas juntas nem por uma hora e ao mesmo tempo permitir que centenas de milhares de crianças permaneçam juntas por oito horas todos os dias desafia o bom senso", escreveu. "Imagine o CDC indo à TV e tentando explicar. Boa sorte!"

Ele agora despertara para a possibilidade de que o seu modelo mental do governo norte-americano estivesse muito distorcido em relação à realidade. As pessoas que podiam ser levadas a preparar o terreno para o que se avizinhava estavam sendo levadas a não preparar coisa alguma. Certa manhã, no início de março, Carter e a mulher, Debra, foram fazer compras num subúrbio de Atlanta. Poucos meses antes, estariam comprando comida. Agora, estavam à caça de suprimentos que, Carter suspeitava, em breve se tornariam escassos. Enquanto Debra fazia as compras, Carter observava. "Eu disse: 'Veja como todo mundo parece despreocupado. Em uma ou duas semanas, isso tudo vai mudar. E essas pessoas não têm ideia do que está prestes a acontecer.' Debbie me olhou e disse: 'Talvez seja bom... não saber o que está prestes a acontecer.'"

*

Fazia anos que Charity Dean vivia com um modelo mental que se encaixava perfeitamente com os fatos *in situ*. Esse modelo começara com duas suposições. Primeira, algo estava por vir. Segunda, o CDC não lidaria com isso. O CDC lembrava a Charity uma pessoa que permite a circulação de uma história lisonjeira, mas falsa, a seu respeito. Se as pessoas por alguma razão acreditam que você fala francês fluentemente, por que contradizê-las? Se estão sempre dizendo que você era um excelente jogador de futebol no ensino médio, quando na verdade você só fazia aulas de educação física, qual o problema? O CDC tinha permitido que as pessoas acreditassem que eles eram como comandantes em um campo de batalha — que, em uma pandemia, na verdade, dirigiam o show. Como esse rumor tinha começado, Charity não sabia nem queria saber.

De repente, o que importava para ela era esse grupo de patriotas que trabalhava nos bastidores para salvar o país. Eles conquistaram sua imaginação e levantaram seu astral. "Eu tinha deixado de ser uma louca. Passei a me sentir mais segura. A ligar o foda-se." Essa nova atitude encontrou sua máxima expressão em suas interações com a chefe, que se comportava como cúmplice do CDC. Certo dia, enquanto se vestia para trabalhar, ela decidiu trocar sua armadura de combate habitual, terninho escuro com sapatos de salto alto, por tênis e uma camiseta onde se lia HOJE NÃO, SATANÁS. "Eu estava intragável", disse. "Entraria na sala dela e colocaria os gráficos de Carter na mesa."

Ela usou a palavra "pandemia", deixou seus cálculos na lousa e encorajou outros funcionários a darem uma passada em sua sala. Além disso, ignorou a ordem da chefe de jamais expressar pensamentos ou pareceres em e-mails. "Os e-mails criavam registros", explicou Charity, que começou a colocar seus pensamentos em e-mails, sobretudo depois que o estado de Washington relatou, em 28 de fevereiro, seu primeiro caso de covid-19 que não podia ser explicado nem por motivo de viagem à China nem por contato com alguém que tivesse sido comprovadamente infectado. Com o vírus se espalhando abertamente na grande Seattle, Charity escreveu um e-mail para a chefe sugerindo que os estados da Costa Oeste — Califórnia, Oregon e Washington — aproveitassem o momento para formar uma coalizão. Que, em vez de esperar pelo CDC, eles produzissem os próprios testes para covid-19, usando os próprios laboratórios. Juntos, os três estados teriam uma credibilidade que nenhum estado sozinho poderia obter. "Ela me telefonou às nove horas da noite e começou a gritar porque eu tinha dito aquelas coisas em um e-mail", recorda Charity.

A bíblia nerd de Charity engordava a cada dia, e se transformou em uma espécie de arma. Além dos artigos mais importantes publicados nos jornais de medicina norte-americanos, continha um dos estudos de Carter e Richard sobre a pandemia de 1918 e textos escritos por Bob Glass e sua filha sobre o uso de modelos para estudar a efetividade de uma série de intervenções sociais. Charity aparecia em reuniões das quais sua chefe não queria que ela participasse e anunciava sua chegada deixando o imenso fichário cair sobre a mesa: *Bum!* Ela ficava assombrada com o pouco interesse das pessoas por certos tópicos. As análises dos acontecimentos de 1918, por exemplo. Ela não tinha dificuldade para conseguir a atenção dos colegas ao apresentar a última análise de Neil Ferguson no Imperial College — que, para ela, parecia uma versão acadêmica respeitável do que Carter vinha fazendo em seus e-mails. Mas, quando tentava mostrar o que o país poderia aprender a partir de seu último episódio pandêmico, as pessoas a escutavam com a cautelosa indulgência dos sãos diante de uma fanática. "Percebi que havia certa arrogância, uma relutância em cogitar que os Estados Unidos em 1918 podiam saber mais sobre isso do que nós hoje", disse Charity.

Ela agora mantinha contatos particulares com talvez vinte dos 58 agentes de saúde da Califórnia. Conhecia todos, de um jeito ou de outro, e se considerava um deles mais do que tudo. Eles lhe forneciam um fluxo contínuo de informações sobre a situação *in loco*, e, em troca, Charity lhes dizia o que achava que deviam fazer para compensar a falta de ação dos governos federal e estadual. Ela achava, por exemplo, que eles podiam criar os próprios testes para covid-19 e tomar as próprias decisões sobre como usá-los. "Eu basicamente os encorajava à insubordinação, pois a autoridade na área de saúde do estado estava alinhada ao CDC", disse. "E todos faziam a mesma pergunta: 'Vai ser muito grave?' Eu respondia: 'O dia do Juízo Final.' E eles: "Não é o que o estado anda dizendo.""

Charity sabia — ou acreditava saber — o que precisava ser feito para que o estado tivesse alguma chance de conter o novo vírus. Até o fim de fevereiro, acalentou um plano mental não apenas para limitar os danos causados pelo vírus, mas para contê-lo. Contenção, não mitigação, sempre fora o seu objetivo. "Eu não queria administrar o vírus", disse. "Queria acabar com ele." Essa ambição não era apenas uma estratégia, mas a expressão de um profundo traço de caráter. Era por isso que, a cada temporada de gripe, ela perdia o interesse no momento em que ficava evidente que não haveria mutações perigosas para monitorar. Era por isso que, na biografia de Winston Churchill que estava lendo, nunca passava do Acordo de Munique. Era nesse momento que a Alemanha deixava de ser um problema de contenção e se tornava um problema de mitigação.

Um número significativo de países decidira conter o novo vírus. Charity sentia admiração por eles. Achava que os Estados Unidos deveriam ter tido o bom senso de imitá-los. Para ela, a Califórnia deveria fechar suas divisas com os outros estados até descobrir exatamente a quantidade de vírus em circulação e os locais de incidência. Além, disso, deveria liberar a testagem, autorizar todos os laboratórios de microbiologia a desenvolver os próprios testes e testar qualquer pessoa que desse entrada em um hospital com sintomas de gripe. Charity traria para a Califórnia as mais inteligentes estratégias utilizadas pelos países asiáticos. A Tailândia exigia o uso de uma pulseira com GPS a quem entrasse no país, o que assegurava a obediência às regras de quarentena. Caso alguém descumprisse a lei, era possível saber quem poderia ter sido infectado. Cingapura estava usando policiais para escoltar as pessoas a seu local de quarentena e garantir que ali permanecessem durante catorze dias — essa exigência de isolamento incluía qualquer recém-chegado ao país. "É isso que se faz para controlar a tuberculose", disse Charity. "Os enfermeiros levam os doentes até um quarto de hotel e um policial os vigia. Se existe uma chance de conter a doença, é isso que deve ser feito. E isso precisa ser feito pela autoridade sanitária. Dizem que não podemos agir assim, mas é o que fazemos todos os dias em casos de tuberculose."

O Japão agia de forma ainda mais inteligente no rastreamento de doentes. Talvez por terem observado de perto o ocorrido no *Diamond Princess*, as autoridades sanitárias do país logo perceberam que as pessoas altamente contagiosas desempenhavam um papel muito mais importante na disseminação da covid-19 do que na propagação da gripe, por exemplo. O motivo ainda não estava claro, mas isso era o de menos. O que se via em termos práticos era que um número relativamente pequeno de pessoas desempenhava um papel descomunal na propagação da doença. A maioria não transmitia o vírus para ninguém, enquanto alguns contaminavam vinte pessoas. Quando as autoridades sanitárias japonesas encontravam um novo caso, não perdiam tempo pedindo à pessoa infectada uma lista das pessoas com quem fora mantido contato nos dias anteriores, a fim de determinar quem poderia ter sido infectado. Como já foi dito, a maioria das pessoas com covid-19 não infectava ninguém. Em vez disso, pediam uma lista das pessoas com quem a pessoa infectada havia interagido nos últimos dias. Encontre a pessoa que infectou um recém-infectado e talvez você encontre um superdisseminador. Encontre um superdisseminador e talvez você consiga rastrear o próximo superdisseminador antes que ele continue agindo. É possível erradicar brasas antes que se transformem em incêndios de grandes proporções.

Charity achava que o governador deveria organizar uma coletiva de imprensa diária por vídeo, na qual responderia a perguntas do público e explicaria com clareza, caso o vírus se provasse impossível de conter, quando e por que implementaria intervenções sociais — fechamento de escolas, proibição de aglomerações, e assim por diante. "Todos os indicativos levavam ao plano para enfrentamento de pandemias de 2007", disse Charity. "Acho que as pessoas são capazes de lidar com as más notícias, contanto que sejam tratadas com honestidade. O que elas não gostam é da incerteza. Diga: 'A situação é a seguinte e todos precisam entender que vai piorar.' Quando você diz isso, está dizendo o que vai acontecer. Assim, elas podem se preparar emocionalmente." Certa tarde, suando frio, Charity entrou na sala de Sonia Angell e lhe disse tudo isso — e o que ela, a chefe do Departamento de Saúde Pública da Califórnia, deveria dizer ao governador. "Você precisa dizer 'Apoie o plano ou me demita agora'", disse à chefe. "E, se não funcionar, pode me demitir depois." Mas então Charity entendeu o estranho papel da chefe. "A função do chefe do Departamento de Saúde Pública da Califórnia é ter alguém para demitir."

Ela estava vendo o que acontecia quando uma autoridade se recusava a aceitar esse papel. Em 19 de fevereiro, o Davis Medical Center da Universidade da Califórnia admitira uma paciente com sintomas e nenhum histórico de viagem — ou seja, uma pessoa que não preenchia o critério do CDC para ser testada. De qualquer modo, o hospital não tinha capacidade de testagem; aliás, não só ele, mas nenhuma instituição no condado de Sacramento. "Na época, o Zimbábue podia realizar testes, mas a Califórnia não, por causa do CDC. O Zimbábue!", disse Charity. O hospital enviou uma amostra para o CDC em Atlanta no dia 23 de fevereiro, e este retornou um diagnóstico positivo — mas só em 26 de fevereiro. Ainda assim, falharam em classificá-lo como um caso de transmissão comunitária e o anexaram, sem se dar conta, aos resultados de testes de pessoas que tinham retornado para a Califórnia vindo da China, ou de algum navio de cruzeiro. Foi a diretora do laboratório estadual da Califórnia, Deb Wadford, quem percebeu o erro. Nos sete dias entre 19 e 26 de fevereiro, as equipes do hospital tinham sido expostas ao novo vírus sem saber. Nesses sete dias, ficara evidente que o vírus não era apenas uma ameaça de fora, mas estava sendo transmitido de pessoa para pessoa nos Estados Unidos.

O dia 23 de fevereiro caiu num domingo. Na manhã seguinte, Sonia Angell fez uma teleconferência com os agentes de saúde dos 58 condados da Califórnia. "Isso fica entre nós", lembrou um desses agentes. "Só entre nós, agentes de saúde." Sonia entrou na ligação e sua abordagem foi muito distante. Ela disse: *Não tenho liberdade para compartilhar os detalhes do caso.* Ficamos todos perplexos. *O quê???!!"* Não havia regras que proibissem uma autoridade de saúde estadual de compartilhar os detalhes de um caso com outros agentes de saúde — as leis de confidencialidade médica não se aplicavam. A paciente, a essa altura, tinha sido transferida para a UTI do Davis Medical Center e estava no respirador mecânico. Os agentes de saúde precisavam saber os sintomas que ela havia tido e como haviam progredido. Precisavam saber quem era ela, para poder rastrear seus contatos. Precisavam saber todo tipo de detalhes para talvez evitar a morte de outras pessoas, enquanto reuniam os recursos para combater o novo patógeno. A paciente vinha do condado de Solano, e os agentes de saúde dos condados vizinhos ficaram enfurecidos. "Para mim, isso indicava uma total falta de compreensão do que aconteceria entre os agentes de saúde locais e estaduais", disse um deles. E acrescentou, referindo-se a Angel: "Ela se queimou. A partir daquele momento ninguém mais confiou nela."

Donald Trump dissera que era cada estado por si. E, naquele único telefonema, o governo de Newsom havia sinalizado aos agentes de saúde locais que era cada condado por si. Eles aprenderiam a lição que Charity havia sido forçada a aprender durante o tempo em que trabalhara como agente de saúde local: *Ninguém virá salvá-lo.*

Charity fora excluída por Angell das teleconferências com os agentes de saúde locais, então ela só soube o que estava acontecendo quando eles começaram a ligar para ela, revoltados. Mas não deixou de notar o momento em que o CDC mudou de posicionamento e, em vez de minimizar o vírus, passou a se comportar como se ele jamais pudesse ter sido contido. Durante a maior parte dos dois meses anteriores, eles haviam repetido o mantra: o risco para os norte-americanos é baixo, e não há evidência de transmissão no país. A ficção terminou em 25 de fevereiro, quando o laboratório do CDC em Atlanta identificou como positiva para covid-19 a paciente no Davis Medical Center da Universidade da Califórnia sem histórico de viagem para o exterior. Naquele dia, em uma coletiva de imprensa, Nancy Messonnier, do CDC, afirmou que a propagação da doença era inevitável. "Não se trata mais de uma questão de se vai acontecer ou não", disse ela, "mas de quando vai acontecer e de quantas pessoas ficarão gravemente doentes". A bolsa sofreu uma queda de 1.100 pontos, Trump bufou e estrebuchou, assustando e calando todos no CDC e transformando Messonnier em mártir. Uma ordem do gabinete do vice-presidente, Mike Pence, determinou que, a partir daquele momento, ninguém mais no Departamento de Saúde e de Serviços Humanos estava autorizado a dizer qualquer coisa que pudesse alarmar a população. Logo as pessoas começaram a falar da coragem de Messonnier ao afirmar que o vírus não podia ser contido. Para Charity, aquelas palavras soavam como se o CDC estivesse tentando livrar a própria cara por falhar até mesmo em tentar. Para ela, parecia que Sonia Angell se recusara a discutir o caso da transmissão local para dar tempo ao CDC de parecer estar no controle da situação ao anunciar o fato em primeira mão.

Na ocasião, ela e a chefe não se falavam, a menos que fosse inevitável. Então, de repente, isso deixara de ter tanta importância. Charity havia encontrado outro público, e mais importante. Numa chamada com os integrantes do Amanhecer Violento no início de março, ela dizia o que achava que a Califórnia e os demais estados deviam fazer quando uma nova voz entrou na linha. Era Ken Cuccinelli, subsecretário de Segurança Nacional e um dos membros da força-tarefa de Trump contra o coronavírus. "Ele disse: 'Charity, você precisa resolver essa situação. Não há mais ninguém que seja capaz.'" Ela ficou perplexa com a insistência. "Ele não estava me implorando para fazer a coisa certa. Estava gritando comigo. Estava basicamente insinuando que a Casa Branca não faria a coisa certa. A Casa Branca não protegeria o país. Então a Califórnia precisava assumir a liderança." Foi nesse momento que ela descobriu que a Casa Branca vinha escutando as conversas e se deu conta de como as pessoas no topo da hierarquia estavam perdidas e desesperadas. "Ele é o subsecretário de Segurança Nacional. Bastaria falar com o presidente. E está confiando em uma loura qualquer para salvar o país? É sério isso?"

Um sistema avançava tropegamente rumo a uma solução, mas esta exigia a coragem de alguém de dentro do sistema, que por sua vez não recompensava a coragem. Ele estava preso num *loop* infinito — primeiro, perceber que era necessário coragem, e depois, lembrar que a coragem não compensava. Charity não via as coisas dessa forma, mas era impressionante a frequência com que o sistema recorria a ela e quase chegava a buscar sua liderança, sem sequer reconhecer, em termos formais, essa necessidade. Em 6 de março, Gavin Newsom convocou cem das mais importantes autoridades do estado para discutir o novo coronavírus. Sonia Angell informou que ela própria apresentaria um resumo da situação ao governador, e que seria melhor que Charity não participasse da reunião. *Essa não é sua função*, explicou. Charity duvidava que Angell tivesse a capacidade de se levantar diante da plateia e explicar o que estava ocorrendo. "Tive a sensação de que haveria uma chance, mas ela não a aproveitaria", lembrou-se. Como era de esperar, na manhã do evento veio o telefonema. Angell não podia ir ao encontro. Será que Charity poderia substituí-la?

Ela falou por vinte minutos. O que disse soaria absolutamente familiar para quem tivesse lido os textos de Carter Mecher. "Em resumo: 'É isso o que está por vir, e são essas as opções.' Era pura questão de cálculo, mas o que me levou a me manifestar alto e bom som foi Carter." O governador Newsom e outros participantes lhe fizeram perguntas por 45 minutos. Depois, cerca de vinte pessoas foram conversar com ela. *Minha nossa*, disse uma delas, *alguém de fato sabe as respostas*. Dias depois, Charity recebeu uma ligação de Mark Ghilarducci, encarregado dos Serviços de Emergência da Califórnia. Ele pediu que ela voasse até Oakland para supervisionar a chegada dos passageiros do *Grand Princess*, outro navio de cruzeiro infestado pela covid-19. "Fui eu quem resgatou você do sótão", diria Mark tempos depois. E, tempos depois, isso lhe pareceu absolutamente correto.

Em Oakland, Charity se viu numa sala dentro de uma barraca da Agência Federal de Gestão de Emergências, diante de uma lousa e dos mais importantes assessores de Newsom. Ofereceu-se para explicar a eles a matemática das epidemias. Começou mostrando os ardis de qualquer doença que se propaga em termos exponenciais, sobretudo quando muitos contaminados não apresentam sintomas e não há condições de realizar testes. O único sinal claro obtido do vírus é a morte. No início, tem-se apenas uma morte, a primeira morte, e ela de fato não parece uma coisa do outro mundo. Mas quando nos damos conta de que apenas 0,5% das pessoas que contraem a doença morrem, é possível presumir que, para cada morte, há 199 pessoas contaminadas andando por aí. Essa primeira morte — que já ocorrera na Califórnia — mostrava a existência de duzentos casos no mês anterior. E então era preciso se perguntar sobre a rapidez com que esses duzentos casos haviam se multiplicado. O melhor epidemiologista caipira do mundo — Charity não mencionou Carter Mecher, mas ele agora era a voz em sua mente — havia calculado que cada pessoa contaminada com o vírus infectava outras duas ou três. Por precaução, era preciso admitir uma taxa de transmissão de 3. Assim, toda semana, o número de infecções triplicava. Considerando a população da Califórnia com imunidade zero, os cálculos apontavam 11.809.800 infectados para dali a sete semanas. Cerca de 10% dessas pessoas, mais de um milhão de californianos, precisariam de leito hospitalar; 0,5%, ou pouco mais de 59 mil pessoas, morreria.

Tudo isso a partir de uma morte. Sim, fora apenas uma morte, mas, olhando mais de perto, dava para ver que não parecia um caso isolado. Parecia o fogo subindo a encosta em Mann Gulch. "Isso não é uma especulação teórica", avisou Charity ao grupo. "É o que vai acontecer. Foi o que aconteceu em 1918."

Mas isso só ocorreria, prosseguiu Charity, se o estado nada fizesse para conter o vírus. Carter gostava de dizer que não existia pandemia absoluta. Mesmo que o governo nada fizesse, as pessoas adaptariam seu comportamento social ao patógeno. Mas, o que quer que fizessem, a história só terminaria com a vacina ou a imunidade de rebanho. Não havia vacina à vista, e o número de infecções exigido para se chegar à imunidade de rebanho podia ser calculado, pois era uma simples variante da taxa de transmissão. (A fórmula era $1-1/R0$, onde $R0$ era o número efetivo de reprodução.) A verdade nua e crua capturada pela fórmula era a seguinte: quanto mais transmissível a doença, mais pessoas precisavam ser infectadas antes de a massa estar, em termos teóricos, segura. A taxa de transmissão da rubéola, de 18, na escala mais alta, implica que 95% da população precisa estar imune à doença antes que ela pare de se espalhar. É por isso que nosso objetivo é vacinar 95% da população contra a rubéola. Antes que a covid-19 parasse de se propagar, dois terços dos californianos precisariam ser infectados.

Aquilo não passava de uma porção de números numa lousa, mas Charity percebeu que pelo menos conseguira capturar a atenção dos principais assessores do governador. Poucos dias depois, ela recebeu um telefonema de Mark Ghaly, secretário do Departamento de Saúde e de Serviços Humanos da Califórnia. Ghaly havia contratado Sonia Angell para dirigir o Departamento de Saúde Pública da Califórnia. Inúmeras vezes, durante os meses de janeiro e fevereiro, reforçara que Charity precisava obedecer à hierarquia e transmitir tudo o que precisava dizer por intermédio da chefe imediata. A partir de agora, comunicou, ela deveria se reportar diretamente a ele.

*

Em meados de março, Todd Park, um empresário da área de tecnologia, enviou uma mensagem a um amigo que trabalhava como assessor econômico do governador Newsom dizendo que lhe telefonasse, caso precisasse de ajuda. Sem muito alarde ou publicidade, Park havia criado três bilionárias empresas de tecnologia voltadas para a área de saúde e, em seguida, ocupara por três anos o cargo de diretor de tecnologia do país durante o governo Obama. Tinha a reputação de consertar os erros dos outros sem atrair atenção para si mesmo, o que o tornara popular entre figuras públicas sem jamais se tornar uma delas.

O assessor econômico de Newsom ligou sem demora para Park perguntando se ele poderia ajudar a Califórnia a descobrir o que fazer com o coronavírus. Park recrutou dois antigos funcionários do governo Obama: Bob Kocher, um médico que agora trabalhava como capitalista de risco e fora assessor de Obama na área de saúde, e DJ Patil,* um dos mais importantes cientistas de dados do país. Patil reuniu uma equipe com alguns dos melhores programadores do Vale do Silício, e imediatamente a equipe começou a reunir dados com o objetivo de projetar e prever o avanço da doença. Em poucos dias, tinham tudo: desde o número de leitos em unidades de tratamento intensivo até dados sobre postos de pedágio e empresas de telefonia celular, que lhes propiciaram uma noção de como as pessoas se moviam dentro do estado. "Ninguém se

---

* Escrevi a respeito de DJ Patil em *O quinto risco*. Trabalhando com um amigo no LinkedIn, e precisando de uma denominação para uma nova profissão na área econômica, DJ cunhou o termo "cientista de dados".

importa com dados quando as coisas vão bem", disse o engenheiro de dados Josh Wills, ex-diretor da Slack, que concordou em ajudar. "As pessoas só se importam com dados quando a merda chega ao ventilador. 'Ai, meu Deus, o que está acontecendo??? Precisamos de dados!'"

As pessoas que haviam estado no controle de dados e tecnologia do governo dos Estados Unidos se tornaram voluntárias no estado da Califórnia. Park, Patil e Kocher foram de carro até Sacramento, onde encontraram o assessor de tecnologia de Newsom, Mike Wilkening — que assistira à apresentação em que Charity Dean havia feito cálculos na lousa, que demonstravam como e quando o novo coronavírus explodiria na Califórnia. Park e Patil sabiam como construir modelos para análise de dados, mas não entendiam nada de doenças transmissíveis. Nenhum dado do estado seria útil para um tomador de decisão se não partisse de algumas premissas a respeito do vírus — suas taxas de transmissão, hospitalização, letalidade, e assim por diante. "Os únicos dados disponíveis eram os da China, os de dois navios de cruzeiro e os de alguns casos iniciais na Itália", disse Patil. Eles precisariam fazer muitas suposições fundamentadas não apenas sobre o vírus, mas também sobre o efeito que a adoção de diferentes políticas teria em sua taxa de transmissão — fechamento de escolas, por exemplo, ou proibição de aglomerações. "Dissemos a Wilkening que precisávamos do guru de saúde pública mais durão, e ele respondeu: 'Sei quem é essa pessoa'", contou Park. "E, por acaso, era Charity."

Eles a encontraram numa sala de reuniões num prédio oficial sem graça. "Ela possuía um fichário incrível, abarrotado de informações, e disse que o vinha atualizando desde o início de janeiro", disse Park. Charity explicou o que havia acontecido em 1918 e o que estava acontecendo de novo, com pequenas variações. E esclareceu como, seis semanas antes, havia chegado a uma razoável estimativa das características mais importantes do vírus, acrescentando que, uma vez conhecidos todos os detalhes, era possível prever seu futuro. Não lhes disse, no entanto, que passara as seis semanas anteriores conversando com aquele que talvez fosse o maior epidemiologista caipira do mundo. Park e Patil basicamente só escutaram e fizeram perguntas. Em determinado momento, Park se voltou para Patil e disse: "Ela é o N6."

Na época em que trabalhara no governo federal, Park lidara com uma crise de tecnologia atrás da outra. Ele tinha observado um padrão, a princípio identificado no setor privado: em qualquer organização de grande porte, a solução para qualquer crise era, em geral, encontrada não pelas pessoas nos cargos mais importantes na hierarquia, mas por algum obscuro funcionário na base da organização. Um exemplo disso foi o dia em que o software usado pelo Departamento de Estado para analisar pedidos de visto parou de funcionar. Naquele dia, o governo simplesmente perdera a capacidade de emitir vistos. Park enviou uma equipe para descobrir o motivo. "Eles me telefonaram e disseram: 'Encontramos dois prestadores de serviço, seis níveis abaixo da cadeia de comando, que sabem o que houve." O N6 (nível 6). O funcionário soterrado sob seis camadas da organização, cuja voz silenciada precisava ser ouvida com urgência. "Tive a sensação de que ela não participava das decisões", disse Park a respeito de Charity. "Era evidente que aquele era o momento para o qual vinha se preparando a vida inteira, e ela achava incrivelmente frustrante não ter permissão para ajudar."

Depois de algumas horas com Charity, Park e Patil decidiram que a coisa mais útil que poderiam fazer, para o estado da Califórnia, era despejar o conteúdo da mente de Charity na mesa de Gavin Newsom. "Nosso único trabalho foi permitir que Charity falasse por meio de um modelo", recorda Park. "Nossa função era entregar todo o conteúdo do seu cérebro ao governador." Para Charity, na ocasião, ele disse: "Acho que fomos enviados aqui para encontrar *você*."

Por um lado, isso fazia sentido para Charity. Ela *era* de fato um N6. Quatro camadas de burocracia a separavam do governador Newsom, o N1. Por outro lado, ela não fazia o tipo tímida, não estava à espera de que alguém descobrisse que ela sabia como conter e controlar uma doença transmissível melhor do que qualquer outra pessoa no governo do estado da Califórnia. Ela não era uma violeta murcha, e sim um imenso buquê de rosas vermelhas entregue com um telegrama cantado. Ela *desabrochou*. Isso diz muito sobre grandes organizações e sobre os N6 dentro delas.

Na verdade, Charity não confiava em computadores, e se sentia pouco à vontade com modelos que iam além dos cálculos em sua lousa. Ela observou enquanto Park e Patil reuniam uma equipe para reescrever o código de um modelo de prognóstico de doenças criado na Universidade Johns Hopkins, de modo a torná-lo mais rápido e a permitir a incorporação de dados sobre a Califórnia. Ela ficou estranhamente aliviada ao constatar que, depois de alimentar o modelo com o que ela (e Carter) sabiam — ou pensavam saber — sobre o vírus, ele regurgitou o desastre a caminho que eles haviam imaginado. Essa visão era radicalmente diferente da posição oficial do CDC, da Casa Branca e, aliás, do estado da Califórnia.

Antes da viagem a Sacramento, os assessores do governador Newsom tinham enviado a Park uma tabela em Excel com alguns cálculos feitos por um funcionário do Departamento de Saúde Pública. Os cálculos demonstravam que o número de leitos hospitalares (75 mil) era suficiente, pois o vírus jamais afetaria tantos doentes. "Não sei quem preparou isso", disse Park, "mas estava tudo errado". O novo modelo indicava que, caso nenhuma ação fosse tomada para minimizar a propagação do vírus, o estado necessitaria de *700 mil leitos* de hospital em meados de maio. "O modelo nos forneceu uma resposta rápida, e pudemos ver que estávamos ferrados", disse Patil. "Vamos zerar os leitos hospitalares." Entretanto, caso o estado agisse como St. Louis em 1918, as hospitalizações atingiriam cerca de setenta mil pessoas. Em resumo, uma série de intervenções sociais poderiam reduzir infecções, hospitalizações e mortes a um décimo do que ocorreria caso nada fosse feito.

Em 18 de março, Park e Patil apresentaram o resultado do modelo aos assessores mais graduados do governador Newsom. "Quando lhes mostramos as consequências, todos ficaram sem ar", disse Park. No dia seguinte, o governador Newsom foi o primeiro a emitir a ordem para que a população ficasse em casa. Na coletiva de imprensa, disse ter tomado a decisão "com base em uma nova informação".

"Foi bem bacana", disse Josh Wills, que desenvolveu o software. "O governador Newsom postou no Twitter algumas das tabelas que eu preparei." Se alguém digitasse o nome de Charity Dean no Google naquele momento, assim como ela havia pesquisado o nome dos integrantes do Amanhecer Violento, não encontraria muita coisa além de duas fotos granuladas de uma reunião com seus colegas de faculdade de medicina em Tulane. Talvez algum artigo que ela escrevera para o *Santa Barbara Independent*, e vídeos de seu depoimento ao Conselho de Supervisores de Santa Barbara, bem como ataques rancorosos publicados contra ela por grupos locais antivacina. Entretanto, ali estava ela, conduzindo a política da Califórnia a partir de suas premissas. O modelo informático não oferecera muita alternativa ao governador senão fechar o estado e assumir a responsabilidade pelo que deveria ter sido uma decisão nacional, pois nem o CDC nem o presidente dos Estados Unidos haviam tido coragem de agir daquela maneira. "Os e-mails de Carter deviam ser emoldurados como um monumento nacional", comentou Charity. "Esses e-mails impulsionaram as decisões na Califórnia."*

---

* E não apenas na Califórnia. Os outros dois estados que se moveram mais rápido para o lockdown, Ohio e Maryland, também prestaram extrema atenção às análises de Carter.

A questão era o que fazer em seguida. Era possível impedir as pessoas de saírem por um tempo, até que voltassem a sair. Park se virou para Charity e disse: *Vá se trancar em uma sala e prepare um plano para a Califórnia.* E assim foi feito.

Contudo, havia um problema. Em meados de fevereiro, talvez fizesse sentido preparar um plano para a Califórnia. Na verdade, embora ninguém lhe tivesse pedido, ela já tinha um na cabeça. Ela teria imposto uma quarentena ao estado inteiro, como em Cingapura. Teria tentado convencer o governador a mantê-la até abril, quando outros estados estariam fervilhando de vírus e todos veriam a sabedoria das ações tomadas na Califórnia. Ela sabia tudo que precisava ser feito para conter o vírus, mas essas coisas só funcionariam antes, se o vírus ainda não tivesse se espalhado. "Escrevi um plano para a Califórnia", disse, ao sair da sala. "Mas não posso escrever um plano para a Califórnia. Tem que ser para o país inteiro. De nada vai adiantar a Califórnia seguir as diretrizes do plano se os outros estados não fizerem o mesmo." Ao que Todd Park respondeu: *Está bem, escreva um plano para o país inteiro. Podemos telefonar para os outros governadores.*

Então ela voltou à sala e, com a ajuda de Bob Kocher, elaborou um plano nacional, que entregou a Todd Park. Eles concordaram em manter a autoria em segredo — caso seus chefes descobrissem que ela o havia escrito, seria demitida. O plano nacional tinha várias páginas e três itens importantes. O primeiro: o presidente decretaria a quarentena em todo o país até que fosse possível testar o número necessário de pessoas. O segundo: as regras para a reabertura. A cada comunidade seria atribuída uma de três designações possíveis — quente, morna, fria —, baseadas em alguns indicadores simples: número de casos *per capita*, percentual de testes para covid-19 com resultado positivo, percentual de leitos hospitalares ocupados. Uma comunidade "fria", ou seja, mais ou menos livre do vírus, poderia viver com poucas restrições. Uma comunidade "quente", ou seja, com um grande número de casos, teria que viver em quarentena. Uma comunidade "morna", com vírus circulando, mas com taxas mais baixas de transmissão, poderia relaxar algumas regras. Poderia permitir festas de casamento e funerais, por exemplo, e manter o transporte público em funcionamento. "Essas restrições podiam ser escalonadas com base no mapa de calor da comunidade a qualquer momento", escreveu.

Charity se deu conta de que tudo isso precisaria ser exibido em painéis, para que a população pudesse verificar todos os dias a situação local. Escolheu as cores vermelho, amarelo e verde para representar os bairros quentes, mornos e frios, depois mudou de ideia. *Parecia meio idiota. Eram as cores dos sinais de trânsito.* Mas a equipe encarregada do modelo informático achou a ideia genial: quanto mais simples e mais familiar, melhor. Mais tarde, ela ampliou as cores do código de três para oito, cada qual com sua lista de intervenções sociais, todas inspiradas no plano redigido anos antes por Richard Hatchett e Carter Mecher. Mas a ideia básica era a mesma. À medida que os cientistas aprendessem mais sobre o vírus, o governo atualizaria as intervenções sociais de modo que permanecessem tão eficazes e objetivas quanto possível. Se eles verificassem, por exemplo, que as crianças não apresentavam sintomas graves em consequência do vírus nem o transmitiam, talvez não houvesse razão para fechar as escolas.

Sua maior curiosidade, considerando sua experiência como agente de saúde pública local, tinha a ver com a maneira com que o plano seria cumprido. Ela não queria que ele dependesse da coragem de algum agente de saúde pública local. "O que eu realmente queria era que ele não fosse cumprido", disse Charity. "Eu queria que ele dissesse: 'Não vamos salvá-los. Vocês vão ter que se salvar sozinhos.'" Os painéis locais permitiriam que todos vissem quem na vizinhança tinha sido infectado, quem tinha ido parar no hospital e quem tinha morrido. "Transparência radical", disse Charity.

"O governo tem um papel, que é dar poder às camadas populares fornecendo-lhes dados."

Se ocorressem focos de doença, o sequenciamento genômico revelaria como isso tinha acontecido e de quem era a responsabilidade. Como Charity disse algumas vezes, "é possível saber quem peidou numa sala lotada". O presidente precisaria promulgar um decreto eliminando o artigo sobre sigilo médico do código de ética médica, mas esse parecia um preço baixo a pagar por um milhão de vidas norte-americanas. Dados pessoais bastante específicos não abririam espaço para que ninguém, em nenhum bairro, fugisse para uma realidade paralela na qual poderia imaginar que o vírus ou não existia ou estava superdimensionado. "É preciso esfregar a carnificina na cara das pessoas para que elas enxerguem", disse Charity. "Se algumas regiões do país precisarem chegar ao fundo do poço, que assim seja."

O próprio vírus trataria de impor o plano. Se os cidadãos de determinadas localidades continuassem a insistir na ficção, o vírus exporia a mentira, e eles acabariam isolados e não seriam bem-vindos em outras partes do país, onde os negócios tivessem voltado a funcionar e uma semelhança com a vida cotidiana comum tivesse retornado. Não só os efeitos do vírus precisavam ser mitigados. Os efeitos da cultura também.

Para que funcionasse, pensou Charity, o plano precisava ser controlado em nível local. Cada localidade seria capaz de avaliar o que era preciso fazer para relaxar as restrições. E cada uma teria os próprios líderes, que saberiam a melhor maneira de encorajar o bom comportamento. A única chance de o país se comportar bem e, portanto, se salvar, era afastar a sensação de que "o governo" estava impondo restrições ao povo e incutir a ideia de que as pessoas estavam impondo ordens a si mesmas para combater um inimigo comum. "Esse é um chamado para que todos os norte-americanos se apresentem, com o mesmo espírito de patriotismo, vigor e obstinação com que a geração de nossos avós se apresentou ao enfrentar a Segunda Guerra Mundial", escreveu, quase na conclusão do plano. Mas o espírito do texto podia ser encontrado logo no início, no título que havia rabiscado originalmente: *Plano Churchill*. "Mas aí Todd disse: 'Não pode ser esse nome.'" Ela acabou dando um título esquisito ao documento: "Todos têm o próprio número de reprodução." Todos são responsáveis pela taxa com que o vírus se reproduz em sua comunidade.

Poucos dias depois de concluído o plano, Todd Park e DJ Patil pareciam tê-lo encaminhado às mãos de quem de fato poderia tomar providências. Primeiro, Charity recebeu uma ligação de um executivo sênior da Google, dizendo que a empresa podia criar os painéis para cada bairro do país. Então um membro da equipe de Todd a abordou. "Ele disse que Andy Slavitt estava interessado no plano", lembrou-se Charity. "E eu perguntei: 'Quem é Andy Slavitt?'" Andy Slavitt era um ex-banqueiro e consultor que havia dirigido o Medicare e o Medicaid durante o governo Obama, poucos anos depois da saída de Don Berwick. E, por mais estranho que parecesse, ele andava conversando com frequência com Jared Kushner, genro do presidente e membro de um novo grupo dentro da força-tarefa contra o coronavírus, responsável pela cadeia de suprimentos.

O próprio Andy Slavitt enviou um e-mail a Charity perguntando se ela gostaria de revisar seu plano, ao qual ele havia feito alguns acréscimos e simplificações, propondo quem no governo poderia ser designado para executar as diferentes tarefas. Charity considerou as alterações em grande parte irrelevantes e inofensivas, até chegar ao ponto em que Slavitt incluía o CDC, para "definir os padrões pelos quais cada comunidade é designada quente, morna ou fria".

"Não!", escreveu Charity num comentário. "O ponto mais importante deste plano é NÃO SER EXECUTADO PELO CDC. Ele deve ser executado e supervisionado por um órgão com experiência real na linha de frente de combate a surtos." Ela enfatizou seus sentimentos no e-mail enviado de volta a Slavitt, junto com suas alterações. "Ponto muito importante", escreveu. "Quem está operacionalizando/liderando este plano? O órgão/agência/a figura de proa na liderança deve ser um Churchill, não um Chamberlain." Então, ela resolveu ligar o foda-se, incluiu tópicos para discussão com o presidente dos Estados Unidos e enviou tudo junto. A partir desse momento, não havia mais nada a fazer a não ser esperar e ver se seus chefes a demitiriam por insubordinação. Afinal, ela trabalhava para o estado da Califórnia e seu governador democrata, e estava fazendo bico como assessora de política pública para o presidente republicano dos Estados Unidos.

Nunca mais ouviu falar de Andy Slavitt.* Mas, poucos dias depois, o executivo da Google voltou a lhe telefonar: "Jared adorou seu plano e está passando as informações para o presidente", disse ele. "O que nos deixou perplexos", lembrou DJ Patil, "foi quando a Casa Branca expediu um memorando com a mesma linguagem usada no plano". Ele o enviou para Charity com um bilhete: *Agora você sabe que fez a diferença*. Mas ela não sabia. Não de fato. Aquele era apenas um memorando, não um compromisso do presidente de estabelecer uma nova estratégia nacional. Então, ela esperou. Se tivessem lhe perguntado na época pelo que esperava, ela teria dito que, na melhor das hipóteses, ouvir seu plano anunciado para o país pelo presidente — o que significa que, até o fim de março de 2020, ainda alimentava esperanças. E, enquanto esperava, seu governador, em quem ainda tinha fé, fez o tipo de coisa que poderia lhe propiciar ainda mais fé. Ligou para o telefone vermelho.

---

* Slavitt mudou o nome do plano para "Vitória contra a covid-19" e o apresentou a Kushner como se fosse de sua autoria.

PARTE III

Dez
O *BUG* NO SISTEMA

O telefone vermelho sempre fora uma ferramenta imperfeita no quesito salvar vidas. Joe DeRisi fora o primeiro a admitir isso. Quase todas as pessoas correndo perigo de morte nunca souberam de sua existência — e mesmo as que o descobriram muitas vezes ligaram tarde demais — e acabaram como a mulher chinesa com *Balamuthia*, cujos médicos não pensaram em procurar por uma ameba capaz de devorar o cérebro até terem despendido 1.000.100 dólares em tratamento ineficaz e a ameba, consumido a maior parte do cérebro da vítima. O telefone vermelho podia deixar tanto quem liga quanto quem atende aborrecidos. E, apesar disso, era esclarecedor, pois destacava o erro para que este não voltasse a acontecer. Ele também podia revelar problemas enormes, sistêmicos. Afinal, se alguém estava ligando para o telefone vermelho costumava ser porque outro sistema falhara.

Certa noite de março, Joe abaixou o olhar, viu um número desconhecido e por pouco não atendeu. Mas, como era o código de área de Sacramento, sua cidade natal, decidiu dar a quem telefonava o benefício da dúvida. "Achei que fosse alguém do telemarketing, mas atendi e era Gavin Newsom." O governador da Califórnia explicou que tinha um problema, embora ainda não estivesse seguro de sua dimensão. Pediu a Joe que preparasse duas listas: uma com as três melhores coisas que o governador da Califórnia poderia fazer para combater o novo coronavírus; a outra, com as piores. "Respondi que a opção número um era testar os pacientes", lembra-se Joe. "Caso não houvesse testagem, não haveria sequer a possibilidade de uma solução." Testar era a única forma de encontrar o vírus e prever seus movimentos. Testar era tão importante, disse Joe a Newsom, que não fazia muito sentido se preocupar com os itens de nenhuma outra lista.

Para o governador da Califórnia, bem como para todos os governadores dos outros estados, o sistema de saúde pública falhara. A segunda tentativa de criação de um teste para a covid-19 pelo CDC, capaz de ser produzido em massa e distribuído aos agentes de saúde pública de todo o país, não dera melhores resultados que o primeiro. Em virtude da ausência de liderança federal, combinada à fragmentada natureza do sistema de saúde norte-americano, os testes para o vírus ou não estavam disponíveis ou os resultados levavam tanto tempo que não adiantavam grande coisa. Joe tinha lido histórias de pessoas esperando dez *dias* pelos resultados de testes da Labcorp e da Quest Diagnostics, dois dos maiores laboratórios particulares do país. "Enviar testes, mesmo para o CDC, levava dias, não horas", disse Joe.

Um teste que levava dez dias para entregar o resultado era um teste inútil. Sem testes rápidos, os hospitais eram forçados a tratar todos os que chegavam com sintomas parecidos com o coronavírus como se estivessem contaminados com o vírus, quando em geral não era esse o caso. Leitos na ala de coronavírus eram usados por quem não precisava estar ali. Começava a faltar para enfermeiros e médicos equipamentos de proteção necessários para atender os pacientes positivados para o vírus. Mas o maior problema de não ter testes era não saber onde estava e onde não estava o vírus. Sem testes rápidos, era impossível isolar quem precisava ser isolado, ou liberar quem não precisava de isolamento. Gavin Newsom não planejava criar muitos testes na Califórnia. Por que o faria? Como todos os demais, o governador havia pressuposto que o governo federal garantiria suficiente testagem no país para rastrear qualquer novo vírus.

Para Joe, era evidente que o CDC não resolveria o problema. No entanto, havia uma solução: o país era, sem sombra de dúvida, o líder mundial em pesquisas microbiológicas. Possuía milhares de laboratórios de microbiologia administrados por empresas privadas, universidades e organizações sem fins lucrativos, como a que ele próprio presidira na Chan Zuckerberg Biohub. A medida a ser tomada, decidiu Joe, era transformar essa instituição em um centro de testes para covid-19 com a maior urgência — e publicar um documento ensinando aos outros laboratórios como fazer isso. O governador Newsom concordou em expedir um decreto autorizando o trabalho em laboratórios clínicos sem os devidos credenciamentos. ("Receávamos ser processados", relembrou Joe.) E a Biohub emitiu um edital solicitando voluntários.

O que aconteceu em seguida teria surpreendido muita gente, mas não Joe. Um pequeno exército de estudantes de pós-graduação e pós-doutorado, a maioria da UCSF, se prontificou a ajudar. "Chegavam aos montes", relatou Joe. "E a atitude era sempre *Como posso ajudar? Como faço isso?*. Nenhum pediu remuneração." Eles tinham nascido e sido criados em quase todas as partes do mundo: China, Taiwan, Colorado, Tanzânia, Lituânia, Flórida, Canadá, Phoenix, Bélgica... Quando lhes perguntavam seu lugar de origem, os norte-americanos respondiam citando a cidade ou o estado, enquanto os estrangeiros mencionavam o país. Eram todos cientistas pesquisadores, muitos com Ph.D. Nenhum, zero para ser exato, tinha experiência nos trabalhos que estava prestes a realizar. Mesmo assim, em alguns dias os voluntários foram treinados e estavam preparados. Organizaram-se entre si em pelotões que ficariam separados — se uma pessoa contraísse o vírus, apenas um pelotão ficaria incapacitado de agir e não o exército inteiro. Cada pelotão obedecia a uma hierarquia, e cada um dos membros aprendeu o trabalho da pessoa imediatamente acima, para estar capacitado a substituí-lo, se necessário. "Estabelecemos promoções no campo de batalha", disse Joe. "Ao contrário de laboratórios de pesquisa comuns, onde as pessoas fazem apenas o que querem e entram e saem quando lhes convém, a Biohub mais parecia uma fábrica. Uma linha de produção." A linha era organizada em estações, cada uma composta por alguém disposto a trabalhar horas a fio sem pagamento. "Eu costumava ter pesadelos de que teríamos cem pessoas precisando de um coquetel ao mesmo tempo na *happy hour*", disse um dos voluntários com pós-doutorado, que trabalhara uma vez como barman. "Agora tenho o mesmo pesadelo com milhares de pessoas precisando de resultados de teste ao mesmo tempo."

Numa única sala, do tamanho de uma quadra de basquete, um laboratório de testes para covid-19 ganhou forma. Sua criação deu a Joe a primeira visão real da complexidade da indústria farmacêutica. Não tinha sido concebida para uma crise — se tinha sido concebida para alguma coisa, era para maximizar os lucros de empresas que desfrutavam o poder do monopólio. A Labcorp e a Quest, que cobravam ao estado 160 dólares por cada teste de covid-19 e entregavam os resultados com tanta lentidão a ponto de estes tornarem-se inúteis, eram apenas um exemplo. As empresas fabricantes de máquinas de testagem eram outro. Os sofisticados aparelhos conhecidos como máquinas de testagem de amostras tinham uma grande vantagem: eram à prova de idiotas. Qualquer técnico de laboratório mal remunerado podia inserir o tubo com o teste do paciente em uma fenda, apertar um botão e esperar que a máquina cuspisse o resultado: sim, esse tinha o vírus e aquele não. As máquinas minimizavam o risco de erro e processos, mas eram inadequadas para períodos de crise. Se apresentassem algum defeito, era preciso chamar o fabricante, pois era impossível abri-las e consertá-las. Para funcionar, exigiam reagentes químicos caros e produzidos apenas por seus fabricantes — ou seja, compartilhavam a mesma característica exasperante de barbeadores e impressoras. Pior: os reagentes químicos exigidos para identificar o patógeno eram específicos para aquele patógeno. Caso quiséssemos fazer um teste de HIV, era preciso comprar os reagentes químicos capazes de identificar o HIV; para os testes de hepatite C, era preciso o da cepa da hepatite C. Se quiséssemos caçar aleatoriamente um vírus, gastaríamos uma fortuna só em lâminas de barbear.

Em março de 2020, ainda não havia reagentes químicos para os testes de coronavírus. Os laboratórios da UCSF estavam cheios dessas máquinas de testagem de amostra que não podiam ser usadas. Uma delas era a Pantera, nome que Joe adorou. "Na verdade, todas tinham esses nomes bacanas", disse. "A Pantera!!! No momento, ela está dormindo." A Pantera permaneceria em hibernação durante os primeiros meses da pandemia, enquanto sua fabricante tentava produzir os materiais exigidos para seu funcionamento. Um estranho mercado clandestino surgiria, caso fosse necessário acordar a Pantera: Joe tinha a foto de um homem vendendo equipamento para a Pantera no porta-malas do carro. "Esse é o aspecto assustador da cadeia de fornecimento global", comentou. "Quando há um pico de demanda, o estoque baixa a zero. Método de produção na hora H. Conceito fantástico! Terrível numa pandemia."

Os laboratórios de microbiologia em todo o país experimentavam a mesma frustração: tinham barbeadores sofisticados, mas não as lâminas de barbear. Joe sabia o bastante a respeito das máquinas de testagem de amostras para reconhecer que elas imporiam limitações. Precisava com certa urgência de muitas coisas, e então ligou para o reitor da UCSF, Sam Hawgood, para discutir o meio de obter o material. "Todas as vezes que falei com Joe, ele sempre vinha com uma ideia nova", comentou Hawgood, um australiano que fizera carreira gerenciando norte-americanos. "Vindo de outra pessoa, eu teria dito: 'Caramba, preciso verificar.' Mas como é o Joe, não faço isso." Com a bênção de Hawgood, Joe e sua equipe saquearam os laboratórios da universidade em busca de reagentes químicos, robôs de manuseio de líquidos e máquinas de testes que, apesar de bem menos à prova de idiotas, eram capazes de detectar o vírus da covid-19. Pegaram peças sobressalentes e eles próprios construíram máquinas. Numa tarde chuvosa, em meados de março, Joe podia ser encontrado sozinho nas ruas de São Francisco empurrando um carrinho com uma máquina surrupiada. Essas máquinas também precisavam de reagentes químicos específicos para a análise de amostras, e o mercado para esses produtos encolhera, mas, assim como ocorria com as máquinas, o mercado de reagentes químicos, em meio à crise, mostrava maior resiliência.

Então Joe aprendeu, ou talvez tenha reaprendido, outra lição a respeito do setor privado. Como aluno de pós-graduação em Stanford, ele tinha visto colegas, antes abertos e colaborativos, fecharem-se como ostras no instante em que algum investidor de capital de risco lhes confiava dinheiro. "Um dia você vai trabalhar e as cortinas das salas deles estão fechadas", contou. Repetidas vezes, ele viu a desenfreada ineficiência do setor privado como criador de conhecimento. Com maior frequência, algum promissor campo de pesquisa sucumbiria tal como uma empresa falida. Ele odiava o modo como a ambição financeira interferia na ciência e no progresso. Quando um patógeno ameaçava aniquilar os Estados Unidos e acabar com sua economia, ele detectou, vindo do setor privado, um cheiro de que não gostou nem um pouco. Uma empresa era a maior fornecedora de uma enzima de que necessitavam para realizar os testes. "Telefonamos e explicamos a eles o que estávamos fazendo, e informamos a necessidade de comprar 1 milhão de dólares do produto", disse Joe. "Quando se compra uma quantidade dessas, é praxe obter um desconto. Mas eles se recusaram e disseram que só venderiam pelo preço cheio." De tão fulo da vida, Joe saiu à cata de quem vendesse a mesma enzima — e encontrou uma empresa menor, a New England Biolabs. "Atitude totalmente diferente", contou Joe. "Eles disseram: 'Incrível! Estamos com 40% de desconto no momento!' É assim que as empresas deveriam proceder."

E seguiram esse padrão em relação a tudo que precisavam comprar: algumas empresas tentaram se aproveitar da situação; outras tentaram ajudar. "Sem demora, descobrimos que na verdade algumas empresas têm compasso moral e outras, não", contou Joe.

Em 18 de março, apenas oito dias depois do nascimento da ideia, o novo laboratório para testes na Chan Zuckerberg Biohub, iniciou seus negócios. Para montar um laboratório inteiro, a nova equipe de Joe levara dois dias a menos do que o Quest Diagnostics e a Labcorp levavam para realizar um único teste. Os cerca de duzentos jovens e superqualificados cientistas pesquisadores desse novo laboratório conseguiram realizar 2.666 testes por dia, tão rigorosos quanto qualquer outro laboratório do país. (Eles demonstraram seu rigor pegando amostras que já tinham sido realizadas em um pequeno, mas rigoroso, laboratório na UCSF e realizando novos testes.) Seriam capazes de entregar os resultados em apenas um dia — em situação de apuro, a resposta poderia sair em três horas. E — aqui residia o pulo do gato — trabalhavam *de graça*. Não havia conta. Bastava entregar os tubos de teste com o cotonete nasal dentro e a Biohub dizia quem tinha ou não covid-19.

Joe pressupôs, justificadamente, que essa nova equipe de voluntários logo ficaria sobrecarregada com hordas de clientes encantados com a amostra grátis. Na semana anterior, todo o estado da Califórnia havia recebido menos de dois mil resultados de teste de covid-19. Tubos de teste com cotonetes nasais de mais de 55 mil californianos aguardavam análise em laboratórios. Redirecionando 2.666 testes por dia dos laboratórios de grande porte, o estado da Califórnia poderia poupar 426.560 dólares por dia e conseguir os resultados a tempo de fazer a diferença.

Mas os jovens não estavam assoberbados de trabalho. Nas primeiras semanas, amostras pingavam quase a conta-gotas, a uma taxa de duas centenas por dia. Então, Joe começou a dar telefonemas. Para hospitais locais, por exemplo. A cadeia de hospitais particulares Kaiser Permanente disse que desejava montar o próprio laboratório de testes — pagos, evidentemente — em determinado momento. Por enquanto, continuaria a enviar as amostras para as grandes, lentas e caras empresas de testes particulares. Joe logo percebeu que os hospitais particulares dos Estados Unidos eram obrigados por contrato ou tendiam, talvez por hábito, a enviar testes para os laboratórios que visavam à obtenção de lucros, e que estes não se sentiam incentivados a agilizar os procedimentos, pois seriam sempre pagos.

Os centros de saúde pública — as clínicas administradas por departamentos locais da saúde pública — apresentavam um problema diferente: estavam muito ocupados para atender às ligações. Uma equipe da Biohub enviou cartas para agentes de saúde locais de cada um dos 58 condados da Califórnia: *Teste de COVID-19 grátis! Resultado em 24 horas!* E nada de resposta. A própria Priscilla Chan ligou para os responsáveis pelos departamentos de saúde pública de todos os condados do estado e perguntou sem rodeios: "Por que não estão enviando amostras? É grátis!" Mais algumas amostras chegaram, mas ainda assim o laboratório continuava ocioso. Joe não conseguia entender o motivo. "Nós nos perguntávamos: será uma questão de confiança? É o nome Zuckerberg? Contudo, ninguém dava a mínima para isso."

Levaram mais ou menos um mês para entender o motivo de um país tão desesperado para testar pacientes ser tão lento em aceitar uma oferta de testes gratuitos. Uma pista surgiu durante uma ligação entre a Chan Zuckerberg Biohub e o recém-rebatizado *Zuckerberg* San Francisco General Hospital. Se havia um lugar em que o nome Zuckerberg ajudaria mais do que prejudicaria era aquele.

— Quanto vai custar? — perguntou a senhora no hospital, depois de a equipe da Biohub explicar sobre seu novo laboratório para covid-19.

— É de graça.

"Fez-se uma pausa *superlonga*", contou Joe, que estava na linha.

— Não sabemos como processar sem custo — respondeu a funcionária do hospital.

— Como assim?

— Aparece um erro no computador do hospital se colocamos custo zero. Ele não aceita zero.

— Não pode colocar alguma coisa como um décimo de centavo?

Não podiam. O sistema não permitia. Era a ameba *Balamuthia* de novo. De que adiantava descobrir a cura se ela não chegava ao paciente? Neste caso, entre a cura e o paciente havia um complexo médico-industrial que oscilava entre a letargia e a avareza.

Joe nunca de fato precisara compreender os mecanismos internos. Agora começava a constatar que, basicamente, ninguém se sentia motivado. Fazer algo tão simples quanto aceitar uma oferta de testes gratuitos para o coronavírus exigia ou esforço inusitado ou verdadeira coragem.

Em San Quentin, precisaram de ambos. Joe já havia telefonado para agentes da famosa prisão para dizer: *Vocês são um alvo fácil. Se o vírus entrar aí, muita gente vai morrer.* Os agentes de San Quentin enviaram um lote de amostras em abril, mas solicitaram à Biohub que mantivesse o bico fechado, pois estavam preocupados que a empresa particular de testes que atendia às prisões da Califórnia ficasse chateada. *Se a Quest descobrir, vai cancelar nosso contrato*, disseram. Esse primeiro lote não continha nenhum resultado positivo para covid-19, e nunca mais a prisão enviou amostras. Tempos depois, explicaram que não tinham tempo para cuidar da papelada. ("Fiquei atônito", disse Joe.) No fim de maio, um ônibus carregado de prisioneiros foi transferido para San Quentin de uma prisão em Chino, onde ocorrera um surto de covid-19. O diretor, então, decidira diminuir a população carcerária da prisão. Os prisioneiros de Chino foram testados poucos dias antes de deixarem a prisão, mas não ao chegarem a San Quentin. Pelo menos um deles aparentava ser portador do vírus e começou a espalhá-lo em San Quentin, vindo a infectar mais de mil homens. Vinte e oito morreram.

Contudo, o maior motivo para o serviço de testes grátis da Biohub ser subutilizado era a escassez de kits de testes. Na verdade, era mais complicado que isso. Se nos primeiros meses da pandemia alguém entrasse no hospital com tosse seca e febre, pedisse para ser testado e as enfermeiras dissessem "Lamento, mas não temos kits de teste", o que provavelmente queriam dizer era "Não temos cotonetes nasais". Os compridos palitos transparentes que podiam ser inseridos no fundo da passagem nasal e proporcionavam o único método confiável para testar o vírus no início da pandemia, não eram encontrados em lugar algum. Ao procurar o material, a Biohub descobriu que, fora da China, só duas fábricas produziam os cotonetes. Uma no Maine e a outra no norte da Itália. Nenhuma das duas tinha os produtos disponíveis para venda.

Essa foi a única vez que procuraram a ajuda do governo federal. O Departamento de Saúde e de Serviços Humanos administrava algo conhecido como Strategic National Stockplic [Estoque Nacional Estratégico, em tradução livre]. O local exato desse estoque onde eram guardados os remédios e suprimentos, no valor de 7 bilhões de dólares, era mantido em segredo. Quem o tinha visitado (Carter Mecher, por exemplo) achou que parecia o depósito gigante da cena final de *Os caçadores da arca perdida*. Ele representava a solução para a falta de produtos de cadeias de fornecimento, que decerto ocorreria quando todos os países do planeta Terra desejassem, a um só tempo, comprar os mesmos suprimentos médicos. Foi a tentativa do governo de compensar as limitações e o ponto fraco dos mercados privados.

Em 13 de março, um epidemiologista da Biohub, Patrick Ayscue, escreveu para o funcionário do Departamento de Saúde e de Serviços Humanos responsável pelo estado da Califórnia e explicou que estava trabalhando no maior e mais ágil laboratório de testes de covid-19 da Califórnia e até mesmo, naquela ocasião, do país. Mas precisavam de kits de testes — e sobretudo de cotonetes nasais. Pediu 40 mil cotonetes, que admitiu serem suficientes apenas para duas semanas. O funcionário do Departamento, Lucas Simpson,* foi muito solícito. Ligou para seus superiores em Washington, que, por sua vez, ligaram para o pessoal da Casa Branca encarregado do controle do abastecimento médico. "Preciso perguntar a respeito dos kits de extração", respondeu em 15 de março à Biohub, referindo-se a outro item em falta. "Mas quanto aos cotonetes a resposta é SIM."

A empolgação na Biohub era palpável. As respostas para Lucas Simpson entravam em enxurrada:

Fantástico, Lucas!

Lucas, você é meu novo melhor amigo de infância. Literalmente salvou centenas de vidas.

Lucas respondeu solicitando o endereço de entrega. O caminhão com 100 mil cotonetes, e não os 40 mil solicitados, deixaria o armazém e o trajeto levaria dois dias.

---

* Nome fictício.

Obrigada, Lucas! Você é, literalmente, um salvador de vidas.

Lucas, se tiver filhos, diga a eles que o pai é um herói do cacete.

No dia seguinte, numa entrevista coletiva na Casa Branca, o presidente Trump proferiu uma mensagem aos governadores do país. "Tentem conseguir sozinhos respiradores, ventiladores e todos os equipamentos", declarou, antes de recriminar no Twitter os governadores que reclamavam da falta de liderança federal. Mesmo assim, o caminhão com os cotonetes nasais percorria a estrada rumo a Sacramento! O estado de ânimo na Biohub era o de véspera de Natal. Nunca na história tradicional dos cotonetes nasais, eles foram aguardados com tamanha expectativa. No dia 18 de março, data prevista da chegada do caminhão, o estado de ânimo mudou. "De repente, ninguém sabia aonde o caminhão tinha ido parar", disse Joe. Só três dias depois, Lucas Simpson telefonou para informar que o caminhão tinha sido localizado em West Sacramento, mas sem os cotonetes. O que não disse, por constrangimento, é que dentro do caminhão tinham descoberto não o produto solicitado, mas cotonetes comuns. Pelo que Lucas soube, nunca houve cotonetes nasais no estoque.

O padrão se manteve igual durante a pandemia: a administração Trump alegaria com estardalhaço que suprimentos estavam a caminho dos estados; os funcionários de carreira civis, cuja função era interagir com os funcionários públicos estaduais, eram encarregados de sofrer a humilhação quando o fornecimento não chegava. Isso aconteceria com ventiladores, com o remédio Remdesivir e, por fim, com as vacinas. Entre outras consequências da estratégia da Casa Branca, isso minava a credibilidade dos funcionários federais de carreira.

Depois disso, Joe passou a ter uma visão cínica do governo federal e começou a dizer coisas como: "Na certa, vocês não sabem o que tem no Estoque Nacional Estratégico porque não precisam de merda nenhuma." No início de abril, ele dizia a qualquer repórter que o procurasse, e a qualquer pessoa com aparência razoável que encontrasse, de sua necessidade por cotonetes nasais. "Se eu pudesse voltar no tempo e mudar alguma coisa, seria isso", disse. "Gostaria de ter comprado cem mil. Mas isso nunca apareceu em meu radar. Nunca imaginei que representaria um fator limitante."

Todo tipo de gente tentou ajudar. Um importante investidor de capital de risco, por exemplo, ligou para Joe e disse que havia resolvido o problema. *Conheço um cara que tem os cotonetes*, contou. Joe se mostrou cético. "Respondi: 'Sério que *conhece* um cara? Prove.'" O homem disse que o amigo iria despachar 5 mil cotonetes diretamente para Joe e eles estariam à disposição no dia seguinte. Então, Joe foi ao correio do UPS e de fato encontrou à sua espera uma caixa grande com uma etiqueta de material médico. "Abri a caixa e encontrei cinco mil *coisas* dentro", contou. "Obviamente não tinham caído da traseira de um caminhão. E *pareciam* cotonetes." Mas não estavam esterilizados, nem sequer embalados, então soube de imediato que aquilo não era material médico. Joe os analisou até a ficha cair: escovinhas para cílios. Algum espertalhão havia comprado as escovinhas para cílios, etiquetado como cotonetes médicos e as vendido ao investidor com lucro.

A ausência de liderança federal havia desencadeado uma selvagem e desenfreada corrida no mercado por suprimentos a serem usados para detectar a pandemia. Nesse mercado, norte-americanos disputavam com norte-americanos produtos fabricados principalmente pelos chineses. Marc Benioff, o CEO de Salesforce, enviou um avião carregado de caixas de cotonetes nasais funcionais, embora longe do padrão ideal, da China para o centro médico da UCSF. O dono de uma empresa de produtos químicos na baía de São Francisco, Chris Kawaja, encontrou outro fornecedor chinês de uma marca desconhecida de cotonetes nasais e lhe enviou uma mensagem. "Eu perguntei: 'Vocês têm essas coisas?'", lembrou Kawaja. "A senhora respondeu de imediato e disse: 'Sim, tenho 250 mil.'" Esses cotonetes eram o produto correto, mas antes que Kawaja pudesse arrematá-los, a funcionária enviou outra mensagem informando: "Um cara em Houston acabou de comprar 200 mil." Kawaja pagou os restantes com seu cartão de crédito — 0,70 dólares por unidade, o triplo do preço de mercado anterior — e pediu que fossem despachados para a Chan Zuckerberg Biohub em pequenos lotes, a fim de não serem confiscados pelos oficiais da alfândega na China. "Na hora me ocorreu: Por que eu precisava procurar esses negócios?", contou Kawaja. "Por que um cara qualquer no condado de Marin precisava ler um artigo de jornal qualquer sobre como Joe DeRisi precisava de cotonetes e sair procurando por eles?"

Por fim, encontraram o que precisavam. No início de abril, a Biohub conseguiu não apenas realizar 2.666 testes de coronavírus por dia, mas fornecer kits de teste para quem precisasse. Todos os dias, tarde da noite, filas de pessoas com Ph.D. se enfileiravam na quadra de basquete para montar os kits para os departamentos de saúde pública sedentos por recursos.

Joe nunca tinha visto o sistema de saúde pública dos Estados Unidos por dentro. Sabia da existência de agentes de saúde locais, mas não sabia de fato o que faziam nem tinha a mínima ideia das condições em que trabalhavam. Uma vez que sua equipe começou a entregar kits de teste gratuitos para eles, compreendeu o motivo de terem demorado a aceitar a oferta da Biohub. Muitas agências de saúde locais contavam com tão poucos funcionários e equipamentos que tinham dificuldade em usar os kits. A maioria era incapaz de receber os resultados de modo eletrônico: os resultados precisavam ser enviados por fax. Alguns tinham aparelhos de fax tão velhos que não conseguiam receber mais de seis páginas por vez. Poucos tinham esses aparelhos funcionando, e então a Biohub passou a comprá-los e entregá-los junto com os kits de teste.

Os membros da equipe, formada por quatro pessoas encarregadas de ajudar os agentes de saúde pública locais a detectar o novo vírus, sabiam tão pouco a respeito do sistema de saúde pública dos Estados Unidos quanto Joe. Mas eram pessoas criativas e, em meio à situação estranha, aprendiam como o país funcionava — ou não —, enquanto continuavam seu trabalho. Josh Batson era um exemplo. Ele concluíra o Ph.D. em matemática no instituto de Tecnologia de Massachusetts (MIT, na sigla em inglês) sem saber de fato como aplicar sua especialidade. Jamais imaginou que, com sua formação, trabalharia na área de biologia, ou em assistência sanitária. Contudo, um amigo próximo da época da faculdade morreu de repente vítima de uma misteriosa encefalite, e pouco tempo depois ele foi apresentado a Joe — uma autoridade nos mistérios da encefalite. "Justamente quando a Biohub foi fundada", lembrou-se Josh, "pensei: 'É isso o que quero fazer.'"

Joe convidou Josh a usar suas habilidades matemáticas para criar uma espécie de ferramenta de busca, a fim de rastrear a nova rede de detecção global de vírus desenvolvidos em laboratórios como armas biológicas. Mas, com a irrupção da pandemia, Josh se viu tentando salvar norte-americanos do sistema de saúde pública do próprio país. No início, imaginara que a saúde pública dos Estados Unidos estaria a postos e à espera das ferramentas sofisticadas que ajudara a desenvolver. Ele havia analisado dados genômicos e mostrado a agentes de saúde como o vírus se espalhava em suas comunidades. Junto com os agentes de saúde no comando, enfrentariam a batalha. Em vez disso, ninguém parecia demonstrar interesse em ouvir o que ele tinha a dizer — no fim de abril de 2020, sentiu-se como se tivesse entrado numa batalha na qual faltavam comandantes. "Você entra correndo e se pergunta abismado: 'Tudo bem, o que posso fazer?'", contou. "E não tem ninguém para lhe dizer o que fazer porque está todo mundo assoberbado até o pescoço. Tínhamos que nos transformar em agentes de saúde pública fantasmas."

Outro membro da pequena equipe ligada à saúde pública de Joe, David Dynerman, também matemático, chegou com diferentes perspectivas. Nascido na Polônia, foi para os Estados Unidos ainda criança. Tinha lembranças da Polônia da época sob o regime comunista e o total colapso da capacidade do governo de ser útil aos cidadãos. O que viu nos escritórios locais de agentes públicos nos Estados Unidos o lembrou dos serviços públicos poloneses antes da derrocada do comunismo. "*Agora* a Polônia não é mais assim", disse David, depois de conhecer as entranhas dos escritórios de saúde pública dos Estados Unidos. "Agora é mais funcional. No Leste Europeu, há pessoas duronas e que, de certo modo, não se chocam com um Estado falido. Esses, porém, são os sintomas de um Estado falido."

*

O drama começou, como era comum, com um telefonema de uma enfermeira do serviço de saúde pública. Ela queria avisar Charity Dean que um jovem de Santa Maria, área pobre do condado de Santa Barbara, tinha sido diagnosticado com tuberculose pulmonar grau 4+. O laboratório do condado designava um grau para cada caso, em função do número de bactérias da tuberculose que podia ser contado na chapa. Grau 4+ significava que havia tantos bacilos na chapa que eles tinham desistido de contar todos. Para chegar a 4+, era preciso ter passado por todos os outros estágios — portanto, o jovem devia estar doente havia meses. Ele morava numa casinha de um bairro pobre ocupado por um número sempre em mutação de imigrantes do estado de Oaxaca, no México. Naquela ocasião, no início de 2013, quando Charity começara a nova carreira como agente de saúde pública, moravam dezoito membros da família Zeferino na mesma casa. Seis adultos e doze crianças.

Então, ouviu o nome do jovem: Agustin Zeferino. Ela ficou atordoada. Esse caso específico de tuberculose tinha sido diagnosticado nove meses antes pelas enfermeiras do Santa Maria Health Care Center. O caso ficara gravado na mente de Charity, em parte por ter sido um de seus primeiros pacientes, mas também porque a tuberculose do jovem era de um tipo resistente a um dos medicamentos, e por isso ele precisava tomar um comprimido extra. Ela o isolara em um quarto de hotel por uns dois meses até os testes mostrarem que ele estava curado, e então o liberou.

A essa altura, Charity se tornara uma especialista no tratamento da tuberculose comum. Ela vira casos em que os pacientes testavam positivo para a bactéria de tuberculose poucos meses depois de iniciado o tratamento. Mas isso era raro, e as bactérias encontradas em geral estavam mortas. Agustin se submetera ao tratamento durante *nove meses*. Charity nunca tinha ouvido falar de alguém concluir o tratamento e permanecer não apenas infectado, mas ainda transmitindo a doença. "Eu disse: 'De jeito nenhum o escarro é dele. Outra pessoa cuspiu no pote.'" Ela não conseguia imaginar a razão de Agustin entregar à enfermeira o escarro de outra pessoa. Mas ele tinha sido pego e preso por tráfico de drogas — e era viciado. Ou seja, na mente de Charity, ele seria capaz de tudo. Às vezes ela agia assim — solucionava o crime sem parar para identificar o motivo.

Telefonou para a enfermeira no Santa Maria e pediu a ela que fosse à casa dos Zeferino e fizesse todos os dezoito membros da família darem amostras — e olhar enquanto o faziam. "Pensei: 'Outra pessoa naquela família é grau 4+'", contou Charity. Quando os resultados saíram, sentiu um aperto no coração: Agustin Zeferino de fato tinha tuberculose grau 4+. Ela não fazia ideia do estranho acontecimento microbiológico que ocorrera no organismo do jovem e tinha só uma leve noção de como proceder. Tinha duas opções: enviar o escarro de Agustin para o CDC e esperar dois meses para ter o sequenciamento completo do genoma da bactéria, ou enviá-lo para o laboratório do estado da Califórnia, que não tinha capacidade para sequenciar todo o genoma, mas possuía uma máquina capaz de buscar mutações específicas. Dois meses era tempo demais, então enviou a amostra para o laboratório do estado da Califórnia.

Dois dias depois, ligaram para dizer que a tuberculose de Agustin tinha sofrido uma mutação nunca vista nos Estados Unidos. A mutação específica, antes descoberta apenas no estado de Oaxaca, tinha duas aterrorizantes características: era resistente a mais de um dos medicamentos para tuberculose e só se revelava quando a pessoa infectada estava no meio do tratamento para a tuberculose comum. Em algum ponto, durante os nove meses de tratamento de Agustin, a bactéria em seu corpo passou por uma mutação que lhe permitiu ficar imune à medicação destinada a matá-la. "A pior coisa que se pode fazer é tratar uma doença de modo inadequado", disse Charity. "E foi exatamente o que eu tinha feito."

A expressão "o que não mata fortalece" não costuma ser correta em se tratando de seres humanos. Contudo, é correta quando se trata de bactérias. Dentro do organismo de Agustin Zeferino, a bactéria da tuberculose tinha desenvolvido uma resistência superior a quaisquer medicamentos usados para combatê-la. Só lhe restava pressupor que todos que vivessem ou trabalhassem com Agustin tinham sido infectados com o mesmo novo e fatal patógeno. Ela precisou rastrear e testar todos os moradores provenientes de Oaxaca que queriam ser rastreados ou testados. Um dia, a enfermeira do Departamento de Saúde Pública aparecia e encontrava os dezoito membros da família Zeferino em sua minúscula casa; em outro, todos tinham desaparecido.

Charity solicitou às enfermeiras que ficassem de olho em novos casos e a alertassem se alguma criança com o sobrenome Zeferino aparecesse em uma clínica do condado. Então, certa manhã, recebeu um telefonema da clínica de saúde pública de Santa Maria. Um bebê de sobrenome Zeferino acabara de ser diagnosticado com "déficit de crescimento". Isso era mais uma indicação do que uma comprovação. Poderia ser causado por desnutrição, mas havia outras causas — e a tuberculose era uma delas.

Por acaso, Charity estava ocupada, ocupadíssima, naquele dia. Sabia que os sintomas de tuberculose em bebês são específicos, e um deles era o déficit de crescimento. Contudo, na incapacidade de investigar, pediu ao pediatra que fizesse um raio-X de tórax no bebê e telefonasse para o Departamento de Controle de Doenças Infecciosas, caso o exame apresentasse qualquer anormalidade. O pediatra não seguiu suas instruções. E ela não ligou para perguntar. Não queria parecer insistente. Afinal, ela era o novo rosto do Departamento de Saúde Pública. Queria que gostassem dela.

Passado um mês, recebeu outro telefonema avisando da internação de um bebê na UTI em um hospital em Santa Maria. As enfermeiras queriam realizar um teste de tuberculose nele. Num átimo de segundo, Charity se deu conta de que devia ser o mesmo bebê que haviam mencionado no mês anterior. O resultado do teste foi positivo.

Ela tentou adivinhar o que acontecera. Ligou para o pediatra e soube que, depois de ter enviado o bebê para um raio-X de tórax, ele havia tirado um mês de férias. A enfermeira deixara o raio-X para que ele o examinasse ao voltar. Charity pediu as imagens e constatou a tuberculose. Por quase um mês inteiro, o raio-X ficara em uma pilha na escrivaninha do pediatra, e o bebê piorava a olhos vistos. Quando os pais afinal apareceram com ele na sala de emergência do hospital público, ele estava inerte. O horror final da situação se revelou quando o hospital ligou para os pais e informou que o bebê sofrera morte cerebral. "Não temos mais um filho", disseram. A comunidade de Oaxaca, pelo menos a parcela conhecida pelas enfermeiras do serviço de saúde pública do condado de Santa Barbara, rejeitava crianças com anomalias graves. Os pais fingiam que a criança nunca tinha nascido. Charity foi informada de que o menininho passaria o resto de seus dias num orfanato médico.

O ocorrido a deixara arrasada. Assustada. E lhe ensinara o significado de ser uma agente de saúde. Significava que jamais podia repassar orientações esperando que o outro se encarregasse do caso. "Eu havia imaginado que, como agente de saúde, devia ter a reputação do policial bonzinho", disse Charity. "Não depois daquilo. Depois daquilo, decidi que nunca, jamais permitiria que acontecesse de novo."

Ela isolou Agustin em um quarto no Villa Motel. Em seu escritório com grades de ventilação para renovação do ar, ela pendurou fotografias das crianças que ele havia infectado. Notificou os pediatras de Santa Maria e os instruiu a fazer teste intradérmico e raio-X em qualquer criança com sintomas parecidos com os de gripe e cujos pais fossem falantes de dialetos mixtec. Emitiu uma ordem estabelecendo que todo caso de tuberculose em Santa Barbara precisava ter seu genoma pesquisado em busca do gene mutante. Ele foi detectado no irmão e nos sobrinhos de Agustin. Foi detectado em membros da comunidade de Oaxaca, que alegaram nunca ter ouvido falar de Agustin. Após investigação, as enfermeiras do serviço público descobririam que essas pessoas não apenas tinham ouvido falar dele, mas tinham se encontrado com ele — e que Agustin não tinha cumprido a quarentena. A informação genômica relevou relacionamentos sociais. "Havia *sempre* surpresas", disse Charity. "A gente pensa que sabe como a doença é transmitida, mas não sabe."

Charity nunca tinha ouvido falar de ninguém que usasse as impressões digitais genéticas de um patógeno para rastrear seus movimentos numa comunidade. Aprendeu que o rastreamento genômico podia ser uma poderosa ferramenta de combate à doença nas mãos certas.

Contudo, o rastreamento genômico vinha sendo usado, por enquanto, para revelar as diversas formas de Agustin Zeferino violar a ordem recebida de obedecer à quarentena. Anos depois, o número de seu quarto no Villa Motel em Santa Maria, o 240, continuou ainda martelando na cabeça das enfermeiras. Mantinham listas do que haviam encontrado no quarto quando levavam as refeições e os medicamentos para ele. Um dia, um par de sapatos de salto alto; no outro, a prostituta a quem pertenciam. Em outro, o lixo do que, sem sombra de dúvida, tinha sido uma festança. Alguns dias, chegavam e descobriam que o paciente tinha desaparecido. A mutação de seu vírus apareceu na prostituta, em seus amigos e em outras crianças com o sobrenome Zeferino. Em determinada fase, uma única enfermeira do serviço de saúde pública do condado de Santa Barbara, Sandy Isaacs, estava tratando de 26 casos de tuberculose associados a ele. Charity assinou um mandato solicitando o encarceramento de Agustin. Foi mantido na cadeia por um curto período e solto sem maiores explicações — Charity supunha que os guardas tivessem ficado com medo. "Eu podia colocá-lo na prisão, mas não mantê-lo lá", disse ela.

Depois de tentar sem sucesso isolar Agustin Zeferino e mantê-lo algemado em um leito de hospital, ela obteve autorização de um juiz para que colocassem uma tornozeleira com GPS nele — graças ao monitoramento, ela conseguiu rastreá-lo quando deixou o quarto do motel e desceu a rua até um clube de striptease chamado Spearmint Rhino. "Observação. Jamais coloque um paciente em isolamento num local perto de clubes de striptease", disse Charity.

Em 11 de agosto de 2014, uma enfermeira chegou ao hotel para dar o remédio de Agustin e encontrou o quarto vazio e a tornozeleira na lata de lixo. Charity emitiu um mandado de busca e prisão e avisou ao delegado que Agustin era, tranquilamente, a pessoa mais perigosa do condado de Santa Barbara. Ela preparou um comunicado de imprensa com a foto de Agustin e, ignorando as advertências das autoridades estaduais de que estava se arriscando a um processo por violar as leis de sigilo médico, incluiu as informações sobre sua doença.

A perseguição subsequente foi infrutífera. Como disseram no Departamento de Controle de Doenças, tinham perdido o paciente. Era importante saber para onde Agustin tinha ido, com certeza para o México, mas também era importante saber os lugares por onde passara. Ele tinha uma mutação de tuberculose nunca encontrada nos Estados Unidos. Charity achou que o estado precisava sequenciar o genoma da bactéria em todos os casos de tuberculose diagnosticados. A tuberculose tem o dom de se esconder. Se alguém aspira o bacilo, uma das duas coisas acontece: ou contrai tuberculose ativa, ou o bacilo fica dormente.

Caso fique dormente, a pessoa talvez nunca saiba que contraiu a doença. Contudo, andará por aí carregando uma bomba-relógio, pois a probabilidade de a doença se manifestar em algum momento é de 10%. Pode levar dois anos, ou dez, mas a mutação, resistente a múltiplos medicamentos, reaparece. E o caminho mais seguro de evitar que matasse pessoas era perseguindo os genes. "Vocês vão encontrar pistas, migalhas, por todo o trajeto até o México", disse Charity ao pessoal do Departamento de Saúde Pública da Califórnia. Mas o departamento não tinha dinheiro para desperdiçar. "É uma loucura", afirmou Charity. "Garanto que encontraríamos casos nos locais por onde ele passou absolutamente compatíveis com a mutação. Mas não os encontraremos porque 'não temos recursos'."

*

Uma das formas de avaliar a pobreza é pelo pouco que a pessoa tem. Outra, é quanto ela acha difícil aproveitar o que os outros tentam dar. Apenas um número reduzido de escritórios de saúde pública local tinha interesse — ou capacidade — de utilizar a mais poderosa ferramenta que a Chan Zuckerberg Biohub lhes tentava oferecer gratuitamente. "Eles não sabiam como solicitar", disse

Priscilla Chan, "pois nunca tinham recebido nada de graça". Desde o início, o laboratório sem fins lucrativos da Biohub era capaz de contribuir mais para os escritórios de saúde pública locais do que qualquer laboratório com fins lucrativos. Os laboratórios comerciais eram configurados para fazer testes em tubos que continham material genético humano e cuspir uma resposta simples: positivo ou negativo. Não estavam configurados para sequenciar o genoma do vírus dos espécimes positivos. E o sequenciamento genômico era o lance fundamental no jogo.

Vírus sofrem mutações, ou seja, erros em seu código genético acontecem quando se replicam. Diferentes erros acontecem a taxas diferentes. Um vírus perfeitamente estável — ou seja, um vírus que não sofra mutação — seria impossível de ser rastreado. O vírus em cada pessoa infectada teria exatamente o mesmo código genético. A simples inspeção desses códigos não permitiria saber quem passou o vírus para quem. Por exemplo, o herpes sofre mutação tão lenta que é difícil adivinhar como se deslocou a partir do código genético. No outro extremo, quando um vírus sofre mutações muito rápidas, seus movimentos são impossíveis de serem acompanhados. Os vírus causadores do resfriado comum, por exemplo, sofrem mutações tão rápidas que, em um único ser humano, têm seu genoma completo substituído e escapam das defesas criadas por qualquer vacina. Um vírus de rápida mutação é tão pouco rastreável quanto um assaltante que deixa atrás de si bilhões de diferentes impressões digitais.

Do ponto de vista de um caçador de vírus, o vírus da covid-19 ocupa uma posição privilegiada. Seguramente sofre mutação a cada uma ou duas vezes que é transmitido de uma pessoa para outra. Se eu pegar o vírus de você, os genomas serão ou exatamente iguais ou vão diferir por uma única mutação. Só observando essas mudanças se torna possível rastrear o trajeto do vírus em uma comunidade. Em 2020, não só era possível, mas também prático, analisar grandes números de genomas virais. Em 2003, Joe gastara uma pequena fortuna para sequenciar um trecho do genoma original do SARS. Mas o custo do sequenciamento genômico havia baixado em termos exponenciais. "O que em 2001 me custou 10 mil dólares agora custa um centavo", observou Joe.

No fim de abril de 2020, o subutilizado laboratório se associou aos pesquisadores da UCSF para testar todos os habitantes ou trabalhadores de uma área de quatro quarteirões do Mission District, em São Francisco. A área recebera o número 022901 no recenseamento dos Estados Unidos e representava especial interesse para um caçador de vírus, pois era uma comunidade norte-americana de aspectos pouco típicos, quando comparada a várias outras comunidades norte-americanas. A área possuía encantadoras casas vitorianas, outros projetos de casas menos encantadoras e prédios residenciais de arquitetura brutalista densamente povoados. Tinha moradores de rua. Tinha pessoas pertencentes à classe média alta e outras muito pobres. Tinha trabalhadores de telemarketing e operários de construção. Tinha quatro igrejas, uma rua com lojas de varejo e um parque. Reunia a maior população de latinos da classe proletária e, como chips em biscoitos, muitos hipsters e pessoal da área de informática. Era como se alguém tivesse atirado as peças de sete diferentes quebra-cabeças em somente uma caixa. Não se sabia se as peças gostavam muito disso. As janelas dos pavimentos inferiores de quase todos os prédios tinham grades. Sinais por todo lado diziam a estranhos para manter distância e murais e pixações exibiam palavras grosseiras dirigidas aos policiais do Immigration and Customs Enforcement (ICE), responsáveis pelo cumprimento das leis de imigração e alfândega nos Estados Unidos. Homens sem máscara levavam seus cachorros sem coleira ou guia para passear, e ambos espiavam quem passasse por eles na rua. O simples bater de porta em porta tinha sido revelador. Um apartamento de três quartos, que deveria acomodar cinco pessoas, tinha quarenta dormindo em turnos, 24 horas por dia.

No fim, aproximadamente três mil dos 4.087 residentes oficiais apareceram para serem testados durante quatro dias, no fim de abril de 2020. Pouco mais de 6% dos moradores latinos tinham contraído covid-19, e a maioria apresentava grande quantidade de carga viral, apesar de muitos serem assintomáticos. Os resultados dos testes obedeciam a padrões. Por exemplo, quanto mais rica a pessoa, menor a probabilidade de contágio. No estudo, apenas 44% dos moradores eram latinos, mas constituíam 95% dos testes positivos. Dos 981 brancos testados, *nenhum* testou positivo. A grande conclusão parecia ser o que na época não passava de dedução: o vírus atacava de maneira desproporcional pessoas pobres de cor incapazes de trabalhar em regime de home office; e muitas das pessoas infectadas andavam por aí sem desconfiar que tinham o vírus. Para Joe DeRisi, contudo, nada disso representava a mais importante conclusão. A maior conclusão era o gráfico apresentado na página 303.

O gráfico era um instantâneo simplificado dos relacionamentos genéticos de todos os vírus encontrados na área de quatro quarteirões de São Francisco, no fim de abril de 2020. Bastava uma breve análise para ver as implicações. Ainda assim, a gente ainda precisava da ajuda de Joe. Mas bastava olhar com atenção para ver, do ponto de vista do vírus, uma nova e assustadora arma. "Em toda a história, nunca tivemos um panorama tão evidente da disseminação de um vírus", disse Joe. "Pois isso acabou de mudar."

O ponto de partida no gráfico não é o bairro de São Francisco, mas a cidade de Wuhan, onde o vírus surgiu em dezembro de 2019: o genoma original, antes de sofrer qualquer alteração. Joe gostava de imaginar as subsequentes mutações como erros num manuscrito medieval copiado por monges: os erros eram aleatórios, mas podiam ser incrivelmente reveladores. Examinar qualquer grupo de figuras no gráfico nos permite ver coisas impossíveis de serem observadas de outra maneira. Considere a residência que chamaremos de Exemplo 1. Três pessoas na mesma residência foram infectadas pelo mesmo vírus — ou seja, os genomas dos vírus eram idênticos. Nenhuma novidade no caso. Uma delas passou o vírus para as outras. A novidade é como o vírus entrou na casa — provavelmente do morador do Mission District na mesma linha vertical. Ele tem o mesmo vírus, mas foi contaminado antes, motivo pelo qual tem os anticorpos e os outros, não. A demonstração do estágio avançado de sua infecção é indicada no gráfico pela linha traçada sob seus pés — as pessoas que ele pode ter infectado não estão apenas acima, mas também à direita dele. "Esse mesmo morador, que provavelmente infectou a residência, pode também ter infectado dois trabalhadores que nem trabalham no Mission District", disse Joe, apontando para outra residência de trabalhadores, um passo à direita desses moradores. "É possível que haja um nível de separação entre eles — que ele o tenha transmitido para alguém que, por sua vez, o transmitiu para eles. Mas só isso."

Sem a informação genômica, seria impossível deduzir que essas pessoas tinham qualquer tipo de relacionamento. Mesmo se um teste identificasse a pessoa que infectou os membros da família, e essa pessoa fosse indagada por equipes de rastreadores de contatos, a conexão com a residência talvez nunca fosse feita. A pessoa talvez nem tivesse ciência da conexão, ou podia ter e preferir esconder. Uma vez cientes da provável conexão social entre essas pessoas, a questão passa a ser: qual é ela? Andam no mesmo ônibus? Estão tendo um caso? As crianças brincam juntas? "Começam todo tipo de boatos", disse Joe. "Crianças são vetores de contaminação? Ou: podemos pegar o vírus ao tocar em um corrimão? Esses caras sentados encostados na parede ao lado do parque — são eles o problema? Ou serão os caras jogando cartas no parque?"

A PREMONIÇÃO

Árvore genealógica simplificada das cepas de covid-19 encontradas em trabalhadores e moradores do Mission District, em São Francisco.

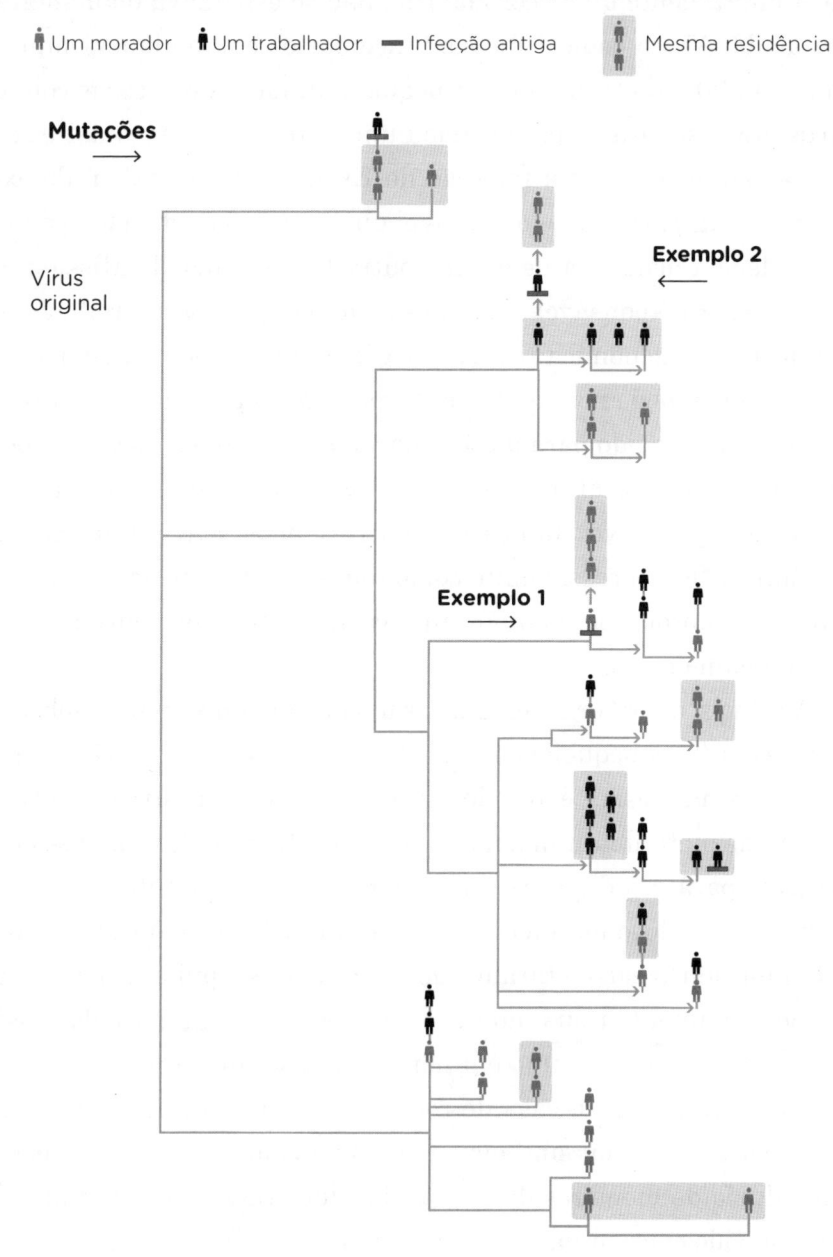

👤 Um morador   👤 Um trabalhador   — Infecção antiga   ▮ Mesma residência

Mutações →

Vírus original

Exemplo 2 ←

Exemplo 1 →

Fonte: Chan Zuckerberg Biohub

Crédito: Elaine He/Bloomberg Opinion

No início de abril de 2020, tornava-se cada vez mais evidente para muita gente que o coronavírus não se espalhava de maneira ordenada. Assim como 10% dos funcionários em qualquer empresa fazem 90% do trabalho, um pequeno número de pessoas com o vírus era responsável por grande número de casos. O primeiro ser humano que contraiu a infecção no Exemplo 2 tem o dom de extrapolar sua parte. É bem provável que haja infectado não apenas a residência acima da dele, mas outro trabalhador do Mission, e pode até ser responsável pelos dois pequenos grupos à direita dele. A informação genômica revela a urgência de tirá-lo de circulação, mas também pode nos conduzir, de modo mais genérico, ao que ele possa estar fazendo para disseminar a doença. Todos os outros pequenos grupos nos gráficos são de pessoas que se interconectaram de modos que talvez nunca fossem revelados sem a informação genômica. "É impressionante como todas essas histórias se encaixam", comentou Joe, enquanto percorria aquele primeiro gráfico que haviam criado.

A ciência agora era capaz de transformar um romance sobre o coronavírus em pequenas obras de narrativas de não ficção. Mais ou menos na mesma época do estudo no Mission District, um traficante de metanfetamina, no condado de Humboldt, tinha testado positivo para covid-19. As enfermeiras do serviço público chegaram a ele tão logo foi infectado, e ele concordou com o isolamento. As enfermeiras suspeitaram que ele ainda escapulia à noite, e a suspeita aumentou quando um amigo dele foi contaminado. Esse amigo morava com o filho e a nora, que trabalhava na Alder Bay Assisted Living, uma casa de repouso para idosos, em Eureka. A nora não apresentou sintomas, mas, uma semana depois, mais de uma dúzia de membros da equipe da Alder Bay e seus moradores tinham sido contaminados. Quatro morreram. As enfermeiras não conseguiam encontrar a cadeia de contaminação. Então, receberam o sequenciamento do genoma da Biohub, que mostrava que todos em Alder Bay tinham sido infectados pela moça, cujo vírus tinha sido transmitido pelo sogro, que, por sua vez, tinha sido contaminado pelo traficante de metanfetamina. "É como a prova de DNA em um crime", disse uma enfermeira do condado de Humboldt, Erica Dykehouse. "Quando recebemos o sequenciamento, exclamamos: 'Não estamos loucas! Não estamos loucas!!!!'"

No cerne de qualquer defesa contra o vírus, estava a criação de espaços seguros, defensáveis. Casas de repouso. Escolas. Escritórios. Prédios residenciais. Bairros. Os genomas permitiam verificar se o vírus era transmitido dentro de espaços seguros — assim como tais espaços, na verdade, não estavam seguros. Permitiam que se tomasse conhecimento de quando e como o vírus tinha se infiltrado no espaço seguro — e alertavam para a necessidade de repensar o controle das fronteiras. A distinção entre transmissão interna e invasão era crítica para uma sociedade que pretendia permanecer aberta. Logo após o estudo no Mission District, por exemplo, dois trabalhadores em uma fábrica de embalagem de peixes na área rural da Califórnia apareceram com sintomas de covid-19. A Biohub realizou os testes e descobriu que ambos tinham contraído o vírus. Numa época não tão distante da nossa, a fábrica de embalagem de peixes, que acreditava ter tomado todas as medidas cabíveis para manter seus funcionários protegidos, teria sido obrigada a fechar. Teria de aceitar que um dos trabalhadores infectara o outro no horário de trabalho. Mas a Biohub sequenciou os vírus dos dois homens infectados e descobriu serem muito distantes em termos genéticos. Os dois tinham contraído o vírus de pessoas distintas, fora do ambiente de trabalho. A fábrica de embalagem de peixes poderia permanecer aberta, e todos os funcionários poderiam manter seus empregos.

No fim de janeiro de 2021, a equipe de pesquisas da Biohub e da UCSF retornaram à mesma área de quatro quarteirões do Mission. Dessa vez, pouco mais de mil pessoas testaram positivo para a covid-19. Um apresentou uma mutação nunca vista nos Estados Unidos. Tinha sido detectada apenas no Brasil, em outubro de 2020, depois que uma profissional da área de saúde de 37 anos foi reinfectada. A mutação havia permitido ao vírus escapar dos anticorpos produzidos pelo sistema imune dela durante sua primeira contaminação. Uma cepa do vírus que escapou dos anticorpos podia ter também escapado da vacina. "É uma mudança em um único reagente químico", disse Joe. "E a evolução o encontrou." A evolução encontraria outros reagentes químicos e outras cepas, sobretudo depois de a população ser vacinada e o vírus estar sob pressão para escapar da vacina.

Não era possível, quer para um fabricante de vacina, quer para uma sociedade, adaptar-se a um vírus em evolução sem informação genômica. Entretanto, depois de quase um ano de pandemia, em fevereiro de 2021, o número de genomas sendo sequenciado nos Estados Unidos era ínfimo — menos de um terço de 1% dos vírus de quem testara positivo. (Na mesma época, a Grã-Bretanha tinha sequenciado 10% de seus testes positivos; a Dinamarca tinha estabelecido o objetivo de sequenciar todos.) Os Estados Unidos estavam sequenciando menos genomas do que qualquer outro país industrializado, e a única razão pela qual sequenciava tantos era que um bando de empresas sem fins lucrativos tinha decidido cuidar disso, aleatoriamente, de graça. No total, durante o primeiro ano de pandemia, o minúsculo laboratório da Biohub fora responsável por quase metade de todo o sequenciamento genômico na Califórnia e por mais de 5% no país. Joe ficara assombrado com a lerdeza com que a sociedade se daria conta do que a ciência poderia fazer por ela: era como se tanques tivessem sido inventados antes da Guerra Civil e os generais não pudessem adivinhar sua finalidade. "Nosso governo federal deveria estar cuidando disso de modo coordenado", disse ele. "Pelo menos, nosso governo estadual deveria estar cuidando disso. É o que seria feito em uma sociedade racional. Mas o sistema está falido. *Muito* falido."

Relembrando aquele primeiro ano da pandemia, Joe era capaz de indicar quando sentiu o último lampejo de esperança naquele sistema. Ocorrera na tarde de 29 de abril de 2020, quando havia participado de uma otimista reunião por Zoom com Priscilla Chan e os representantes do estado da Califórnia. Priscilla não conseguia entender o motivo de agentes de saúde locais, que faziam parte de um sistema de saúde pública carente de recursos, não usarem o laboratório da Biohub para realizar os testes e rastrear o vírus. "Eu me sentia como se estivesse falando fora de hora", contou ela. "Mas já era possível afirmar que as variantes seriam um problema. Joe dizia: 'Vejam! É possível vê-las! E dá para ver de onde vêm!'"

Ela tinha escrito para Mark Ghaly, secretário do Departamento de Saúde e de Serviços Humanos da Califórnia, e solicitado uma reunião. Ghaly respondera com entusiasmo e agendara o encontro. "Eu estava *sedento* por uma liderança proveniente do topo da hierarquia", disse Joe. "Pensei que o estado, com certeza, apresentaria alguma estratégia global. Para nos dar uma orientação mais apropriada. Somos essa ferramenta incisiva. Nos usem!" Na tarde da reunião, ele sentou-se à mesa olhando para a tela do Zoom. Priscilla e algumas pessoas da Biohub também estavam presentes. Só havia uma participante oficial: Charity Dean. Mas seu rosto não aparecia. Depois de vários minutos constrangedores, quando ficou evidente que Ghaly não apareceria, ela afinal ligou a câmera e o microfone.

Onze
FLORES DE PLÁSTICO

Um dos aspectos bizarros do governo norte-americano por volta de abril de 2020 era a diferente compreensão dos fatos demonstrada por pessoas de fora em relação às que faziam parte da administração. Dentro do governo da Califórnia, e mesmo da administração Trump, havia alguma lógica para tudo que acontecia; qualquer um que participasse da máquina podia contar uma história mais ou menos coerente a respeito do que quer que tivesse feito, e por quê. Um inocente forasteiro que aparecesse e observasse essas ações, entretanto, podia ficar inteiramente desconcertado. Paul Markovich, CEO da Blue Shield of California, uma seguradora de saúde com 4 milhões de associados e uma rede de 60 mil médicos, era um desses forasteiros. Ao constatar, no fim de março, que a Califórnia era a última colocada em termos de percentual de habitantes testados para covid-19 no país, ele pressionou para melhorar o desempenho do estado — e, em resposta, o governador lhe pediu que presidisse uma força-tarefa a fim de resolver o problema. Gavin Newsom designou outras duas pessoas para executar essa tarefa: o capitalista de risco Bob Kocher e Charity Dean. Markovich conhecia Kocher, mas nunca ouvira falar de Charity, e ligou para alguns conhecidos a fim de obter alguma informação a respeito dela.

No início de abril, a força-tarefa estabeleceu o objetivo de testar 60 mil californianos por dia até o fim de agosto. Alcançou esse número no fim de maio, e, no fim de junho, a cifra já duplicara. Em três meses, a Califórnia passou de praticamente o último estado do país em termos de testagem a praticamente o primeiro, dependendo de como se fazia a conta. Para conseguir suprimentos, a força-tarefa havia contornado, em escala monumental, todos os obstáculos logísticos enfrentados por Joe DeRisi e a Biohub. Comprara 10 milhões de cotonetes nasais, por exemplo. A Califórnia desfrutava algumas vantagens — uma profusão de laboratórios particulares, talvez o melhor sistema de universidades públicas do mundo, um ágil setor privado disposto a mergulhar na crise e prestar ajuda, uma população que reconhecia a importância dos testes. Ainda assim, de qualquer perspectiva, a força-tarefa foi um triunfo. "Não expulsamos alienígenas que tentavam invadir a Terra nem nada do tipo, mas a sensação foi parecida", disse Markovich. O governador Newsom usou o episódio como um exemplo do sucesso de sua administração. Os governadores de Illinois e Washington pediram a Paul Markovich e a Charity Dean orientações para seus gabinetes. A Casa Branca e outras agências federais também telefonaram, querendo saber como eles haviam conseguido alcançar aqueles resultados. No final de um desses telefonemas, um funcionário do gabinete da senadora Dianne Feinstein afirmou: "Acho que nunca senti tanto orgulho de ser californiano."

O esforço de Markovich e Dean é digno de um estudo de caso de gestão de projeto, mas seus detalhes são menos importantes aqui do que seu êxito. Pois, apesar do sucesso, Markovich testemunhou a disfunção do governo norte-americano. Os arcaicos sistemas de computação do estado estavam despreparados para lidar com a grande quantidade de dados que o novo teste geraria. Markovich se oferecera para substituí-los de graça; jamais poderia imaginar o motivo de não terem aceitado sua oferta. (Um problema com o processamento de dados de testes da covid-19 em agosto seria o motivo oficial fornecido para a renúncia de Sonia Angell.) O emperrado sistema de aquisições estatal não estava configurado para pagar os suprimentos a curto prazo — Markovich tinha usado o cartão de crédito da Blue Shield para garantir os cotonetes nasais. E a gestão de pessoal por parte do estado era bizarra. "Havia uma coisa muito errada ali", disse Markovich. "Todas as pessoas a quem telefonei a fim de obter informações sobre Charity diziam que ela era capaz de milagres como andar sobre a água, e para mim ficou mais do que evidente que era ela quem comandava o espetáculo. Mas ela era *assistente* da chefe do departamento? Não era a chefe? Onde estava sua chefe?" Markovich se informou e soube que a chefe de Charity Dean era uma mulher chamada Sonia Angell, mas não conseguiu encontrá-la. "Começou a ser difícil não notar aquilo", disse. "Estávamos passando pela mais grave crise de saúde pública de todos os tempos, e era impossível encontrá-la."

Quando voltou a cuidar da administração de sua seguradora de saúde, Markovich fez a Charity uma pergunta que considerava óbvia. "Eu lhe perguntei: 'O que vai fazer quando pedirem que assuma o cargo de Sonia? Eles podem até ser uns idiotas, mas não podem ser idiotas desse jeito para sempre!' E ela respondeu: 'Eu teria que pensar.'" O que ela não contou a ele foi que já tinha pensado a respeito e tinha absoluta certeza do que diria, e o motivo.

*

Aos 24 anos de idade, recém-divorciada, Charity alugara um pequeno apartamento no térreo de um prédio em um perigoso bairro de Nova Orleans que enganava os trouxas descrevendo suas unidades como "de luxo" apenas por serem novas. Pela primeira vez, ela era dona da própria varanda. Embora protegida por uma grade de ferro, era visível a todos que por ali passavam. Ela sentiu a necessidade de torná-la não apenas apresentável, mas charmosa. "Estava tentando ser minha mãe", disse. "Queria mostrar que podia ser dona de casa." Charity comprou sinos de vento, vasos, jardineiras, terra, fertilizante e flores de cores vivas e transformou a varanda no Jardim de Luxemburgo. Os jovens profissionais e estudantes de pós-graduação que moravam no prédio e passavam pela varanda a caminho de seus apartamentos a enchiam de elogios. Vizinhos a visitavam só para sentar-se ali. Até estranhos que passavam pela rua a elogiavam. Por um curto período, Charity Dean era a jovem com a varanda repleta de flores.

Então suas flores começaram a morrer — mas não todas de uma vez só. As primeiras poucas mortes deixaram apenas um espaço oco em um dos vasos. Por acaso, Charity tinha um buquê de flores de plástico. "Foi assim que começou", lembra-se. "Apenas para ocupar um espaço vazio no vaso onde as flores tinham morrido." A distância as flores artificiais pareciam naturais; o disfarce foi um sucesso. Então mais flores naturais murcharam. Charity estava estudando para duas pós-graduações ao mesmo tempo e, na verdade, não possuía qualquer interesse ou aptidão para jardinagem. Tinha imaginado que as flores só precisavam de alguma rega. Agora, de repente, enfrentava o espectro de seus sininhos de vento balançando sobre um Saara de morte botânica. "Acabei pegando o carro e fui até uma loja, onde comprei um monte de flores artificiais", recorda. "Mas, enquanto as escolhia, me fazia uma nova pergunta: quais dessas flores parecem mais naturais?"

Não foi fácil fazer com que mesmo as mais persuasivas flores artificiais parecessem naturais. Ela precisava evitar que os vizinhos se aproximassem demais, e inventar desculpas para mantê-los afastados da varanda. Em vez de jardinar, fingia jardinar, o que era ainda mais complicado. Sentia-se idiota acenando para estranhos enquanto regava flores de plástico, mas por meses continuou representando a farsa. "Foi desagradável", disse. "Acabei absorvida naquilo." De vez em quando, os brotos verdes de plantas naturais surgiam por baixo das de plástico, mas acabavam morrendo devido à falta de luz solar. A metáfora lhe serviu de lição. Embora soubesse que a fraude acabaria sendo descoberta, ela continuou apostando na sorte. Por fim, certa tarde, o vizinho legal que morava no mesmo andar entrou em seu apartamento e, antes que ela pudesse impedi-lo, caminhou até a varanda e esticou a mão para tocar uma das flores. Encolheu a mão ao se dar conta de que eram artificiais.

A resposta à pandemia a fez recordar-se daquele momento, mas em vasta escala. As instituições norte-americanas criadas para gerenciar riscos e responder a um vírus estavam empenhadas numa estranha simulação de resposta à crise que, na verdade, não envolvia nenhuma tentativa de conter o vírus. "O maior ardil do CDC foi convencer o mundo de que a contenção do vírus não era possível", disse ela. "Perdemos a dignidade por não termos sequer tentado contê-lo." Charity se perguntou se eles não teriam passado por um processo semelhante ao dela — um declínio que os obrigara a devotar um bocado de energia para dar a impressão de que sabiam fazer algo que na verdade não sabiam. "No começo, trata-se de preencher os espaços vazios", disse Charity. "Deixamos a impostura continuar até que ela aos poucos tome conta de tudo. E, quando paramos para ver, percebemos que ela ocupou não apenas os espaços vazios. Agora, temos o fardo de manter as aparências. É tudo uma questão de aparência."

Enquanto ainda ajudava a equipe de informática e os antigos funcionários de Obama a construir o modelo que persuadiu Newsom a isolar o estado, Charity já decidira deixar o cargo. Quando criança, ela e a irmã mais velha tinham uma frase para descrever a sensação inquietante de desconfiança em relação a alguma situação ou pessoa: fumaça preta. A fumaça preta tinha penetrado no governo do estado junto com o vírus e jamais fora embora. No fim de março, ela informara Mark Ghaly de seus planos de demissão. Ele lhe pediu que aguardasse um pouco e a manteve ocupada por seis semanas cuidando dos testes de covid-19 na Califórnia. Depois lhe pediu que, junto com outras duas mulheres do Departamento de Saúde Pública estadual, organizasse a resposta à pandemia. No entanto, havia um senão. Eles precisavam que Angell continuasse como a figura pública responsável pelo combate à pandemia — ou seja, precisavam manter a ilusão de que a chefe do departamento, que ainda não fora confirmada pelo Senado, era de fato a autoridade máxima. "Não se pode demitir a responsável pelo Departamento de Saúde Pública do estado durante uma pandemia", explicara a Charity um funcionário da alta hierarquia do governo. Ghaly também tentava evitar o constrangimento pessoal, pois era o responsável pela contratação de Angell. Havia ainda uma terceira desconfiança: a verdadeira preocupação era que a iminente audiência no Senado para confirmar o nome de Angell fosse usada para comprometer o governador. Pouco importava o motivo; o fato é que as autoridades do estado estavam numa saia justa, tentando preservar a ilusão de que tudo corria dentro dos conformes no departamento.

Para que Charity pudesse comandar a resposta à pandemia, era necessário que o estado reconhecesse formalmente sua liderança. Ela precisaria receber a autorização legal que apenas o cargo de diretora de Saúde Pública estadual conferia. Isso, evidentemente, não aconteceria tão cedo. Ela tivera de importunar seus superiores para ter o direito de participar de uma videoconferência por Zoom com a Chan Zuckerberg Biohub. "Ghaly deixou bem claro para mim que aquele era território dele. Avisou: 'Você pode assistir, mas não deve aparecer no vídeo. Mantenha seu microfone no mudo. E não diga nada.'" E mais uma vez repetiu que Charity não deveria participar da coletiva de imprensa na qual Newsom anunciaria sua nova força-tarefa de testagem, quando era *ela* a força-tarefa. Sua função, ao que tudo indicava, era fazer tudo o que se esperava da diretora de Saúde Pública do estado, mas às escondidas, caso contrário poderia suscitar suspeitas quanto ao motivo de sua chefe não estar à frente das decisões. Não lhe cabia apenas realizar o trabalho, mas também fazer parte da máquina de aparências.

A reunião com a Biohub estava agendada para 13h30 do dia 29 de abril. Pouco depois desse horário, Charity ligou o microfone e o vídeo e tentou ganhar tempo conversando um pouquinho com Priscilla Chan sobre os respectivos filhos. Por fim, Priscilla disse: "Talvez devêssemos começar, não?" Joe DeRisi participava da conversa. Ele tinha um daqueles rostos que sempre parecem mais jovens do que de fato são, pensou Charity. Os cabelos brancos despenteados chamavam a atenção mesmo considerando os padrões da pandemia; ele lembrava o personagem de Christopher Lloyd em *De volta para o futuro*. Então DeRisi começou a explicar o que ele e sua equipe poderiam fazer pela Califórnia, se o estado permitisse. "Não houve troca de amabilidades", contou Charity. "Ele foi direto ao ponto." Ela experimentou uma sensação que não experimentava desde que passara a trabalhar para o condado de Santa Barbara, tentando controlar algum surto de doença. "Sabe quando você passa por alguém na rua e o perfume dessa pessoa a faz pensar em alguém de quem gosta muito? Foi assim."

Charity parecia estar recebendo uma segunda oportunidade de responder ao vírus, e de agir como agente de saúde. Ela havia testemunhado o poder da análise genética quando trabalhara como agente de saúde em Santa Barbara. As conexões entre as cinco pessoas infectadas com o vírus da hepatite C na clínica do dr. Thomashefsky só haviam sido possíveis graças aos genomas. Uma única mutação na *Mycobacterium tuberculosis* lhe permitira rastrear Agustin Zeferino. Mas, em ambos os casos, o sequenciamento dos genomas tinha sido lento, trabalhoso e caro. Ela não havia se dado conta de como essa tecnologia se tornara barata e rápida nos últimos tempos — tão barata e rápida que poderia ser usada em populações enormes para revelar como um vírus se movia dentro das comunidades em tempo real. Em todo o estado, seus antigos colegas, os encurralados agentes de saúde locais, tentavam controlar um vírus do qual percebiam apenas leves vislumbres, em fotos aleatórias em preto e branco. A Biohub podia lhes proporcionar um filme.

A nova arma poderia fazer pelo estado — na verdade, pelo país inteiro — o que havia feito no Mission District. Poderia capacitar os agentes locais de saúde pública, que então poderiam utilizar as conexões genéticas entre os vírus para revelar os perigosos relacionamentos sociais entre as pessoas. Se um vírus sofresse mutação, transformando-se em outro diferente ou até pior, todos os agentes de saúde poderiam ter conhecimento da mutação de imediato e promover adaptações. A nova rede de informações seria capaz de criar algo de que o país precisava desesperadamente: uma verdadeira rede. Enquanto no passado havia vários pontos mal conectados no mapa, agora cresceria uma rede firme. Um *sistema*. "É o futuro do controle de doenças", disse Charity.

Na semana seguinte, ela teve a rara oportunidade de conversar com o governador Newsom e atualizá-lo acerca do progresso da força-tarefa de testagem. Outras pessoas participavam da reunião, estando incumbidas de apresentar breves relatórios e ater-se ao assunto previamente determinado. Mas, no fim da reunião, quando o governador se levantava para ir embora, ela resolveu arriscar. "Posso reportar apenas mais uma coisa?", perguntou. Newsom voltou a se sentar e aprendeu a respeito do sequenciamento genômico. No fim da aula, dirigiu-se a Nick Shapiro, um consultor que não fazia parte do governo e estava incumbido de assessorá-lo na comunicação e gestão da crise, e disse: *Vamos fazer isso. Vocês dois tratem de se sentar e descobrir como.* Charity passou as duas horas seguintes em uma lousa explicando a Shapiro como aquilo seria possível — como as amostras dos vírus de todas as pessoas que haviam testado positivo poderiam ser enviadas ao laboratório da Biohub para que este, sem qualquer despesa, realizasse as análises, as entregasse aos agentes de saúde local e os treinasse para usá-las. No meio da explicação, Shapiro exclamou: "Porra, isso é espetacular!" Aquela era a oportunidade da Califórnia de liderar a resposta do país — e talvez do mundo — ao vírus. Aquela era a oportunidade de o governador dizer algo que trouxesse um mínimo de esperança! Shapiro ficou tão empolgado que declarou: *Vamos anunciar isso amanhã.*

Mas não anunciaram. "A questão foi tragada pela burocracia e nunca mais veio à tona", disse uma pessoa que acompanhou o processo de perto. "Nunca entendi direito o motivo." Alguém levantara objeções, sugerindo que a Biohub tinha o nome de Mark Zuckerberg e que isso podia pegar mal, dar a impressão de que o estado estava passando informações médicas de pacientes ao Facebook. (Embora isso não fosse verdade.) Outra pessoa ficou preocupada com a dificuldade de encaminhar os testes positivos de vários laboratórios para a Biohub. Naquele momento, a Quest Diagnostics processava mais testes do estado do que qualquer outro laboratório, ainda que num ritmo bastante vagaroso. Seria de imaginar, como Charity imaginou, que ele buscaria formas de agradar a um cliente com o qual estava ganhando centenas de milhões de dólares. Ela ligou para o pessoal da Quest que conhecera enquanto comandava a força-tarefa de testagem e lhes pediu que enviassem espécimes de todos os testes positivos de covid-19 da Califórnia para a Biohub. *Nesse caso, precisaríamos cobrar de vocês cinco dólares por amostra*, respondeu o pessoal da Quest. *Mas não podemos, porque concordamos em enviá-los ao CDC.*

Charity sabia, pois Joe DeRisi lhe contara, que o CDC fizera pouca ou nenhuma análise genômica, exceto com vistas à publicação de artigos acadêmicos. ("Desde o início, entramos em contato uma série de vezes, oferecendo-nos para realizar sequenciamentos, mas eles nunca se posicionaram", lembrou-se Patrick Ayscue, que trabalhava na área de sequenciamento da Biohub. "Nunca deram uma resposta concreta. Era sempre aquele papo de 'obrigado, vamos considerar sua oferta'." Charity também sabia que o CDC se transformara numa caixa-preta: sugava os dados obtidos de terceiros e raras vezes compartilhava os seus, exceto na forma de trabalhos acadêmicos que trouxessem glória a seus autores. Àquela altura, ela tinha uma longa lista dos métodos usados pelo órgão, com a ajuda de sua ex-funcionária e atual chefe de Charity, para dificultar ainda mais seu trabalho. Eles agora tentavam interferir na melhor possibilidade que a Califórnia tinha para rastrear o vírus e limitar seus danos. Antes que pudesse ligar para o CDC e reclamar, eles lhe telefonaram. "Entraram em contato comigo, direto, fingindo cordialidade, quando na verdade tinham a intenção de me intimidar e evitar que eu encaminhasse 'seus' espécimes para Joe. No fim da conversa, eu estava quase berrando. *'VOCÊS SÓ QUEREM OS ESPÉCIMES PARA PESQUISA! EU QUERO PARA INVESTIGAÇÕES DA LINHA DE FRENTE DO COMBATE AO CORONAVÍRUS!!'"* As autoridades do estado se negaram a intervir. Não queriam entrar em choque com os grandes laboratórios comerciais de testagem ou com o CDC.

Joe parecia ter encontrado em Charity alguém capaz de cooperar com ele, embora impossibilitada por algum motivo. "De uma forma ou de outra, ela estava proibida de responder às minhas perguntas", disse ele. "E eram questões de vida ou morte." Ele e a Biohub esperaram mais um tempo, até por fim desistirem do estado, de certa maneira. "Havia algo profundamente disfuncional na forma de trabalhar do governo que nunca consegui entender por completo", diria Joe tempos depois. "Não tinha ninguém dirigindo o ônibus." E o CDC... bem, o CDC tinha seus próprios mistérios. "Só Deus sabe qual é o problema deles", disse Joe.

Tempos depois, Charity diria, assim como Joe, que a última vez que sentiu uma centelha de esperança de que o vírus receberia a resposta exigida foi durante a interação entre os dois. No fim de março de 2020, ao anunciar pela primeira vez sua intenção de se demitir, ela anotou em seu diário: "Um milhão de novos óbitos até 31 de maio de 2021." Foi uma profecia: este seria exatamente o número de norte-americanos mortos pela covid-19 até maio de 2021, direta ou indiretamente — pela falta de atendimento em um sistema de saúde sobrecarregado, por exemplo. Nada aconteceu para mudar o ponto de vista de Charity, e em junho ela entregou sua carta de demissão. Ao sair, carregava consigo uma lista de perguntas sem respostas. Talvez a mais importante fosse: *por que os Estados Unidos não têm as instituições de que precisam para se salvar?*

*

Em 23 de setembro de 2020, um ex-diretor do CDC, Bill Foege, escreveu uma carta para o atual diretor, Robert Redfield. Foege tinha 84 anos de idade e era uma lenda na área de controle de doenças — para muitos, "o homem que erradicou a varíola". Ele não exibia princípios rígidos, mas tinha alguns, e sempre vivera de acordo com eles. Fora o último funcionário de carreira do CDC a ser nomeado diretor — graças à admiração de seus colegas especialistas, e não às conexões políticas. Mais tarde, Jimmy Carter o apresentaria como o homem que escolhera para dirigir o órgão, mas Foege não fora escolhido por Carter, e sim por seus colegas da área de controle de doenças. "Caro Bob", escreveu enquanto a doença avançava sobre o povo norte-americano. "Inicio cada dia pensando no terrível fardo que você carrega. Não sei o que faria em seu lugar, mas sei o que gostaria de fazer. E a primeira coisa seria encarar a verdade. Você e eu sabemos que: 1 – Apesar das tentativas desordenadas da Casa Branca, este será considerado um colossal fracasso do sistema de saúde público dos Estados Unidos. Estamos diante do maior desafio do século e decepcionamos o país. No futuro, os textos de saúde pública usarão esse episódio como uma lição sobre de que forma não lidar com uma pandemia de doença transmissível."

Os pontos 2 e 3 seguiam o ponto 1. Em síntese, a mensagem era que o CDC, sob a direção de Robert Redfield, havia caído em desgraça, se deixando ser usado pela administração Trump para guiar os Estados Unidos na direção oposta à que o país guiara o mundo no passado. ("Foi nossa capacidade de mudar o foco na Índia da imunidade de rebanho para o ataque ao vírus que permitiu o êxito da erradicação da varíola.") Mas Foege não estava escrevendo para recapitular os detalhes — as mentiras postadas no site do CDC negando a gravidade da doença, a orientação pública que ignorava a ciência, o silêncio covarde. Escrevia para exortar Redfield a reafirmar a independência do órgão. "Você poderia ser franco, reconhecer a tragédia que foi não responder à altura", escreveu, "desculpar-se pelo que aconteceu e por sua aquiescência, definir como o CDC passaria a guiar o país, caso não houvesse interferência política, e autorizar seus funcionários a reportar tais interferências a um mediador neutro, garantindo-lhes que defenderá as tentativas de salvar este país. Não se intimide com o fato de que nosso país pagou um preço inaceitável. É um massacre, não apenas uma disputa política... A Casa Branca, claro, responderá enfurecida. Mas você terá a razão a seu lado. Como Martinho Lutero, poderá dizer: 'Aqui estou, não poderia ser diferente.'"

Foi a voz de Deus, ou ao menos a de um Deus de uma época diferente. O fato de Bill Foege, obviamente, pretender que suas palavras fossem mantidas em sigilo causaram um efeito ainda mais devastador depois que alguém do próprio gabinete de Redfield vazou a carta para um repórter. Mas as palavras não chegaram tão longe quanto deveriam. Apenas acusaram os problemas dentro do CDC como uma simples questão de um órgão bom dirigido por um presidente ruim. Foege sabia que a história era bem mais complicada, pois a vivenciara mais do que qualquer outro. Os problemas dentro do CDC tinham atingido uma espécie de clímax com Donald Trump, mas não começaram com ele. Começaram com uma série de lamentáveis acontecimentos dentro e em torno do CDC que acabaram levando Bill Foege à direção. Havia razões para o que acontecera nesse canteiro de flores em particular.

A história começa em 1976. Em março do mesmo ano, no fim do inverno, estação em que mais ocorrem casos de gripe, um punhado de soldados do Fort Dix, em Nova Jersey, adoeceu. Um deles veio a falecer. O CDC reuniu amostras e descobriu que eles tinham sido infectados com uma nova cepa da gripe suína que parecia estar relacionada ao vírus que causara a pandemia de 1918. O Exército descobriu que pelo menos outros quinhentos soldados tinham sido contaminados. Havia muita coisa que os especialistas em gripe não sabiam, e eles próprios o admitiam, mas ao mesmo tempo havia indícios. Eles haviam detectado um padrão: a cada década, aproximadamente, o genoma da gripe encontrava uma nova maneira de burlar o sistema imunológico humano. Os especialistas haviam previsto a última mudança genética no vírus em 1968; esperavam a próxima para breve e acreditavam que envolveria porcos. A amostragem era pequena — 1918, 1957, 1968 —, mas, toda vez que uma nova cepa de gripe fora identificada, resultara em pandemia. A gravidade da doença era uma questão em aberto, mas aos especialistas parecia ter mais semelhanças com a de 1918, quando os primeiros surtos também foram brandos.

O então chefe do CDC, David Sencer, marcou uma reunião com os mais proeminentes especialistas em saúde pública e no vírus influenza. Bill Foege participou do encontro. Todas as pessoas na sala conheciam o caso e sabiam estar contra o tempo, pois era provável o retorno da gripe suína no outono. Embora desconhecessem sua gravidade, todos concordaram que ela se espalharia por todo o país em questão de semanas, caso voltasse. Também compreenderam que levaria meses para vacinar 217 milhões de norte-americanos. Além disso, o corpo demorava duas semanas para adquirir imunidade após a vacinação. Enfim, eles sabiam que os Estados Unidos eram o único país com capacidade de fabricar vacinas suficientes para inocular seus cidadãos antes do outono. O pessoal da saúde pública de outros países podia decidir esperar para ver no que daria essa nova gripe suína, pois não lhe restava outra opção. Só os Estados Unidos tinham o poder de agir.

Todos os presentes concordaram com a necessidade de produzir uma vacina com a maior rapidez possível. A única discordância era onde estocá-la: em geladeiras ou no corpo das pessoas? Era mais sensato estocar vacina ou anticorpos? Uma pequena minoria — composta por acadêmicos com pouca experiência de campo em termos de controle de doenças — sugeriu guardar a vacina na geladeira e aguardar. Tempos depois, o mais confiável admitiu não ter certeza de ter de fato expressado seu ponto de vista, ou apenas feito umas poucas perguntas. A maioria, inclusive os maiores comandantes de campos de batalha do planeta, achava que o país deveria vacinar o maior número de pessoas possível antes da chegada do inverno.

A gripe era mais parecida com a covid-19 do que com a varíola ou a poliomielite. Era menos estável, em termos genéticos. Tomar decisões a respeito era sempre complicado. Sempre haveria a tentação de esperar um pouco mais, até se estar seguro da ameaça. Mas esperar significava expor um grande número de pessoas ao vírus antes que elas pudessem ser vacinadas. "Esse é um daqueles casos em que há um forte argumento de um lado e quase nenhum do outro", lembrou-se Bill Foege.

Sencer ouviu a opinião de todos e marcou outra reunião, sem votar o assunto. Havia um evidente consenso, não obstante um ou dois dissidentes, de que o melhor a fazer era vacinar o maior número possível de norte-americanos antes da chegada do inverno. Sencer sabia que um programa de vacinação em massa seria dispendioso e controverso: não se saía espetando agulhas em 217 milhões de braços sem que algo desse errado. Ele também sabia que era impossível eliminar a complexidade da decisão: a situação, por natureza, era arriscada. Quanto a não ter convocado uma votação, Bill Foege recordou: "Ele disse que a decisão acabaria sendo política, e que se desse errado precisaria assumir a culpa." Colocar o tema em votação implicaria outros na decisão e poderia arruinar reputações. Depois de ouvir os argumentos de Sencer, Foege refletiu: "Eis um homem íntegro e corajoso."

Sencer redigiu um memorando no qual expunha as opções, mas deixando claro que os especialistas do CDC acreditavam que a única medida responsável seria vacinar todos os norte-americanos. Enviou o documento ao dr. Theodore Cooper, secretário adjunto do então chamado Departamento de Saúde, Educação e Previdência Social. Cooper tinha certas reservas em relação a Sencer e ao CDC, que por conta de sua posição e reputação gozavam de excepcional independência. Mas o memorando calou fundo em sua alma. Ele se recordou das histórias contadas pelo pai sobre a epidemia de 1918, o Exército entrando na cidade natal, Hershey, Pensilvânia, para cavar fossas comuns. Cooper achava que o país precisava se dedicar com afinco à prevenção de doenças. O memorando de Sencer se tornou o memorando de Cooper, que o despachou para o secretário do departamento e, posteriormente, ao presidente.

Então tudo o que podia dar errado deu errado. O programa de vacinação começou no dia 1º de outubro de 1976, prosseguiu por dois meses e meio e contemplou 43 milhões de norte-americanos. O objetivo era vacinar todos, e Sencer sabia como isso seria complicado — motivo pelo qual agiu com tamanha urgência. Entretanto, na ocasião, não houve consenso no país quanto à distribuição da vacina, pois não havia um sistema de saúde pública único. Ao contrário, havia milhares de agentes locais autônomos. Nas localidades em que esses agentes de saúde eram eficientes, a população foi vacinada; onde eram ineptos, a população não recebeu a vacina.

Duas semanas depois de iniciado o programa, três idosos faleceram em Pittsburgh. Todos tinham sido vacinados na mesma clínica. Suas mortes viraram notícia na televisão em cadeia nacional. Passaram a desconfiar da vacina, mesmo depois de comprovado que as três mortes haviam sido causadas por parada cardíaca. Um mês depois, um homem recém-vacinado em Minnesota foi diagnosticado com a síndrome de Guillain-Barré. Ao longo das poucas semanas seguintes, mais casos surgiram, até o CDC contar 54, em dez estados. Sem dúvida, a vacina seria a responsável. Mais uma vez a cadeia de notícias nacional divulgou os óbitos, bem como os casos de pessoas que, depois de vacinadas, ficaram doentes por motivos que nada tinham a ver com a vacina. O programa de vacinação passou de controverso a impopular, até ser suspenso em 16 de dezembro. E a pandemia nunca chegou. A nova cepa da gripe suína se extinguiu. Ninguém jamais soube o motivo.

Em 20 de janeiro de 1977, o governo Carter assumiu, encerrando o do presidente Ford. Duas semanas depois, o novo secretário de Saúde, Educação e Previdência Social, Joe Califano, encarregou um de seus assistentes de ligar para Sencer a fim de lhe comunicar que estava demitido. Centenas de funcionários do CDC assinaram uma petição em protesto contra a decisão, mas Sencer, em vez de se defender, aceitou. A sensação que pairava no ar era a de que seu memorando imprensara o presidente contra a parede e lhe impossibilitara tomar outra decisão a não ser vacinar toda a população. O CDC tinha autoridade demais para que o presidente ignorasse suas recomendações. Como disse na época um repórter televisivo:

O CDC era basicamente a última agência federal considerada *boa*, responsável, respeitável, científica, acima de qualquer suspeita, por repórteres e produtores. Assim, Sencer gozava de fantástica influência. A presidência, depois do escândalo de Watergate, os militares, depois do Vietnã, os médicos, as universidades, para não falar do Departamento de Saúde, Educação e Previdência Social ou do Congresso... pelo amor de Deus, nenhum deles se encontrava, nem remotamente, no mesmo patamar! Qualquer insinuação de que algum deles pudesse estar tentando obstruir o memorando urgente de Sencer teria provocado um escândalo... de interesse humano... os caras bons (os melhores) contra os maus...

Essa citação aparece em *The Swine Flu Affair* [O caso da gripe suína], escrito por um professor de Harvard, Richard Neustadt, e um de seus alunos de pós-graduação, Harvey Fineberg. Fora encomendado por Joe Califano para uso pessoal: ainda que já tivesse tirado as próprias conclusões e demitido o diretor do CDC, ele dizia querer entender o que tinha dado errado.

O livrinho foi muito bem elaborado. Ao ser considerado como relatório soava objetivo e quase científico, quando na verdade era puro jornalismo. A partir de entrevistas, os autores teceram uma convincente narrativa apresentada em tom de magnânima onisciência. A história tinha um vilão inequívoco, David Sencer. O vilão tinha um cúmplice, o dr. Theodore Cooper, mas seu papel era menos central, como o do piloto de fuga. Quanto a Sencer, era retratado como dissimulado, na melhor das hipóteses, e como astuto manipulador, na pior:

Sencer não era presidente. Contudo, no desempenho de seu trabalho, isso não parecia fazer diferença. Pois ele evidentemente acreditava que deveria orientar seus superiores hierárquicos governamentais a agir da maneira correta, independentemente do que estes pensassem (e assim o fez). Ele também os obrigou a agir como desejava ao não lhes deixar tempo hábil para refletir.

Talvez Sencer tivesse se viciado na própria autoridade; talvez, sugeriram os autores, "se julgasse um herói". O livro nunca respondeu de maneira satisfatória à questão do motivo: por que um homem que devotara a vida à saúde pública induziria o povo ao erro em se tratando de uma ameaça à saúde? Mas se Joe Califano sentiu qualquer vontade de justificar a demissão de Sencer — foi a primeira vez que um diretor do CDC foi demitido por um superior político —, o livro apagou esse trecho. Sua imediata reação, após a leitura do que havia sido escrito como um documento particular, foi torná-lo público. "Nós achamos que fosse apenas para Califano", recordou Harvey Fineberg. "Mas, depois de dar uma olhada no texto, ele disse: 'Tenho que publicar isso.'" A publicação do livro agravou a humilhação de David Sencer e deixou em alerta todos os funcionários da saúde pública que cogitassem pôr as manguinhas de fora e tomar decisões. Foi basicamente o ponto final no episódio, ao menos para quem olhasse de fora.

Os de dentro tinham uma própria e diferente compreensão dos fatos. Pouco depois de ter substituído Sencer, Bill Foege foi indagado pelo senador Edward Kennedy, durante uma sessão no plenário, como teria agido diante da situação enfrentada pelo colega. "Não sei", respondeu Foege. "Mas gostaria de ter a mesma coragem para tomar a mesma decisão." D. A. Henderson, que tantos problemas causara a Richard Hatchett e Carter Mecher quanto à ideia das intervenções sociais, também se mostrou à altura dos acontecimentos. Henderson era então o único ser humano no planeta capaz de desafiar Foege pelo título de maior comandante vivo no campo de batalha contra as doenças. E Henderson não trabalhava para o CDC — ele dirigia a unidade de doenças contagiosas da OMS, na Suíça. "Não tenho o hábito de escrever para autores a respeito de seus livros ou de minhas reações ao lê-los", começou, numa carta pessoal endereçada a Neustadt, "mas, neste caso, minhas expectativas quanto a um trabalho acadêmico inteligente destinado a lançar luz sobre um complexo processo de tomada de decisão foram tão grosseiramente abaladas que não resisti a escrever para expressar minha amarga decepção pessoal".

A fonte dos vários problemas do livro, escreveu Henderson, era a ignorância de Richard Neustadt quanto às "questões científicas básicas relacionadas à epidemiologia da influenza, à virologia, à produção de vacinas etc.". Essa deficiência era "agravada pela clareza com que o juízo retrospectivo é proferido". Ao contrário de Sencer — mas como todas as pessoas entrevistadas para o livro —, os autores tinham a vantagem de saber que não houvera uma pandemia, e que tudo que o governo dos Estados Unidos tinha feito para salvar vidas não passara de pura perda de tempo, dinheiro e da saúde de alguns dos que se vacinaram. Era fácil concordar quanto à pouca probabilidade de a pandemia ocorrer, ao contrário do que parecia no início, quando tudo se mostrava uma incógnita.

Duas semanas depois, Neustadt respondeu. A carta de Henderson o entristecera, confessou. Ele previa a desgraça "a menos que pessoas como o senhor, com grande destaque na comunidade de profissionais da saúde pública, possam ser induzidas a enfrentar as sérias questões colocadas pela ação governamental através de um sistema federal na era da televisão, sobretudo depois de Watergate". Mudanças na mídia e na sociedade tinham levado a mudanças na percepção das decisões técnicas; portanto, não era mais possível que, por mera competência técnica, alguém pudesse tomar decisões sem prestar maior atenção a como seriam vistas por um público cético depois do fato.

Henderson podia ter parado por aí, mas, por alguma razão, não o fez. Um mês depois, enviou uma resposta mordaz de três páginas com espaçamento simples. Incomodava-o que esse professor se apresentasse como estudante de decisões em campos de batalha sem compreender a mais importante característica nessa situação: a incerteza. "Descobri que havia uma diferença de ordem de magnitude entre assumir a responsabilidade final por uma tomada de decisão e ser um supervisor ou um estudante do processo", escreveu. "Uma coisa é ter um orgasmo ou uma flecha entre as costelas; outra, bem diferente, é ler a respeito." Sencer tinha sentido a flecha entre as costelas. Neustadt só tinha lido a respeito de orgasmos — e, contudo, usava a experiência de terceiros para se pavonear como autoridade no assunto. "Como administrador, por vezes é necessário tomar decisões com base em evidências incompletas", concluiu Henderson. "A situação se mostrou 'sem saída' de várias outras formas além das descritas no livro. A julgar pelas muitas conversas que tive com Sencer e os funcionários do CDC durante esse período, foi muito bem ponderada. Portanto, a maneira como eles são retratados — como sujeitos arrogantes, arbitrários, obstinados [e determinados] a fazer o bem e a evitar a doença —, com uma abordagem do tipo 'o povo e o presidente que se danem', é incrivelmente imprecisa."

E ele estava certo: por mais persuasivo que fosse, o autor de *The Swine Flu Affair*, ao contrário de Sencer, nunca fora confrontado com a tomada de decisão. Caso Sencer tivesse esperado até ter certeza da circulação de um novo patógeno letal, provavelmente teria perdido a chance de salvar centenas de milhares de vidas. "Decidir implementar um programa de combate à gripe suína era como apostar sem conhecer as probabilidades", concluíram os autores, sem reconhecer que *não* decidir implementar um programa de combate à gripe suína também era apostar sem conhecer as probabilidades. As probabilidades nunca eram conhecidas. Os autores nunca consideraram o interessante cenário contrafactual: dada a incerteza inerente à situação, como seria vista a decisão de Sencer caso a pandemia houvesse ocorrido? Como os políticos e o povo norte-americanos o teriam tratado? O povo teria visto que seu país era o único na Terra a não apenas perceber a ameaça da doença, mas também a não agir para proteger seus cidadãos. Bill Foege acreditava que ele teria sido visto como herói.

Foege sucedera Sencer como diretor do CDC, embora sem desejar de fato o cargo. (Ele preferia o trabalho de campo, combatendo as doenças.) E o trabalho estava mudando, o que o fazia desejá-lo ainda menos. "A Casa Branca interferia cada vez mais", lembrou-se. Até então, o cargo de diretor do CDC era ocupado por um funcionário civil de carreira, e, quando Jimmy Carter foi substituído por Ronald Reagan, Foege permaneceu no posto. Mas, quando se apresentou diante do Congresso para ser sabatinado, a Casa Branca enviou supervisores para que se sentassem ao lado dele e monitorassem o que dizia. Eles interferiam quando a ciência entrava em conflito com os interesses da base de Reagan e de seus doadores. Qualquer pesquisa relativa à aids, por exemplo, precisava primeiro ser avaliada pela Casa Branca. O ponto de ruptura para Foege aconteceu em 1983, depois de os pesquisadores do CDC estabelecerem uma conexão entre a aspirina e a síndrome de Reye em crianças. Quando ministradas a crianças com gripe ou sarampo, a aspirina podia desencadear uma inflamação no cérebro e no fígado e, em raros casos, levar à morte. Empresas fabricantes de aspirina encaminharam uma petição à Casa Branca. "Recebemos um telefonema da Casa Branca nos instruindo a interromper e abandonar os estudos", lembrou Foege. "Façam um novo." Os fabricantes de aspirina tinham sido capazes de forçar o CDC a descartar suas descobertas e desacelerar a ciência.

Depois disso, Foege pediu demissão. "O fato de colocarem em risco a vida de crianças me incomodou demais", disse. Tempos depois, arrependeu-se da conduta. Deveria tê-los obrigado a demiti-lo, pois isso provocaria mais escândalo.

A administração Reagan deve ter pensado nisso. Após o pedido de demissão de Foege, a Casa Branca determinou que o cargo de diretor do CDC deixaria de ser ocupado por oficiais civis de carreira e o nome seria indicado pela presidência. Desde a fundação da agência, em 1946, ninguém dava muita atenção ao partido político do diretor do CDC. ("Ninguém nunca perguntou o meu", contou Foege.) Mas a partir de então o diretor do CDC deixou de ser escolhido entre o quadro de funcionários da instituição, com a aprovação de seus pares, passando a ser definido pelos partidários do político que ocupasse a Casa Branca. O substituto de Foege, James O. Mason, era a alma gêmea ideológica e grande amigo do senador republicano Orrin Hatch. Se, por algum motivo, ainda conseguisse desagradar à Casa Branca, o presidente poderia demiti-lo num piscar de olhos, o que não poderia ser feito com David Sencer.* Desse momento em diante, o diretor do CDC não mais serviria a várias administrações, como os antigos diretores, mas seria substituído quando o presidente fosse substituído, ou mesmo antes. O governo dos Estados Unidos andava à deriva já fazia um bom tempo, à medida que cargos administrativos outrora ocupados por funcionários civis de carreira eram transformados em cargos de confiança ocupados por pessoas designadas pelo presidente. Um dos

---

* Os relacionamentos de Robert Redfield e Tony Fauci com Donald Trump dão uma ideia da diferença entre um funcionário público de carreira e um nomeado pelo presidente. Se Donald Trump tivesse se levantado e dito "Fauci, você está despedido", nada teria acontecido, e é provavelmente por isso que ele nunca o fez. A pessoa com autoridade para demitir Tony Fauci era Francis Collins, chefe do Instituto Nacional de Saúde. Para fazer isso, no entanto, ele teria de mostrar uma causa — e é por isso que Fauci sempre teve menor probabilidade de ser demitido do que de ser transferido para, digamos, o Serviço de Saúde Indígena. Mesmo assim, Fauci poderia ter apelado da decisão a algo chamado Merit Systems Protection Board [Conselho de Proteção de Sistemas de Mérito], que não teria sido capaz de processar sua reclamação, pois não tinha quórum: Trump nunca o contratou. Mas você entendeu. Demitir um funcionário público competente é um pé no saco. Demitir um nomeado presidencial competente é tão fácil quanto tuitar.

problemas que isso ocasionava era a inexperiência administrativa: a média do mandato dos indicados girava de dezoito meses a dois anos, dependendo da administração. Outro problema era o tipo de pessoa selecionado para o cargo. Havia exceções, é claro, mas as chances favoreciam os que gostavam de agradar. Pessoas que não representassem riscos para a operação política da Casa Branca. Que protelassem, em vez de tomar decisões difíceis. Chamberlains em vez de Churchills.

Ao tomar conhecimento da história de David Sencer, Charity viu nele tanto uma fonte de inspiração quanto de explicação. Ela nascera no ano em que Sencer fora demitido, o que o fazia parecer uma história antiga. Mas a mudança iniciada com o caso da gripe suína transformara o CDC em um lugar diferente. "Agora eu entendia por que o CDC era tão admirado", disse Charity. "Era por causa de pessoas como ele." Mas Sencer também tinha exposto o preço da coragem. Depois dele — ou de Foege —, a relação do CDC com o controle de doenças tinha mudado de tal modo que eliminara a necessidade de coragem. Iniciara seu declínio. Tinha substituído as flores naturais em sua varanda por flores artificiais, torcendo para ninguém notar. Mas as pessoas notaram, pelo menos as que se aproximaram da varanda. Rajeev Venkayya tinha visto coisas que o levaram a excluir o CDC de desempenhar qualquer papel na invenção do planejamento estratégico para pandemias. Joe DeRisi testemunhara o pouco interesse do órgão por uma arma com o potencial de transformar o controle de doenças.

E a necessidade de tomar decisões difíceis na saúde pública não desapareceu pura e simplesmente. Ela foi transferida para a base do sistema, para os agentes de saúde locais. Com baixo *status* social, e portanto altamente vulneráveis, eles tinham pouquíssimas opções caso esperassem salvar vidas. Agentes de saúde local em todo o país pagaram um alto preço, às vezes com o próprio emprego, em suas tentativas de controlar uma doença sem a ajuda do CDC.

Depois de constatar a primeira transmissão doméstica de covid-19, Sara Cody, a encarregada pela saúde do condado de Santa Clara, decretou a primeira ordem de isolamento social no país — em consequência, passou a precisar de proteção policial 24 horas por dia. Nichole Quick, a encarregada pela saúde do condado de Orange, ao ver o vírus assolar sua comunidade, decretou a obrigatoriedade do uso de máscara, ridicularizado pelo CDC. Ela perdeu o emprego e, temendo pela própria segurança, deixou o estado.

Antes de ser demitido, David Sencer dirigira o CDC por mais de uma década, e podia ter imaginado continuar no cargo por pelo menos mais uma. A demissão acionou um gatilho. Se antes ele bebia socialmente, passou ao consumo excessivo, chegando a ponto de ter de procurar tratamento para o alcoolismo. Por uma década, ele havia atuado como uma espécie de prefeito da saúde pública de Atlanta, mas agora já não se sentia à vontade ali. Aceitou um emprego em Nova Jersey numa fábrica de equipamentos médicos, mas odiou a experiência. Não conseguiu se afeiçoar ao negócio. Candidatou-se e foi contratado para o cargo de delegado de saúde na cidade de Nova York. O *New York Times* revelou que ele tinha feito tratamento para o alcoolismo e publicou um artigo criticando o fato de não ter divulgado a informação. "Estou doente e em tratamento", respondeu Sencer, mas isso foi para ele uma segunda humilhação. Sua mulher nunca se recobrou por completo. Sencer recusou tantos convites para visitar Atlanta que seu filho, Steve, sentia que ele havia se exilado. Quando lhe perguntou o motivo dessa atitude, ele respondeu: "Não se pode voltar para casa."

Em junho de 2009, dois anos antes de seu falecimento, Sencer recebeu um e-mail de alguém que dizia trabalhar na Casa Branca. Era um convite para ir a Washington e compartilhar o que aprendera sobre tomadas de decisão em pandemias. A Casa Branca não poderia pagar a passagem aérea, mas gostaria de ouvir sua opinião. Sencer suspeitou de uma pegadinha. Não podia imaginar ninguém na Casa Branca interessado em suas opiniões. Steve Sencer lembra que o pai lhe encaminhou o e-mail e pediu que ele desse uma olhada. O jovem examinou de imediato o nome na assinatura: Richard Hatchett. "Pai, parece autêntico", disse. Entretanto, o que Sencer sentira em seu âmago o assustara de tal maneira que, mesmo parado na frente da Casa Branca, não acreditava ter sido mesmo convidado.

*

Richard e Carter tinham lido *The Swine Flu Affair* ao chegarem à Casa Branca sob o governo Obama. Nenhum dos dois ficara impressionado com o que hoje impressiona até um leitor leigo: a total falta de estratégia para combater o vírus, além da vacinação. Em nenhum momento durante toda a saga, ninguém aventou a possibilidade de qualquer intervenção, como o fechamento de escolas, o uso de máscaras ou o distanciamento social. Esse era o bom senso da época. Além de vacinar a população, todos concordavam, não havia muito a ser feito. Richard e Carter tinham ajudado a mudar esse conceito; de certa forma, aceitaram que esse tipo de fatalismo era comum no passado. O que os surpreendeu foi a facilidade com que a sociedade havia se voltado contra David Sencer, e como seria fácil ambos se virem de repente na mesma condição.

Junto com alguns colegas, Richard e Carter decidiram convocar à Casa Branca os personagens sobreviventes de *The Swine Flu Affair* a fim de conversar sobre o que haviam aprendido. Richard reconhecia o valor da história e, acima de tudo, entendia que o presidente a quem servia compartilhava seu ponto de vista. "O governo — e os princípios do governo — não se resume ao capricho de quem por acaso tenha sido eleito para ocupar a cadeira", disse Richard. "Este governo propicia continuidade ao longo das administrações e deveria ser o repositório da experiência acumulada e da sabedoria institucional." Seus chefes na Casa Branca concordavam, e lhe pediram que organizasse a reunião. Mas tão logo precisou explicar o motivo do encontro com as próprias palavras, Richard percebeu que tinha um problema.

> Ao redigir o memorando, enfrentei o verdadeiro desafio de encontrar uma justificativa para a reunião. Promover o encontro de representantes seniores da atual administração com sete representantes seniores do governo Ford parecia uma boa ideia, mas a respeito do quê poderiam de fato conversar? Não podia imaginar os convidados de 1976, a maioria já com idade avançada, saboreando a perspectiva de discutir como tinham encenado talvez o maior fiasco público sanitário dos últimos cinquenta anos... (Carta de Hatchett ao filho em 29 de junho de 2009).

A reunião, realizada no Salão Roosevelt, podia ter sido um fracasso. A administração Ford não diria nada à administração Obama que esta já não soubesse. Havia muito a era da televisão cedera lugar à era dos noticiários a cabo, que, por sua vez, tinha dado lugar à era em que cada cidadão norte-americano era uma emissora. A equipe de Obama sabia da rapidez e da facilidade com que as redes se formavam. Sabia como as decisões podiam parecer ser o que não eram. Na verdade, sabia que só poderia aquiescer educadamente diante do mais importante argumento levantado por David Sencer e os demais: para preservar a credibilidade do presidente, era preciso mantê-lo ligado ao lado público da tomada de decisões da forma mais vaga possível. O inimigo era um vírus. A principal arma do inimigo era a mutação rápida e aleatória, o que poderia exigir grandes mudanças de estratégia, que seriam vistas pelo público como sinais de inaptidão. O presidente precisava parecer alguém capaz de resolver o problema e não de criá-lo.

Contudo, o próprio presidente Obama demonstrou interesse pela reunião, e insistiu em participar. Queria ouvir o que a história tinha a dizer. A passagem do tempo permitia que ele — e todos os demais — visse que a culpa atribuída a um indivíduo seria mais justamente atribuível à situação. E David Sencer saiu de lá com a sensação de ter sido compreendido. "Foi uma coisa maravilhosa para nossa família", disse Steve Sencer. "Estar na Casa Branca e alguém reconhecer o que aconteceu."

*

"O dia não começou bem", escreveu Carter Mecher em 23 de novembro de 2020. "Meu pai apresentou sintomas de gripe alguns dias atrás, e hoje teve febre (e só há uma gripe rondando por aí nos últimos dias.) Foi à emergência do hospital e testou positivo para covid-19."

A pandemia para a qual se esforçara tanto para preparar o país tinha finalmente chegado. Mesmo que lhe tivessem dado um milhão de anos, Carter jamais teria imaginado que ela chegaria assim. Sempre presumira que as estratégias engendradas por ele e Richard seriam usadas de maneira inteligente e objetiva. Graças a elas, o número de infectados e mortos seria reduzido de modo tão efetivo que a população talvez se perguntasse por que o governo havia se dado ao trabalho de intervir. "Eu e Richard costumávamos conversar sobre isso o tempo todo", lembrou-se Carter. "E se fizermos tudo isso, se fecharmos as escolas, e o resultado for uma epidemia muito branda?" As pessoas olhariam à sua volta e diriam: "Por que fomos obrigados a tudo isso?" Eles chegaram à conclusão de que suas peles seriam salvas pelos países que tivessem falhado no combate à pandemia. Poderiam apontá-los e dizer: "Olhem só! A mesma coisa teria acontecido conosco!" Nunca imaginaram que outros países usariam os Estados Unidos como exemplo de má conduta. "Somos um péssimo exemplo para o resto do mundo", disse Carter. "E isso é o mais constrangedor."

O que mais intrigou Carter foi o fato de pessoas que deviam ter conhecimento da situação terem minimizado os riscos. Que Donald Trump agisse assim era uma coisa; outra, bem diferente, eram os cientistas. Carter não podia aceitar que um professor de medicina em Stanford chamado John Ioannidis se tornasse uma sensação nos canais de notícias a cabo na primavera de 2020 ao afirmar que o vírus não apresentava ameaça real. Ioannidis previu a morte de apenas 10 mil norte-americanos. Ele condenou as políticas de isolamento social, tomou-as como reação exagerada, como histeria. Era tudo o que precisavam aqueles que desejavam negar a realidade para poder dizer: "Olhem só, nós também temos especialistas." Ou: "Vejam, todos os especialistas são impostores." Carter recebera ameaças por e-mail de pessoas assim, que haviam ficado sabendo de seu papel na estratégia.

O pai de Carter foi o primeiro a ser diagnosticado. No dia seguinte, a mãe dele também adoeceu e foi internada. Carter providenciou a volta do pai para casa com um cilindro de oxigênio. "Se tiver que morrer, não quero que morra sozinho e longe da família", escreveu. Seguindo recomendações médicas, a mãe de Carter iniciou o tratamento com esteroides e antivirais. "Agora só nos resta esperar", disse Carter. O pai recuperou as forças e disse ao filho que venceria o vírus. "Então ele começou a chorar — em parte pela felicidade por vencer o vírus, mas também de tristeza pelo estado grave de minha mãe", escreveu Carter, e prosseguiu:

> É difícil imaginar toda a dor causada pelo vírus. O vírus é de fato um demônio dos infernos [...]. Acho que no fundo todos nós percebemos isso... e por esse motivo tentamos obter uma ação precoce e agressiva por parte dos líderes, para minimizar a dor que sabíamos não tardaria a chegar.

Dezoito dias depois, a mãe de Carter faleceu. Carter sentou-se e escreveu uma longa carta à família. O tema foi a gratidão pela vida compartilhada, mas as palavras estavam impregnadas de outras emoções. "Ao longo dos últimos dias, senti-me como um balão esvaziado", escreveu no final. "Mas sei que dentro de pouco tempo voltarei a inflar." Ele era como o cirurgião, descrito por um escritor, que trazia dentro de si um pequeno cemitério onde enterrava seus fracassos e, de tempos em tempos, ia rezar. E então ele rezou.

Epílogo
O PECADO DA OMISSÃO

Ela demorou mais tempo do que deveria para encontrar o túmulo. Exceto pelos nomes, todos os túmulos eram idênticos. Os mortos jaziam lado a lado, em compridas fileiras de um lado a outro, como casas em um novo empreendimento. Cerca de 8 mil ou mais retângulos marcados com precisão, todos com a mesma lápide lisa de granito, perfeitamente preservada pelo deserto da Califórnia. Com certeza, Delius Oscar Johnson, 1866-1959, estava ali já fazia algum tempo, mas sua última morada ainda parecia novinha. Era impossível diferenciá-la dos outros retângulos recém-escavados na extremidade do cemitério e à venda para os futuros mortos.

Algo se aproximava. Algo mais grave. Charity Dean não sabia se o novo patógeno saltaria de um animal ou de um laboratório — na verdade, *não sabia* nada. Apenas sentia, da mesma forma que sentira que a sra. Lorenzen, sua professora do ensino primário em Junction City, a quem adorava, estava grávida, antes que ela tivesse dado a notícia a qualquer um — trazendo pânico à mulher ao deixar escapar a novidade na sala de aula. "Não, não estou!", exclamara a professora, e Charity se sentiu magoada e confusa — até, poucos dias depois, a professora puxá-la para um canto e perguntar: "Como você soube?" Isso sempre fizera parte da história que Charity contava a si mesma sobre si mesma: ela sabia das coisas antes de saber o porquê. Tinha um faro para situações que estavam a ponto de mudar. E para o perigo.

Um ano após o início da pandemia, ela pensava na covid-19 como o presente da mãe natureza para o país. A parte mais difícil para um agente de saúde pública tentando controlar uma doença transmissível é estar sempre olhando pelo espelho retrovisor. A covid-19 dera ao país um vislumbre de algo que Charity sempre acreditara que podia estar se aproximando — um patógeno capaz de se alastrar com a ajuda de propagadores assintomáticos e com talento para flutuar. Aéreo e assintomático. Agora que sabíamos como havíamos respondido mal a essa ameaça, podíamos começar a nos preparar para combatê-la. "A mãe natureza nos deu uma chance de lutar", disse. "Ela virou o jogo a nosso favor."

O cemitério estava vazio. O sol de fevereiro se punha atrás das montanhas do deserto e o ar frio cortava a paisagem. Charity apressou o passo e percorreu as longas fileiras à procura daquilo que tinha vindo buscar.

Mesmo antes de apresentar seu pedido de demissão, ela já tinha esse estranho pensamento de que o país não dispunha das instituições necessárias para sobreviver. Em particular, não dispunha daquilo que era necessário para combater um patógeno. A pandemia fornecera aos inimigos dos Estados Unidos uma visão nítida da vulnerabilidade do país: sua incapacidade de responder a uma ameaça como a covid-19. Em suas conversas com os Wolverines, perguntara: "Do que o país precisa?" Na verdade, fazia a pergunta a si mesma, pois ninguém tinha a resposta. Suas conclusões lhe trouxeram uma dose de aflição. Ao começar a trabalhar como agente de saúde pública, imaginara toda sua carreira no serviço público. Agora não acreditava que o governo norte-americano, nesse momento em particular de sua história, jamais faria o que era preciso fazer. A prevenção de doenças era um bem público, mas a máquina pública não se encarregaria de garanti-la da maneira adequada. Do ponto de vista da cultura norte-americana, o problema com a prevenção de doenças era que não havia dinheiro para isso. Ela precisava encontrar um meio de mudar a situação.

O problema era uma loucura. A solução só poderia ser outra loucura. Ainda assim, surpreendera-se consigo mesma. Nunca tivera o menor interesse em negócios. Mas, se queria salvar o país, precisaria se tornar uma mulher de negócios e fundar uma empresa — embora no mundo corporativo, como logo aprendeu, não pudesse se expressar assim. Quando expressava seu desejo de criar uma ferramenta "para salvar o país", as pessoas apenas sorriam e a consideravam louca. Mas quando dizia coisas como "Vou criar uma ferramenta para a prevenção de doenças baseada em dados que poderá ser usada por empresas a fim de garantir suas cadeias de distribuição", executivos sérios aquiesciam. "Cinco pessoas inteligentes responderam com perplexidade quando eu disse que o objetivo da empresa era salvar o mundo e proteger nosso país", disse Charity após as primeiras tentativas de explicar sua vaga ideia. "Entretanto, quando eu disse 'Vamos realizar operações particulares para o governo, como a Blackwater', seus olhos brilharam e eles logo disseram: 'Uau, você poderia dominar o mundo'."

Charity entrara no setor privado com a bizarra ambição de usá-lo para criar uma organização que pudesse ser usada pelo setor público. Já havia contratado vinte pessoas, entre elas enfermeiros do setor público e alguns cientistas da equipe da Chan Zuckerberg Biohub encarregada do sequenciamento genômico, inclusive Josh Batson e David Dynerman. Joe DeRisi participava como consultor e Carter Mecher estava a ponto de fazer o mesmo. Ela havia levantado milhões de dólares. A Venrock, uma investidora de risco proeminente na área de saúde, apostara na nova empresa. Como agente de saúde pública local, Charity não fora capaz de angariar as dezenas de milhares de dólares que precisava para uma nova máquina capaz de conter a doença. No setor privado, as pessoas despejavam dezenas de *milhões* de dólares em uma ideia: se fracassasse, não seria por falta de investimento. Batizou a empresa de Public Health Company.

Ainda não estava claro o que a Public Health Company poderia vir a ser. A pessoa com o ponto de vista mais curioso quanto a seu possível futuro era Todd Park, o ex-diretor de tecnologia da Casa Branca. Depois de ter visto Charity em ação em Sacramento, Park lhe dissera que a ajudaria com o que precisasse. Ele próprio tinha criado três empresas de saúde com mais de 1 bilhão de dólares de capital, e sua ideia era sempre encontrar as pessoas mais eficientes do mundo em determinadas tarefas e transformá-las, efetivamente, em software. Em 2004, por exemplo, ele encontrara uma mulher chamada Sue Henderson, que, por motivos que ninguém podia entender, era a pessoa mais bem-sucedida no país no que dizia respeito a conseguir que as empresas de saúde pagassem suas despesas médicas. O país tinha centenas de seguradoras de saúde, cada uma com as próprias regras, que viviam mudando. Não se sabe como, Sue Henderson conhecia todas as regras, bem como a linguagem empregada para que pagassem uma conta. O irmão de Todd, Ed, sentara-se com ela em uma sala e codificara sua resposta frente a diferentes situações. Levaram cinco anos para concluir a tarefa. Quando terminaram, a empresa, a athenahealth, havia se transformado em líder em faturamento médico no país, pois milhares de médicos usavam Sue Henderson para negociar com as companhias de seguro.

Todd Park achou que a Public Health Company poderia prover um serviço semelhante ao transformar Charity em agente de saúde pública local para todos que precisassem de uma — um grupo que, de repente, compreendia praticamente todas as corporações de grande porte.

Charity, por fim, encontrou o túmulo que buscava. Jerald Scott Jones, 23/5/1958-8/12/2015. Ele tinha sido encontrado morto, aos 57 anos de idade, em uma esquina de Santa Barbara. A causa oficial da morte incluía uma longa lista de itens, todos os quais possuíam uma coisa em comum: a negligência. Quando ele morreu, os Estados Unidos haviam acabado de entrar num período de três anos no qual a expectativa de vida dos cidadãos caíra um ano — a primeira redução do tipo desde a Primeira Guerra Mundial e a pandemia de 1918. Então Jerry, a seu modo, era um caso representativo.

Ele chegara à sala de emergência do Cottage Hospital quando Charity ainda era residente. Ela o tratara anos a fio, primeiro na sala de emergência, depois no andar de traumatologia e em seguida na UTI, e, quando se tornou agente de saúde, no subsolo da clínica do condado de Santa Barbara. Por fim, cuidara dele numa esquina de rua, depois que ele se recusou a ir à sala onde ela prestava atendimento, em um pequeno abrigo para moradores de rua. "Tem muitas drogas lá", havia dito ele. "Não uso drogas. Sou alcoólatra." Ela pensou *Eu também*, mas ficou calada. Estava muito preocupada em preservar seu prestígio — em cuidar para que as flores parecessem naturais. Mas adorava Jerry, e o considerava a pessoa mais honesta que já conhecera. "Dra. Dean, não vou parar de beber, então nem precisa começar", dizia, e ponto final. Jerry nunca soube, mas ele lhe ensinou muito a respeito da doença e de como terminava caso não fosse tratada.

O maior arrependimento de Charity não era o que ela tinha dito ou feito, mas o que tinha deixado de dizer ou de fazer. Pecados da omissão. Ela havia permitido que Jerry formasse uma falsa ideia de quem ela era. Não era próprio dela não lhe ter contado; sentia ter deixado algo por dizer. Então, naquele momento disse. Fez um talho no chão, enterrou um pedaço de si mesma e seguiu em frente.

AGRADECIMENTOS

Há cinco anos conheci um homem chamado Carl Kawaja, que disse: "Você tem que conhecer um cara chamado Joe DeRisi, porque devia escrever a respeito dele." Fiquei em dúvida. Mas Carl era persuasivo. Encontrei Joe para comermos um sanduíche e fui embora querendo encontrar uma desculpa para escrever a seu respeito. Então, no fim de março de 2020, escrevi. Mais ou menos nessa época, Max Stier me apresentou a Richard Danzig, que não apenas me deu muitos bons conselhos, como também me apresentou aos Wolverines. Em cerca de três semanas vários deles, além de Joe e DJ Patil, disseram: "Você tem que conhecer uma mulher chamada Charity Dean." Sou grato a todos os envolvidos nessa cadeia de acontecimentos.

Muita gente leu o manuscrito, em parte ou completo, e fez comentários que me foram de grande ajuda: Tom Penn, David Shipley, Jacob Weisberg, Adam McKay, Doug Stumpf, Elizabeth Riley, Scott Hatteberg, Tabitha Soren e Quinn Lewis. Elaine He, do Bloomberg News, inventou uma nova maneira de representar graficamente uma árvore filogenética que talvez não tenha grande mérito para os especialistas, embora poupe muito trabalho ao leitor. Christina Ferguson não apenas saiu à caça de informações para mim, mas me instigou positivamente com as próprias ideias.

 Acho que nenhuma pessoa na minha vida me salvou de mim mesmo tantas vezes quanto Janet Byrne. Acho que ela ocupa o cargo de preparadora de textos, mas funciona mais como uma rede humana de proteção contra mosquitos que impede um bilhão de insetos de devorarem meus livros. Por fim, há sempre alguém para quem você de certa maneira escreve esses livros — a pessoa que você de certa forma imagina que os leiam. Essa pessoa seria meu editor, Starling Lawrence. Suas flores ainda são as mais viçosas da cidade.

intrinseca.com.br
@intrinseca
editoraintrinseca
@intrinseca

1ª edição	JUNHO DE 2021
impressão	SANTA MARTA
papel de miolo	PÓLEN SOFT 70G/M²
papel de capa	CARTÃO SUPREMO ALTA ALVURA 250G/M²
tipografia	BEMBO